译者前言

改变生活方式能够预防甚至治愈多种疾病，这一点已被广泛认同。在实践过程中，营养与运动的恰当结合能够发挥更佳的协同效应。本人与原著作者为多年挚友，亲眼见证了其实践过程及身体状况的显著改善，因此受作者委托，将其著作翻译成中文版，以便向读者推介。

在部分操作细节与理论观点上，本人与原著作者持有不同见解。在充分尊重原著核心思想的基础上，本书翻译工作力求精准传达原著精髓，同时兼顾语言的流畅与雅致，当然，这并不等同于译者对作者所有观点的全盘接受。请读者在阅读时保持批判性思维，审慎地分析与学习。

对于本书的翻译工作，感谢译者团队成员认真且及时完成各自的任务。

李文斌
2025 年 5 月于北京

肿瘤医生说
The Riker Regimen

合理营养 健康生活 远离癌症
A Guide to Optimal Human Nutrition, Longevity and Cancer-Free Living

Adam I. Riker
Jody Raymond 　原 著

李文斌 　主 译
江 波 　副主译

译 者（以姓氏笔画为序）

王亚丽　兰燕杰　刘昕蕊　　江 波　李文斌
李生兰　杨 雪　杨 鑫　　杨守博　吴央央
沙 娅　张波涛　张维春柏　陈 峰　林 艺
赵瀚云　段 凌　姜静臻　　黄梦倩　康 庄
康 勋　尉辉杰　韩解非　　谢雯婷

人民卫生出版社
·北 京·

图书在版编目（CIP）数据

肿瘤医生说：合理营养 健康生活 远离癌症 /
（美）亚当·I.瑞克（Adam I. Riker），（美）乔迪·雷
蒙德（Jody Raymond）原著；李文斌主译. -- 北京 ：
人民卫生出版社，2025. 5. -- ISBN 978-7-117-37506-1

Ⅰ . R73

中国国家版本馆 CIP 数据核字第 20252FG687 号

人卫智网	www.ipmph.com	医学教育、学术、考试、健康，
		购书智慧智能综合服务平台
人卫官网	www.pmph.com	人卫官方资讯发布平台

肿瘤医生说：合理营养 健康生活 远离癌症
Zhongliu Yisheng Shuo: Heli Yingyang
Jiankang Shenghuo Yuanli Aizheng

主　　译：李文斌
出版发行：人民卫生出版社（中继线 010-59780011）
地　　址：北京市朝阳区潘家园南里 19 号
邮　　编：100021
E - mail：pmph @ pmph.com
购书热线：010-59787592　010-59787584　010-65264830
印　　刷：北京汇林印务有限公司
经　　销：新华书店
开　　本：710×1000　1/16　印张：18.5
字　　数：293 千字
版　　次：2025 年 5 月第 1 版
印　　次：2025 年 6 月第 1 次印刷
标准书号：ISBN 978-7-117-37506-1
定　　价：90.00 元
打击盗版举报电话：010-59787491　E-mail：WQ @ pmph.com
质量问题联系电话：010-59787234　E-mail：zhiliang @ pmph.com
数字融合服务电话：4001118166　E-mail：zengzhi @ pmph.com

作者简介

Adam I. Riker

Adam Irwin Riker 在纽约雪城出生长大，是家里 5 个孩子中年龄最小的。他在 16 岁高中毕业那年参军入伍。随后，他在德国度过了两年，然后在得克萨斯州埃尔帕索待了 1 年。在军队大学基金（GI Bill）的支持下，他成功进入坦帕的南佛罗里达大学（University of South Florida，USF）攻读本科，取得了生物学士学位，并留校攻读医学博士学位。

Riker 医生在芝加哥洛约拉大学医学中心完成了为期 5 年的普通外科住院医师培训，以及在马里兰州贝塞斯达国家卫生研究院国家癌症研究所进行了为期 3 年的外科肿瘤临床和研究进修。在此期间，他同时是公共卫生服务部门的一名军官，其研究项目主要集中在人体免疫系统和癌症免疫疗法。Riker 医生曾是最早一批研究有关黑色素瘤和肾细胞癌的免疫疗法临床研究试验团队中的一员。在这个研究团队的研修激发了 Riker 医生对自身免疫系统在预防和抗击癌症中所起关键作用的浓厚兴趣，以及持续一生的热忱。

Riker 医生拥有普通外科医师资格，并接受过肿瘤外科医师的研究培训，其临床实践主要针对乳腺癌、黑色素瘤和肉瘤患者。他曾多次在国内外的科学会议上展示自己的临床和转化研究成果。他发表过 150 多篇同行评审文章，是两本学术教材的主编。第一本书名为 *Breast Disease: Comprehensive Management*，于 2014 年出版；第二本国际发行的书名为 *Melanoma: A Modern Multidisciplinary Approach*，于 2018 年出版。他在整个职业生涯中担任了许多医学领域的领导职务，包括肿瘤外科主任、多个癌症中心的主任，以及最近担任的肿瘤学主席。

Riker 医生目前居住在美国佛罗里达州的那不勒斯。在繁忙工作之余，他努力追求健康、无压力的生活，坚持并享受着周末长跑、与女儿在一起的美好时光，不断调整他的生活方式和饮食。他还喜欢园艺、钓鱼、打猎以及散养鸡。他经常出国学习高质量、高效的癌症国际化治疗模式，包括将传统中医的元素融入自己的实践中。

Jody Raymond

　　Jody Raymond 是家中 4 个孩子中的第三个，在芝加哥出生长大。他从很小的时候就对体育健身产生浓厚兴趣，这为他后来成为一名体操竞技选手打下了坚实的基础。Jody 在体操课上一直是个子最矮的，因此他必须付出更多的努力才能成为优秀的体操运动员。他终身学习，不断开发创新方法来提高力量和柔韧性训练的效果。Jody 花了几十年时间指导和帮助孩子们实现体操目标和人生目标。在这段时间里，他研究了许多独特而创新且不受年龄限制的锻炼方法，包括等长和偏心训练，并将它们与柔韧性、呼吸、拉伸甚至冥想结合起来。这种组合使他能够推出一种强大而"简化"的高效健身方案。

　　Raymond 锻炼提供了一个综合性的计划，将力量与柔韧性联系起来，同时关注呼吸、姿势和应激控制等重要方面。他的方法的核心主题是："人们在方法上必须灵活；没有最好的方法……你需要找到适合自己的方法。方法的关键在于行动，当你开始看到改善时，你的动力随之增加。"Jody 每天锻炼，且会不断迭代他的锻炼计划，以提供心智和身体的平衡与协同效应。Jody 和他的妻子 Erika 目前居住在芝加哥西郊，抚养着他们的 3 个孩子。

致谢

我将这本书献给多年来我有幸帮助的所有患者。医生是我可以想象到的最令人满足的职业，我每天都感到谦卑，因为我每天都可以从患者身上学到很多。照顾癌症患者使我成为一个更富有同情心的人、一个更好的医生。这本书帮助我更好地研究人类营养和生活方式的变化，以及它们与癌症的关系，以及采取对癌症治疗有帮助和有意义的措施。因此，这些年来的努力、研究、写作是值得的，在无数个伏案写作的周末后，最终让我能够将这本书呈现给你们。我相信这本书将帮助你们成为最健康、最幸福、最强大的自己。

Adam I. Riker

我全心全意地将这本书献给我的妻子 Erika，以及我们的孩子 Jaydon、Bianca 和 Chloe，他们为我的生活增添了目标和方向。体操教会了我承诺和职业道德，教学和写作让我渴望不断学习新事物，而我的孩子们则教会了我责任和担当。我的人生因他们而完整，我将这本书也献给他们和他们成功的未来。

Jody Raymond

我为什么要写这本书？

　　我写这本书的原因很简单：为了帮助我的癌症患者。这本书经历了多年的过程，始于研究什么是构成"健康的"人类营养的确切内容。我用多年的研究和自我教育去尝试回答这个问题，将我所学应用到我自己的饮食和生活方式中。这大约是在 2011 年，我开始对第一个"患者"——也就是我自己，进行生活方式和饮食的改变，采纳了我几年后在新奥尔良执业时首次总结的要点。在短短几个月的时间里，我在身体和心理方面都发生了很好的转变。随后，我将自己学到的知识传授给其他人，包括我的同行和其他医疗保健提供者以及我的患者。我与每个癌症患者的初次会诊都是讨论如何治疗癌症。除了外科治疗，我们还讨论了生活方式和饮食习惯的重要性，以解决癌症和其他疾病的"根源"。许多慢性疾病，如肥胖、高血压、代谢综合征、关节疼痛、炎症、精神障碍和自身免疫性疾病等很多疾病，是由营养不良和生活方式选择，如饮酒和吸烟引起的。大多数患者不清楚什么才是"健康"的生活方式和饮食，医生也不会与患者详细说明如何通过生活和饮食方式的改变来解决他们癌症和慢性疾病的根源，而是仍旧采用过去错误的观念，即"少吃，多运动，遵循食物金字塔"。除了患者，我想与更多人分享，因为我们正目睹着儿童和成人肥胖症、2 型糖尿病、慢性炎症、与肥胖相关的癌症和死亡的发生率在不断升高。所有这些都与我们的生活方式和饮食相互关联。

　　经过多年的努力，我终于写成了这本书，它基于我的个人经验和知识，以及来自他人的见解和已发表的研究。我尝试用数据和同行评审的出版物支撑这本书的各个论点。除此之外的内容则是基于许多优秀著作，比如关于生活方式和饮食调整以及营养主题的。这本书的很多内容并非开创性的，也不是新颖的。我已尽力剔除我认为在人类营养知识体系中，那些武断、陈旧甚至有害的错误信息。这本书将为您提供一套清爽的原则，以便轻松理解健康人类营养的真正构成。您可能永远不会得到所谓"专家"之间的"共识"，因为许多自称专家的人并非专家。我希望这本书，至少能鼓励您提出自己的疑问和问题，并寻找自己的答案。

写这本书是想把我所学的知识传授给您，使您能够在我停下的地方继续，并希望对它进行补充甚至改进。由此而来，我们将有一种终身的关系，您可以帮助我改进我们共同开始的事业。我希望您成为真正的健康专家，为自己的健康，适应生活方式中新的、积极的变化，随着新数据和证据的出现，挑战陈旧观念的武断观点。多年来我认识到，您永远不会从主流媒体、杂志或其他常见媒体渠道得到准确的信息。您只会得到片段、半真半假的信息，有时甚至是真正危险的错误信息，例如遵循食物金字塔、膳食快速减肥法，甚至是"低脂"饮食。我与我的每个患者进行的对话都是针对性的，回答关于饮食和营养的问题，打破谬误和误解，真正谈论的是他们饮食和生活方式中的"好"和"坏"。不幸的是，大多数医疗保健专业人员，尤其是医生，也缺乏这方面的知识。

令人失望的是，您可能很快就会发现"您的医生"在营养学方面并非专家。这并不完全是他们的错，因为他们可能在整个医学培训过程中从未对营养进行过更深入的概述。在大多数情况下，我们从未接受过有关营养、通过饮食预防疾病的培训或教育，以及了解生活方式和饮食对维持整体健康的重要性。迄今为止，除了少数例外，各级医疗保健专业人员都存在培训有素、受过适当教育、有能力为患者提供营养建议的人才短缺。此外，医学界和医疗保健行业存在顽固的阻力，甚至不考虑替代疗法来治疗高血压、糖尿病和肥胖相关疾病等慢性疾病。我们"忽略"了改变生活方式和饮食习惯对治疗包括癌症在内的大多数疾病的"根源"的重要性，这对我们自己是非常危险的。

Adam I. Riker

参考引用

知识就是力量。我在整本书中引用了大多数已发表的文章，主要信息来源是 PubMed（当前医学文献的公共和免费研究数据库）、各种已发表的书籍、医学期刊和关于每个主题的同行评审文章。

最近有许多关于营养的书籍，它们通俗易懂、有据可查、不带偏见，我强烈建议您从头到尾阅读它们。书中充满了令人惊喜的信息，告诉你如何通过对饮食做一些适度的小改变，就能极大地改善你的日常生活。

总而言之，我们不是专家，而你应该成为专家，通过自学了解人类健康最关键的知识：营养以及什么是"健康"的生活方式和饮食。你有责任照顾好自己的身体，无论在生理上还是心理上，这关系到你未来的健康和幸福。

Adam I. Riker

免责声明

作为一名医生，一名肿瘤外科医生，我的唯一目标是为你提供现有的最佳循证信息，正确的生活方式、饮食和营养调整，让你了解什么是健康的营养模式。本书并非"福音书"，也绝非完美，也不声称如此。我欢迎你的反馈、想法、评论和建议（关于如何使其更好），以及你对这种生活方式的看法。所谓的"专家"可能会就这一疗法的几个方面向你提出许多"争论"和反驳。你的医生可能不同意你的观点，也不同意本书的内容。但本书中的所有内容都有医学文献的支持，我也试图在每个主题上给你一个相对中立的观点。最后，只有你自己才能对自己的健康作出明智的决定，而不是你的医生。

如果你有一位医生或其他医疗保健提供者，他会认真倾听你的担忧，并了解健康生活方式和营养的构成，那将是一个额外的小帮助（而已）。你必须从某个地方开始，在你的生活方式和饮食中实施某种形式的变化。质疑你的医生，挑战主流的想法、教条和观念，并最终作出你自己的明智决定。我向你保证，你不会对结果感到失望。如果你的医疗提供者不愿意倾听或与你合作进行这种饮食和生活方式的变化，我建议你寻找一个愿意这样做的医疗提供者。如果找不到，那么你需要自我教育，了解有关你应该吃什么、喝什么以及如何生活。

我的专业意见是，尝试将这些变化中的一些（或全部）纳入你的饮食和生活方式中，几乎没有什么损失，但可以获得巨大的收获。在你对吃什么或喝什么作出决定时，不应有任何强制要求，希望这样的积极变化将极大地影响你的感觉。减少糖分、喝黑咖啡、不吃早餐或从饮食中剔除垃圾食品根本没有什么"危险"的。请记住，成为你饮食和生活方式专家是您的责任。在一天结束时，这是你唯一能够作出的生活方式改变的决定和选择。

我的专业意见是，尝试在饮食和生活方式上做出一些（或全部）改变，你几乎不会"失去"什么，反而会收获很多。在决定吃什么或喝什么的时候，不应该有任何强制性行为，希望积极的改变会极大地改善你的健康。少吃糖、喝黑咖啡、不吃早餐、不吃垃圾食品，这些都不是什么"危险"的事情。记住，成为饮食和生活方式专家是你的责任。归根结底，只有你自己才能作出改变生活方式的决定和选择。

Adam I. Riker

目录

第一部分　Riker 养生

第二部分　Raymond 锻炼

Riker 养生

引言

在美国，医学已经成为一个数十亿美元的产业，许多医院通过营销和广告宣称他们非常关心你的健康，但残酷的事实是他们可能并不在乎。我也认识到，在我们的医疗保健行业中，改变我们"提供"医疗保健服务和"治疗"患者的方式几乎没有任何经济激励。我们从医学院开始就被教导如何治疗患有疾病的人类，从为糖尿病或高血压患者开药，到进行心脏导管术，或是进行外科手术切除胆囊。

我们没有被教导去研究人类疾病的深层原因，尤其是与久坐的生活方式、高压力的工作、不良的饮食选择和生活行为相关的根本原因。我们每天都在选择生活方式，比如选择吸烟、饮酒或参与其他"高风险"行为。其中一个很好的例子就是继续吃高度加工食品，高糖、高碳水化合物且整体营养价值很低的食物。

举个例子，在所有癌症病例中，85%～90%的发病根本原因与"环境"因素有关，而生活方式、饮食和肥胖在其中起着最重要的作用。只有5%～10%的癌症病例真正是"遗传"性质的。因此，从本质上讲，我们确实有能力去控制生活中的许多事物，包括是否会得癌症。再次强调，我们在治疗人类疾病方面非常出色，但在预防人类疾病方面却不是很出色，我们也没有动力去用足够的时间精力来进行预防。可是将这一点放入现实生活的角度来看，美国在医疗保健方面的支出却超过了地球上其他任何的国家！

在美国，每人每年在医疗保健上花费惊人，约10 000～15 000美元，这相当于整个美国生产总值的近18%。Shrank等最近的一篇文章研究了美国医疗保健系统的浪费情况，估计了医疗保健的总成本和节省潜力[1]。他们回顾了71项来自54个独立的、经过同行评审的出版物、政府报告和其他金融文献的估计数据。他们的回顾主要关注了由医学研究院（2010年）以及Berwick和Hackbarth在2012年[2, 3]所确定的6个"浪费领域"（年度浪费总额，以美元为单位，B=10 亿）：

- 失败的医疗服务提供形式（102～165B）。
- 失败的医疗协调（27～78B）。
- 过度治疗或低价值医疗（75～101B）。
- 定价失败（230～240B）。
- 诈骗和滥用（58～83B）。
- 行政管理的复杂性（265B）。

他们的研究结果引人注目（请参考他们文章中的表 2），每年在 6 个领域中的总浪费成本为 7 600～9 350 亿美元。值得注意的是，在"失败的医疗服务提供形式"的浪费领域中存在"临床医生相关的低效"和"缺乏采用预防性医疗服务"两个子项目。第一个子项目描述了"提供医疗服务的高可变性"，第二个子项目描述了"高成本医生的低效利用"。这两个浪费的子项目导致每年浪费 980～1 110 亿美元的纳税人金钱。我被认为是一位"高成本"的医生，问题是在为患者制订综合癌症治疗方案时，我在手术室里度过的时间是否比花 60 分钟与患者讨论改变饮食和生活方式更有价值。请记住，这是你的纳税在被浪费，似乎很少有人讨论如何在不降低提供的医疗服务质量的情况下减少这些费用。最后，这些报告距离现在已经接近 10 年了，因此，现今医疗资源的浪费现象或许更加严重，相关数据被严重低估。

William Davis 是一名执业心脏病专家，他在职业生涯中进行了超过 5 000 次心脏导管术。在他的书 Undoctored 中写道，"向所有认识到健康是通过个人努力获得的，与医生或医疗系统几乎无关的读者致敬。"[4] 没有比这更真实的话了。在这本启示性的书中，他表示，"我提议人们可以安全、负责任地管理自己的健康，并获得超过传统医疗所能达到的效果——不仅仅是与之相当，而是优于之。"他进一步指出，我们今天所知道的"医疗保健"，"……是为了应对疾病，而非提供健康本身。"

我希望能够大幅度、彻底地改变我们所有人对传统医疗、人类健康、营养和生活方式的看法，就像我们从今天的角度看待它一样。我希望你们每个人都能挑战并质疑你们可能认为自己知道的关于医疗的一切，你们有权拥有一个好医生，一个愿意与你们共同努力，通过改变生活方式和健康的饮食和营养选择，来获得你们期望的健康的医生。最后，我希望你们能成为自己的健康专家，希望 Riker 养生在你们追求健康和生活幸福的旅程中能够提供一些帮助。

参考文献

[1]　Shrank WH, Rogstad TL, Parekh N. Waste in the US Health Care System: Estimated costs and potential for savings. JAMA. 2019; 322(15): 1501-1509. doi: 10.1001/jama.2019.13987

[2]　The Healthcare Imperative. Lowering Costs and Improving Outcomes: Workshop Series Summary. Washington, D.C.: Institute of Medicine of the National Academies, 2010

[3]　Berwick DM, Hackbarth AD. Eliminating waste in US health care. JAMA. 2012; 307(14): 1513-1516, doi: 10.1001/jama.2012.362

[4]　William Davis, Undoctored: Why health care has failed you and how you can become smarter than your doctor. 2017

第1章 顿悟

　　我一共花了 15 年的时间来完成我的医学学业，但令我感到失望的是，这 15 年间我从未接受过任何关于人体营养学的教育，也没有接触过阐述它与生活方式、饮食、疾病和癌症之间关系的深入课程。在本科阶段或者医学院期间，我记不起有相关课程可供选择，甚至在住院医师和进修医生培训期间也没有。实际上，我当时的日常饮食和生活方式很可能是与"Riker 养生"背道而驰的。在那段日子里，我遵循着典型的学生作息——上课，利用非上课时间工作，其余时间则用来学习。和大多数大学生一样，我喜欢买一些容易烹饪的食物，甚至会吃相当多的快餐。正如我上面提到的，过去的我并不会考虑这些食物对我的健康是否有益。当我离开校园后，我则会买一些谷物、牛奶、贝果、花生酱、冷冻食品和其他许多加工食品，它们的共性就是——你只需要把它们扔进微波炉里，然后加热一下即可食用。渐渐地，我注意到了我身体的一些异样，我的血压出现升高，同时也出现了胃食管反流的问题，而我却将其归咎于生活其他因素而非饮食。此外，咖啡也是我那时日常生活的一部分，同时我也会在周末各种校园聚会中大量饮酒。

　　在校园里的时候，我的时间主要用来上课，课余时间则会在一个实验室里做兼职工作（洗玻璃器皿），这个状态一直持续到我最终决定去读医学预科。不久之后，我遇到了我的第一个健康问题——"压力性溃疡"，主要表现为胃食管反流、痤疮、腹胀、胃肠问题、偏头痛和广泛焦虑。之后我开始就读于医学院，深耕于解剖学、生理学和其他一系列课程中。在这个时期最明显的事情是学习的快节奏。例如，我记得在医学院里，我们花了几周时间学习组织学，而这本书过去我们曾用一整个学期学习。然后我们会转到其他课程的学习，持续几天或 1 周，并不断接受不同主题的考核。显而易见，没有人能够轻松通过医学院考核，我很幸运之前在军队里学到过一些东西。工作时间也大抵如此，每天都是长时间的学习，然后学习，然后在第二天重复这个过程。值得一提的是，我在这个阶段重新开始跑步，通常是结束一天学习后用跑步来释放压力。

我从医学院毕业后，开始了我普通外科住院医师的培训。工作时间非常长，经常每2~3个晚上就排一次值班，睡在医院里，整夜看急诊咨询和照顾受伤的患者。我实际上会在医院连续度过好几天，因为当我不值班时，我还会在重症监护室做兼职照顾术后的心脏病患者以赚取外快。我记得有一次正值一月的暴雪，我在医院连续工作了2天半后开车回家，在回公寓的路上我在红灯前睡着了，直到我被几辆汽车的喇叭声吵醒！那时候，我睡眠不足，压力山大，负债累累，生活质量几乎为零。我的"生活方式和饮食"包括冷比萨、医院的全麦饼干、小包的花生酱和很多难喝的咖啡，以及医院自助餐厅当天提供的食物。

不久后，我成为了一名外科医生，已经准备好面对纷繁复杂的世界。因此，我开始了作为外科肿瘤医生的职业生涯，但是我彼时并不清楚如何回答关于"什么是健康的饮食和生活方式"的基本问题。这些常见的问题包括：

- 既然我得了癌症，我应该吃些什么？
- 我的饮食应该怎么调整？
- 我该怎么增强免疫系统？
- 糖类真的会滋养癌细胞吗？
- 我是否应该喝碱性水，并且只吃能让我的身体碱性化的食物吗？
- 我开始榨蔬果汁了！你认为怎么样？
- 我开始吃我朋友推荐的维生素和补充剂了，你觉得如何？
- 我在网上找到了这些药丸，刚刚开始服用。你觉得这对抗癌有帮助吗？
- 我刚发现癌症的时候就不吃红肉了！我还应该做些什么？
- 我确诊癌症那天起就戒烟了，我现在只抽电子烟，这样是否可行？我听说电子烟比传统香烟要好。
- 我听说你一旦给我做手术，癌细胞会立刻扩散，这是真的吗？
- 我应该去别处治疗我的癌症吗？我的朋友告诉我要"货比三家"！
- 我的癌症会杀了我吗？

我将讨论这些问题的答案，并尽力澄清目前存在的大量错误信息。例如，下面是与人类癌症相关的"真或假"的简短列表。我将在书中详细探讨这些话题，将真与假分开，并进行更详尽的解释。

- 糖滋养癌细胞。（真）
- 癌细胞更偏好糖/葡萄糖。（真）
- 如果你患有癌症，限制总碳水化合物/糖的摄入量可能会抑制或限制癌细胞的生长。（真）
- 一旦被诊断出患有癌症，喝榨蔬果汁是有益的。（假）
- 一旦被诊断出患有癌症，你需要开始服用一堆维生素。（假）
- 一旦被诊断出患有癌症，你需要停止食用所有红肉。（假）
- 一旦患有癌症，你不应该对饮食进行任何重大改变。（假）
- 在患有癌症期间，我不应该减肥。（假）
- 只吃天然的和有机的食物，如果可能的话，将有助于增强你的免疫系统。（真）
- 饮食中过多的饱和脂肪会导致心脏病。（假）
- 你需要牛奶来维持维生素 D 水平和强壮的骨骼。（假）
- 大脑需要糖来运转，是唯一的能源来源。（假）
- 你的身体需要碳水化合物才能生存。（假）
- 你应该每千克体重摄入至少 1 克蛋白质。（假）
- 免疫系统的整体健康取决于你的饮食和饮水，这对于控制和抵御癌症非常重要。（真）

我的"顿悟"来自我在 2012 年 10 月完成芝加哥马拉松后，那次比赛我取得了骄人的成绩，用时 4 小时 02 分。尽管我对能完成马拉松总感到高兴，但内心深处，我仍对多出的 2 分钟感到有些失望。我清楚地记得我回顾了自己的整个训练计划的每个细节——我在训练中跑了多少千米，周末的长跑，以及核心训练和强化练习。唯一我没有考虑到的事情是我的饮食和我那时常规食用的食物。这是我真正的"顿悟"时刻，我开始意识到潜在的罪魁祸首，或者说我的饮食和生活方式很可能是根本原因。而更重要的问题弄清我的饮食到底出了什么问题以及我将如何改变它。大概没过几天，周末我例行逛书店的时候，看到了新书区的一本书——名为 *Wheat Belly*，作者是 William Davis 博士（首次出版于 2011 年）。我记得很清楚，因为封面上有一堆叠放在一起的贝果，我还记得当时心想："小麦肚子"是什么？顺便说一下，贝果已经成为了我的饮食中的绝对主食（稍后会详细谈到），我开始想知道自己是否有"小麦肚子"，这个名词那时听起来并不怎么好。我当时的体重大约在 75 ~ 77 千克。

不管怎么说，我不会作出任何保证。如果你的生活有进步的空间，那么你将从本书提供的信息中受益匪浅。我只能为你提供调节生活方式和饮食的相关信息，而它们将会极大地改变你的生活。在这样做的过程中，我希望你真的会开始思考这些改变并改善你生活中的一切。是的，它的效果就是如此的显著！我并不打算向你推销什么（尽管你已经买了这本书！），所以试一试，看看会发生些什么。你几乎不会有任何损失，但可以收获颇丰。

这是我自身真实故事，讲述我通过调整饮食、改善生活方式来减轻焦虑从而实现更健康的生活方式。一系列看似无关的巧合发生在了恰好的时间节点上才引发了这一切，就好像我们生活中发生的许多其他事情一样。在这段旅途中，我一直在学习，我首先教育自己什么是健康的生活方式，然后尝试传授给其他人我所学到的东西，直到现在我也在不断学习的路上。我非常享受这个过程，也打算继续这持续终身地迈向最理想的健康状态的旅程。我的一个目标便是能活到 100 岁，并且拥有良好的心智和体魄。我认为这是一个可以实现且合理的目标，不仅适用于我，也同样适用于你。

Riker 养生修订版（更新于 2023 年 1 月 2 日）

- 尽量食用天然、有机的素食［避免使用草甘膦（这是一种有机膦类除草剂）］。
- 每天摄入大量的绿叶蔬菜和其他色彩多样的蔬菜（无限制）。
- 沙拉只能使用橄榄油和意大利香醋。
- 每周摄入蛋白质（鱼、鸡肉或牛肉）1 ~ 3 次（尽量选有机、草饲、野生捕捞的，避免饲养鱼）。
- 白煮蛋和培根是你的朋友，你可以尽量多吃（也吃蛋黄；尽量购买放养鸡蛋和有机产品）。

- 如果食物是盒装、袋装或罐装的，扔掉或不吃。

- 不要喝任何种类的果汁，包括"果汁冰沙"（至少含 90% 蔬菜的果汁例外）。

- 尽量饮用过滤水（避免饮用自来水中的草甘膦；不要买塑料瓶装水；为自来水 / 井水安装过滤系统）。

- 拒绝精制糖、添加糖或任何人工甜味剂（赤藓糖醇是一种可食用的杀虫剂）。

- "健康全谷物"是不存在的（如有需要，可以使用杏仁粉；用玉米饼、生菜代替面包）。

- 拒绝面粉、小麦或任何类型的谷物（它们会引发慢性肠道渗漏和全身炎症）。

- 每天食用富含不饱和脂肪的健康食材（鳄梨、煮鸡蛋、沙丁鱼、橄榄油、酥油、椰子油、鱼油和坚果）。

- 拒绝花生或花生酱（花生属于豆类，不属于坚果；它会引发慢性肠道渗漏和全身炎症）。

- 减少所有类型的豆类食物的摄入，少吃或者干脆不吃。

- 每周服用几次益生菌 / 益生元，多种维生素、维生素 B、维生素 C、维生素 D、维生素 E、维生素 K 等多种补充剂（详见维生素 / 补充剂部分）。

- 尽可能地锻炼身体（散步、跑步、骑自行车、游泳，或者其他方式，工作不计在内；每周 / 周末只需做几次，这并不困难）。

- 每天下午用一杯热绿茶代替午餐（如果你非常饿的话，可以吃坚果）。

- 长期目标是变成"脂肪燃烧者"，而不是"糖燃烧者"。

- 早晨用脂肪食物开始一天，而不是碳水化合物，控制总碳水化合物摄入量在每天 25 ~ 50 克左右（1 根香蕉约 25 克；1 个苹果约 15 克）。

- 每周 / 周末尝试进行几次间歇性禁食 / 限制卡路里摄入的计划。

- 每天只能吃一份果切，或一把浆果……仅此而已。

- 只用澄清黄油（酥油）、椰子油、橄榄油或鳄梨油烹饪。

- 咖啡中不要加糖、人工甜味剂或奶精（尝试添加有机 MCT 油粉和可可黄油）。

- 尽量在下午 6 点之前完成晚餐，此后不吃零食或饮酒。
- 在睡觉前至少 2 小时内不要看电视、使用电脑、智能手机或喝酒。
- 卧室里要创造一个放松、黑暗、安静的环境（没有灯光、没有音乐，晚上 9 点前上床）。
- 频繁且规律地休息很重要！抽出时间去做你最喜欢的事情（度假、朋友、家人、旅行、爱好活动）。
- 将这个养生法视为生活方式永久性的改变，而不单单是一种饮食。

第2章 尽量食用天然、有机的素食（避免使用草甘膦和其他化学物质）

好的，让我们正式开始吧！我的 Riker 养生清单上的第一个要点就是尽量食用天然、有机的素食。而开始学习天然素食（whole food，plant-based，WFPB）饮食的第一件事，是阅读一本名为 *The China Study* 的精彩著作，作者是 T. Colin Campbell 博士[1]。这本书聚焦于通往人类理想健康状态的关键因素的（WFPB）饮食，可能是人类营养学最全面的研究之一。基于数十年的可靠研究，Campbell 博士将营养与人类健康联系起来，使其变得通俗易懂。在全面展示，以植物为主的 WFPB 饮食与以动物为主的饮食相比，前者的多重健康益处以及后者的不良影响后，Campbell 博士提出了食物和健康的八项指导原则，它们是：

- 原则 #1：营养代表了无数种食物成分的综合活动，整体大于部分的总和。
- 原则 #2：维生素补充剂并非通往健康的万灵药。
- 原则 #3：几乎所有动物性食物中的营养物质，植物都可以更好地提供。
- 原则 #4：基因本身不能决定疾病是否发生。基因只有在被激活或表达时才起作用，而营养在决定哪些基因（好的或坏的）被表达的步骤中起到关键作用。
- 原则 #5：营养可以有效控制有害化学物质的不良影响。
- 原则 #6：那种能在疾病早期（诊断之前）预防疾病的营养也能在疾病晚期（诊断之后）阻止或逆转疾病。
- 原则 #7：对慢性疾病真正有益的营养也会有利于促进健康。
- 原则 #8：良好的营养创造了我们生活各个方面的健康。所有部分都是相互关联的。

他还说："健康生活方式的益处是巨大的。"我希望你知道你可以：

- 活得更久。
- 看起来和感觉更加年轻。
- 有更多的活力。
- 减轻体重。
- 降低血胆固醇。
- 预防甚至逆转心脏病。
- 降低患前列腺、乳腺和其他癌症的风险。
- 保持晚年视力。
- 预防和治疗糖尿病。
- 在许多情况下避免手术。
- 大幅减少药物需求。
- 保持骨骼强壮。
- 避免阳痿。
- 避免脑卒中。
- 预防肾结石。
- 使你的孩子远离 1 型糖尿病。
- 缓解便秘。
- 降低血压。
- 预防阿尔茨海默病。

在他的第二本书，*Whole: Rethinking the Science of Nutrition* 中，Campbell 博士还提出了一个令人信服的观点："其次，大多数人认为的'合适的'营养实际上并不合适。"[2]

在这本必读书中，Campbell 博士将理想的人类营养描述为："尽可能食用接近其自然形态的（天然）的素食，吃各种蔬菜、水果、生坚果和种子、豆类，以及天然谷物。避免过度加工的食物和动物制品。远离添加盐、油和糖。我们的目标是让人体所需热量的 80% 来自碳水化合物，10% 来自脂肪，10% 来自蛋白质"。不过，他的 WFPB 生活方式与 Riker 养生之间存在一些微妙但重要的区别，下面是一些提醒：

- 我根据豆类中含有的植酸、半乳聚糖、大豆中的植物雌激素异黄酮、花生中的凝集素和黄曲霉毒素，以及整体相对较低的营养价值，提出了应当避免豆类和豆类制品的不同见解（请参考本章）。
- 通常情况下，大部分碳水化合物来自植物和蔬菜，这并非不健康，因为WFPB 生活方式的高营养密度和价值，比起日常饮食中碳水化合物的整体百分比显得更为重要。因此，很明显，一个好的饮食法关心的是碳水化合物的整体质量，而非总量，例如精细加工食物（垃圾食物），就对人体有极少或几乎没有营养价值。
- 我和其他人，如医学博士 William Davis，都极力反对完全避免谷物，或者将谷物加工成任何形式的食物，因为它们从来不是人类营养的主要部分（以面包和其他加工食品的形式）（请参考本章）。
- 根据可靠数据分析，动物制品（肉类和鸡蛋）是人类饮食重要的组成部分，提供丰富健康的营养。食用动物制品是人类发展数千年至今的主要原因，最早可以追溯到人类的早期祖先促进了我们脑干和大脑的生长与发育。如果没有食用动物制品，我们今天可能也不会存在。

然而，人们应该尝试欣然接受 WFPB 的基本概念，它所推荐的食物大多富含维生素、矿物质、健康的碳水化合物和蛋白质。更重要的是，你将永远不需要计算摄入了多少碳水化合物，因为这些食物富含身体所需的一切，并且身体能够以最高效的方式利用这些重要的高质量碳水化合物。Campbell博士为了解释 WFPB 饮食与素食之间的差异，罗列出了两者之间一些细微和明显的区别。此外，他提出了一个观点，即 WFPB 饮食很可能是最有效、最安全、最高质量的生活方式和饮食，它有望提高寿命并预防慢性疾病（如糖尿病和心脏病）甚至是癌症的发展。Campbell 博士还明确指出，如果这种 WFPB 饮食是一种"药物"，我们或许可以有效干预疾病的发展甚至逆转：

- 预防近 95% 的癌症。

- 预防几乎所有心脏病和卒中。
- 逆转严重心脏病。
- 预防和逆转 2 型糖尿病。
- 消除大部分慢性疾病，如疲劳、全身性炎症、关节疼痛、勃起功能障碍、性欲下降、偏头痛、感冒和流感、肠道疾病和肠道菌群失调。

"天然食物"意味着未经加工、未经精炼，没有添加剂（盐、糖或防腐剂），就像平常你能见到的水果和蔬菜一样。当然，这不适用于水果和蔬菜罐头，它们很可能会经过加工，精炼并添加糖或盐。实际上，我估计超市中大约85%的食品在某种程度上都经过了加工或精炼，其中大多数都含有添加剂和防腐剂。一个小妙诀是：去超市买东西的时候把自己的行程控制在超市外围，特别是优先去蔬果区。因为常见的那些袋装、罐装的加工食品——所有低营养、高加工的垃圾食品——基本都位于商店的中心区域。绕开中心区域，走外围，多把目光集中在新鲜的纯天然食品（直接从树上或者地里摘的）上，并尽量选择有机种植的食物。这么做，就可以避开很多不健康的食品。

是的，我知道你在想什么："纯天然＋有机"一定很贵！笼统地说，这个想法相当正确的，对于两个品种完全相同的蔬果来说，有机蔬果的质量就是比罐装或冷冻蔬果的质量好很多。正因如此，你更要尽一切努力去严格把控进嘴的食物的类型和质量。我曾经认为有机与非有机之间没什么差别。但我错了！差距不仅有，而且很明显！如果你还是嫌贵，那我建议你可以开始在花园或者后院里自己种一些蔬菜水果之类的作物（有机的，记得别用杀虫剂或除草剂）。

令人难过的是，根据我们的第一手资料，有越来越多的新证据支持暴露于除草剂中的草甘膦与癌症进展之间存在因果关系。在 2015 年 3 月，国际癌症研究机构（International Agency for Research on Cancer，IARC）把草甘膦分类为"可能致癌"，属于 2A 级别，与其他约 83 种化合物一同分类。它明确总结：根据对草甘膦暴露的 1 000 多项回顾性研究，无论是草甘膦还是含有不同浓度草甘膦的各种配方，都有有力证据表明草甘膦存在基因毒性（DNA 损伤）。此外，其他研究表明，草甘膦暴露（无论是纯净物还是混合物）与人类多种癌症发生发展的风险增加相关，例如患非霍奇金淋巴瘤风险增加了多达 41%[1]。草甘膦可能导致的其他癌症还包括 B 细胞淋巴瘤、T 细胞淋巴瘤、各种白血病、多发性骨髓瘤，甚至是那些存在父母除草剂暴露史的儿童也患上了原发性肺癌。

尽管与癌症的发生发展有关，草甘膦仍然是美国最常用的除草剂 [2]。在环境保护局的这份长达 31 页的备忘录中提到，每年大约喷洒 1.27 亿千克的草甘膦用以覆盖 1.2 亿公顷的农田。有趣的是，在涉及草甘膦众多好处的这 31 页信息中，第 3 页上仅有一句话提及了风险——"农药项目办公室完成了对草甘膦的风险评估，并发现其可能对鸟类、哺乳动物和陆生 / 水生植物构成威胁"，对人类的确切"风险"则没有进一步描述或评论。

我们绝不能低估草甘膦和含草甘膦的除草剂对人类健康和免疫力以及食物链中的所有其他动植物的毒性和危害。Cindy Peillex 和 Martin Pelletier 最近的一篇综述提供了"草甘膦对人类的影响和毒性"的全面且详细的分析 [3]。这篇文章引用了大量关于草甘膦对鱼类和哺乳动物健康以及人类免疫系统和肠道微生态的影响的研究。它还强调了草甘膦的细胞毒性、基因毒性、致癌效应对消化系统、心血管系统的影响，以及可能引发的慢性全身性炎症和癌症。

草甘膦的问题在于它很容易被植物吸收，因此你无法仅仅用水来洗掉整株植物或蔬菜上的草甘膦。大部分草甘膦会被加工成各种食品，而且不会在烹饪或烘烤中分解。这也导致草甘膦在我们的食物链中非常普遍，以至于你可以在某些类型的垃圾食品中找到一定水平〔美国食品药品管理局（FDA）认为可接受的水平〕的草甘膦，如某些薯片和饼干。你在超市货架上可以找到的所有谷物制品都含有草甘膦，甚至你当地的饮用水中也有。其他常见的可能含有草甘膦的食物有：

- 所有常见的转基因非有机食品，如大豆、玉米、菜籽、小麦、大麦、荞麦、小米、大米、高粱、爆米花、燕麦。
- 所有形式的加工食品，如早餐谷物、面包、松饼、蛋糕、饼干、玉米片、薯片，以及几乎所有形式的加工"食品"（垃圾食品）。
- 非有机水果和蔬菜，包括含有任何形式的谷物和大豆婴儿配方奶粉。
- 白米水和饮用水。

为了避免在食物中摄入草甘膦，在购买前调查你的产品就显得很重要。这个可能是个烦琐且令人烦躁的过程（更不用说更高的成本支出），但为了最大程度地减少食用或饮用潜在的草甘膦，这一切都是值得的。最安全的方法是寻找并购买有机种植的产品。带有"有机"标志的产品必须依法种植或生产，不得使用合成除草剂、杀虫剂或化肥。它还禁止使用一长串的化学添加剂或防腐剂。因此，这几乎适用于所有水果和蔬菜，但要明白，即使有有机标志，可能也无法真正核查这些食品是否含有隔壁农场喷洒的微量草甘膦。如果你去当地的农贸市场，只需问售卖农产品的人是否有机种植，并且是否有证明他们是有机食品的注册生产商的证据即可。

参考文献

[1]　The China Study [and the revised and expanded edition], by T. Colin Campbell, and Thomas M. Campbell [Expanded Edition]

[2]　Whole, Re-thinking the science of nutrition, T. Colin Campbell

[3]　United States Environmental Protection Agency. Memorandum on glyphosate: Response to comments, usage and benefits, April 18th, 2019

第**3**章 多食用绿叶蔬菜和色彩丰富的蔬菜（无限制）

有许多很棒的书都提及了绿叶蔬菜与有色蔬菜的营养学奇迹。在这个话题上最全面、研究最深入、证据最多的书籍之一，是 T. Colin Campbell 所著的 *Whole: Rethinking the Science of Nutrition*[1]。这本书是该作者的作品 *The China Study* 的续作，它全面详细地阐述了一个中心思想（以下为笔者的转述），不论是社会还是个人都需要：

- 改变我们对健康的看法，必须清晰地认识到营养是我们健康的核心，而不仅仅是一个可以被忽视和遗忘的"马后炮"。
- 不要盲目相信营养学方面的"专家"，自己做研究，寻找可以帮助你构建健康营养膳食结构的证据。
- 要警惕过去被你认为是"健康"的饮食。我们过去所学到的部分是错误的，并且对你整体健康有害。两个很突出的例子是我们的膳食中必须摄入牛奶和动物蛋白质（后者有一些争议，但前者没有争议）。
- 最重要的是：改变你的饮食结构！WFPB 营养的概念简单说便是食用天然、素食、有机的食物，它几乎不推荐油、盐或精制碳水化合物，如糖或白面粉。审视我们深信不疑的东西，改变饮食结构，向别人展示你的成果并教授你所了解的营养知识（说得很对）。

多吃绿叶蔬菜是改善健康状态和提升幸福感的最简单和健康的方式之一。刚开始可能会有些挑战性，尤其是对于那些不习惯吃很多蔬菜的人来说。但是要明白，我并不建议你成为素食者，甚至是素食主义者。我只是在说，你应该考虑增加更多的绿叶蔬菜到你的饮食中，前往当地的农贸市场或食品商店，然后在水果和蔬菜区选择你的食物。你也应该乐于尝试不同的东西，比如除了基本的莴苣，再加一些番茄。有很多不同的绿叶食材，它们都是富含营养、纤维和各种好营养的食物。

让我来举一些例子：羽衣甘蓝、菠菜、苦菜、欧芹、芝麻菜、甘蓝（有绿色的也有紫色的）、甜菜叶、水芹、罗马生菜和白菜。其中，羽衣甘蓝因其极高水平的抗氧化物、矿物质和维生素含量，而荣获"地球上最富含营养的蔬菜之一"的美誉。一杯生羽衣甘蓝（67 克）包含了每天人体推荐摄入维生素 K 的 6.84 倍、维生素 A 的 2.06 倍和维生素 C 的 1.34 倍[1]，羽衣甘蓝最好的吃法是生吃，或者用来榨蔬菜汁也不错，因为它还含有多种抗氧化剂，如叶黄素和 β- 胡萝卜素[2,3]。

吃法方面，让我来举个例子：我喜欢混合各种不同类型的蔬菜，从"春季特色蔬菜拼盘"到羽衣甘蓝、菠菜和比布生菜（还有很多其他选择，不止这些！）。最近，我偶尔也会买一颗卷心菜（绿色和紫色都有），把半颗卷心菜加到我的沙拉中。这不仅为沙拉增添了多样性和风味，还能让它变得对肠道菌群更有好处。起初，我非常不情愿将绿叶蔬菜加入我的食谱，因为一开始我更多地采用"古法"食谱（稍后我会详细介绍）。至于绿叶蔬菜量的问题，实际上并没有必须吃多少的限制。我个人的方法是在星期六去农贸市场（如果附近有的话），尽可能搞到多个种类的绿叶蔬菜，越多越好。说起农贸市场，我想起来一件事：最近，我去了我们当地的农贸市场，我正在和一个卖胡萝卜的农民攀谈，他的胡萝卜都大得要命，所以我问他的胡萝卜是否是"有机"的。他的回答让我感到惊讶，他说他只使用了"极少量的除草剂"。因此，请不要假设你当地的农民出售的产品都是"有机"的。

你真的需要问问他们的水果和蔬菜是怎么种植的，以及他们是否在植物上使用了杀虫剂或除草剂。比农贸市场差一些但仍相对经济的选择是大型超市。同样，请你购买有机种植且有认证的农产品。

最后，你可以尝试自己种植蔬菜。这也不失为一种好选择，因为你可以完全控制种植环境。通常来说，一旦我收集到了所有我想要添加到沙拉中的食材，我就会在家里开始做准备工作。我喜欢在星期六或星期日制作超大一份沙拉，这样我下一周下班回家后的口粮就有了。我倾向于每周变更我添加的食材，所以我每周制作的沙拉都不一样。我的基本配方包括以下食材：

- 生菜，绿油油那种（有机羽衣甘蓝和其他生菜）。
- 卷心菜，有机的；生吃；绿色或紫色都行。
- 白色或棕色的有机小蘑菇。
- 黑橄榄（这大概是我唯一会使用的罐装食材）。
- 未削皮的胡萝卜（有机的，色彩丰富的）。
- 绿橄榄，各种不同种类的橄榄（最好是有机的）。
- 白色或紫色洋葱。
- 嫩水萝卜（可选）。
- 韭菜（可选）。
- 青葱，包括绿色部分，切成小段。
- 煮熟的有机发酵甜菜（可选）。
- 5～6 个煮鸡蛋，切片。
- 牛油果，切片或切块。
- 苹果、橙子或葡萄柚，切成小块。
- 混合坚果碎，如核桃、开心果和山核桃。
- 可选：添加蛋白质，如鸡肉、鱼或牛肉，培根，切成小块。

　　只要你尝试了摄取大量绿叶蔬菜和丰富多彩的蔬菜（基本上符合天然、素食的 WFPB 要求）的饮食，那么它对健康的益处是令人印象深刻的。话虽如此，基于我最近对我们食物中凝集素作用的了解，我正在着手对我的沙拉配方进行一些调整。在 Steven Gundry 博士的著作 *The Plant Paradox* 中，他详细阐述了吃凝集素的危害——它们是什么，它们在哪里被发现，又在哪些水果和蔬菜中存在，以及在我们的饮食中应特别避免哪些凝集素 [3]。凝集素基本上存在于自然界的各个地方，它们是由植物产生的高毒性的植物化合物，用于"保护"自己免受动物（包括人类）和昆虫的食用。

　　如果在饮食中摄入过多的凝集素，有可能会导致慢性的肠道渗漏和全身性炎症。因此，我们必须能够甄别这些食物，谨慎选择哪些是可接受的含有极少量凝集素的食物，哪些是必须被规避的食物。我举了一些例子，但我强烈建议阅读他的原著，了解更多关于如何避免凝集素和通过高质量的营养饮食优化健康的其他重要方面的信息。这里是 Gundry 博士认为"可接受"食物的缩略清单（凝集素含量低）：

- 牛油果（无限制）。
- 蓝莓、黑莓、覆盆子、草莓、樱桃、苹果和柑橘类水果（仅限少量）。
- 牛油果油、橄榄油和中链甘油三酯油（MCT 油）。
- 夏威夷坚果、核桃、开心果、山核桃。
- 椰奶 / 奶油、亚麻籽。
- 野生捕捞鱼，如罐装金枪鱼、阿拉斯加或大西洋鲑鱼、沙丁鱼和扇贝。
- 众多的十字花科蔬菜和其他蔬菜和绿叶蔬菜。
- 牧场饲养的肉类或家禽：牛肉、羊肉、猪肉、鸡肉或火鸡。

下面则是 Gundry 博士"不可接受"食物的缩略清单（凝集素含量高）：

- 西红柿、黄瓜、西葫芦、南瓜、茄子、南瓜和枸杞。
- 小麦（显而易见）、白米、燕麦、糙米、藜麦、爆米花和玉米。
- 有色甜椒（红、橙、黄和绿）。
- 豌豆、豆角、大豆、豆腐、毛豆、各种豆类和鹰嘴豆。
- 豌豆蛋白、所有豆类和扁豆、花生油、菜籽油。
- 葵花籽、南瓜和奇亚籽、花生、腰果（我了解到腰果并不被认为是坚果，它是一种豆类，属于豆类范畴）。

然而，Gundry 博士在他的著作中对凝集素有更详细的解读，阅读这本书，更好地了解凝集素在人类营养中的作用，这是非常值得的。

参考文献

[1] Whole, Re-thinking the science of nutrition, T. Colin Campbell
[2] The China Study [and the revised and expanded edition], by T. Colin Campbell, and Thomas M. Campbell [Expanded Edition]
[3] The Plant Paradox, by Steven Gundry, MD

第4章 沙拉只能使用橄榄油和意大利香醋

　　琳琅满目的沙拉酱确实令人印象深刻！不过同样令人印象深刻的是添加到这些沙拉酱中的奇怪成分。比如添加的糖分和其他不健康的成分。它们的总热量远超出了正常水平！但你也不要盲目地听从我的建议，等你下次去杂货店时可以自己阅读一些标签，你肯定会被你常吃的沙拉酱吓到。你本来以为健康的沙拉竟然添加了数百卡的无用热量。我已经点明了这个要点。除了有机生长的纯初榨橄榄油和醋（意大利香醋）之外，不要再为沙拉酱添加其他成分。这样你就不用再纠结什么调料可以加到沙拉里了。其他种类的推荐用油包括鳄梨油，它也可以用于烹饪，因为与其他油相比，它的燃点相对较高，比如芥花油或菜籽油。我觉得你会喜欢橄榄油或鳄梨油的味道的，尤其是加入一些有机香醋后。

　　从健康角度来看，纯天然、有机种植的初榨橄榄油几乎是无法超越的。橄榄油种类繁多且都是有机种植的，比如：纯橄榄油、淡橄榄油、初榨橄榄油、特级初榨橄榄油和冷压（或非冷压）橄榄油。所提到的这些橄榄油都富含各种有益的维生素、抗氧化剂和饱和脂肪。无论你是否相信，国际橄榄油理事会（International Olive Oil Council，IOOC）实际上发布了每种橄榄油的要求和指南。例如，为了被称为"初榨"橄榄油，那么它加工后就不能有任何改变或修改；游离脂肪酸（油酸）含量每 100 克不能超过 2 克；不允许在这种油中添加任何食品添加剂。初榨橄榄油是通过冷压榨取橄榄果实制成的，因此由于加工工序最少，它含有更多的多酚。具体来说，它含有生育酚（一种抗氧化剂）、单不饱和及多不饱和脂肪酸、植物甾醇、维生素 K 和 E，以及一系列其他矿物质。

　　许多研究表明，含有约 40 种不同抗氧化"化学物质"的初榨橄榄油能够减少 LDL 的氧化效应，同时增加 HDL 的水平。事实上，最近对初榨橄榄油与健康的综述和共识报告强调了初榨橄榄油的以下健康益处 [1]：

- 地中海饮食是健康饮食的一个出色典范，初榨橄榄油被认为是该饮食的中流砥柱。
- 肥胖的流行化趋势得到很多重视，许多研究表明使用初榨橄榄油与降低身体质量指数有关。
- 多项研究表明：初榨橄榄油能够降低血压。
- 初榨橄榄油具有抗动脉粥样硬化的潜力，它具有维持血管内皮功能且可以稳定血压，维持脂蛋白功能，具有抗炎和抗氧化作用，通过在多种组织中调节基因表达来维持相对稳态等多项好处。
- 流行病学研究结果显示，以初榨橄榄油为脂肪摄入的饮食与癌症的化学预防相关。简而言之，食用初榨橄榄油可能降低人群患癌症的机会（一共 14 种类型），特别是在预防绝经后乳腺癌和结肠癌方面。
- 定期食用初榨橄榄油对人体具有显著抗炎和免疫调节作用，特别是降低了免疫相关性炎症和自身免疫疾病的发展（红斑狼疮、类风湿性关节炎、炎症性肠病）。

其他研究表明，初榨橄榄油蕴含的多酚对胰腺 β 细胞的功能和生存产生了影响[2]。胰腺中的 β 细胞分泌胰岛素以应对人体葡萄糖摄入。因此，实际上标明了特级初榨橄榄油在改善 2 型糖尿病患者的血糖水平控制中发挥了积极作用。橄榄油的一些优质售后评价总结了将橄榄油作为饮食核心部分的良好正反馈[3-5]，包括：

- 橄榄油具有抗炎和抗氧化性质，可能在癌症、骨质疏松症、阿尔茨海默病、神经退行性疾病和心血管疾病方面发挥预防作用。
- 橄榄油中的脂肪酸可促进肠道微生物环境中微生物种类，抑制肠道菌群紊乱相关的"微肠漏综合征"和慢性炎症。
- 改善慢性代谢性疾病，如糖尿病、高血压和高 LDL 血症，同时增加血液 HDL 水平。
- 减缓重度抑郁、焦虑和其他精神障碍的发展，改善整体认知功能和黏膜免疫（作为肠脑轴的一部分）。

　　在西班牙进行的一项多中心试验将有高心血管风险（但无心血管疾病）的 7 000 多名受试者随机分到 3 种饮食组的其中一组，分别为：地中海饮食并补充混合坚果碎组、初榨橄榄油组、减少脂肪饮食组 [6]。他们发现，与被分配到减少脂肪饮食的对照组相比，被分配到补充初榨橄榄油或混合坚果碎的地中海饮食的受试者的主要心血管事件发生率较低。此外结果表明，这种差异在那些能够坚持落实地中海饮食的人中尤为明显（无论是否补充了橄榄油或混合坚果）。高质量橄榄油的底线是尽量使用它，尽可能食用它，因为从各个方面来看，它都是真正的"超级食物"。

　　意大利香醋由未发酵的葡萄汁制成，其主要成分是乙酸。它具有独特的味道，因为大多数类型的意大利香醋都使用了特定的陈年工艺。醋有许多有明文记载的（苹果醋和其他类型的醋）健康益处，主要表现为其对人体的抗氧化效应。醋主要针对倾向于引发全身炎症并增加人类低密度脂蛋白水平的"清道夫"细胞。它还表明，醋能减少心血管疾病的发生率，特别是在长期食用的情况下效果更为明显。香醋中的乙酸含有几种不同菌株的益生菌，可以提高你的"饱腹感"，也有助于维护肠道微生态的健康。但改善心血管和肠道健康，降低 2 型糖尿病中的胰岛素抵抗等有益健康的效果还有待研究。

参考文献

[1] Gaforio JJ, Visioli F, Alarcon-de-la-Lastra C et al. Virgin olive oil and health: Summary of the Ⅲ International Conference on virgin olive oil and health consensus report, JAEN [Spain], 2018. Nutrients 2019, 11, 2039; doi: 10.3390/nu11092039

[2] Marrano N, Spagnuolo R, Biondi G et al. Effects of extra virgin olive oil polyphenols on beta-cell function and survival. Plants 2021, 10, 286. https://doi.org/10.3390/plants10020286

[3] Hidalgo-Mora JJ, Cortes-Sierra L, Garcia-Perz MA et al. Diet to reduce the metabolic syndrome associated with menopause. The logic for olive oil. Nutrients 2020, 12, 3184; doi: 10.3390/nu12103184

[4] Ventriglio A, Sancassiani F, Contu MP et al. Mediterranean diet and its

benefits on health and mental health: A literature review. Clinical Practice & Epidemiology in Mental Health. 2020, 16[supp-1, M11], 156-164, doi: 10.2174/1745017902016010156

[5]　Millman JF, Okamoto S, Teruya T et al. Extra-virgin olive oil and the gut-brain axis: Influence on gut microbiota, mucosal immunity, and cardiometabolic and cognitive health. Nutrition Reviews, 2021, doi: 10.1093/nutrit/nuaa148, 1-13

[6]　Estruch R, Ros E, salas-Salvado J et al. Primary prevention of cardiovascular disease with a Mediterranean diet supplemented with extra-virgin olive oil or nuts. NEJM, 2018, 378: 25e34[1-13]

第5章 每周食用2~3次蛋白质（鱼、鸡肉或牛肉＆培根）；购买有机、草饲、海洋捕捞、放养的食材，避免购买养殖鱼

已有很多出版的数据阐述了有关蛋白质总摄入量与癌症风险之间的关系，但这些研究结果在很多情况下存在冲突，特别是当蛋白质源自牛奶时（稍后详述）。我明确使用了"限制"这个词，因为对人类来说饮食中蛋白质的摄入至关重要，这可以追溯到我们旧石器时代的祖先。关于这个主题有一些优秀的书籍，如 Robb Wolf 的 *The Paleo Solution*、Nina Teicholz 的 *The Big Fat Surprise* 等，均强调了健康和必需的饮食应包括动物蛋白质 [1, 2]。我选择限制每天蛋白质摄入量，以便更多地摄入健康的绿色蔬菜。绿叶蔬菜与动物蛋白质之间没有完美的比例，但一个健康的比例可能是大约 75% 的绿叶蔬菜和 20%~25% 的某种类型的动物蛋白质。

我还要指出，几乎没有数据明确指出人类营养应摄入动物蛋白质（无论是鱼、鸡肉、牛肉还是猪肉）的具体数值。食用加工肉、未加工的红肉、家禽或鱼对健康是否危险，数据也显得相当不一致。根据当前数据无法得出明确的结论（尽管有大量数据）。有几项大规模的基于人群的观察性研究表明，加工（和未加工）红肉或家禽（但不包括鱼）的摄入与心血管疾病、糖尿病、痴呆症死亡率和全因死亡率的增加有关 [3-6]。

2019 年 11 月，同一组研究人员在 *Annals of Internal Medicine* 上发表了一系列 5 项系统回顾，其中 4 项包括了来自观察性研究和随机临床试验的结果 [7]。根据这些回顾数据，他们得出结论："红肉和加工肉摄入可能对癌症、全因死亡和不良心血管代谢结果的绝对影响非常小，证据的确切性很低。"成年人不需要根据这个结论来改变他们的肉类饮食习惯。在两位共同作者的附带社论中，他们表示这"肯定会引起争议，但它是迄今为止最全面的证据

回顾"。作者发现在超过 12 个招募了总共超过 54 000 名参与者的随机对照试验中，肉类摄入与心脏病、糖尿病或癌症风险之间没有关联，也没有统计学意义上的关联[8]。

关于所摄入的蛋白质类型，我认为并不是非常重要。真正重要的是动物蛋白质的质量，动物是如何养殖以及在这段时间里它们吃了什么。我们的目标是尽量选择新鲜、天然、健康和有机的食物。首先我们看红肉，肉的质量差异很大，这也是它可能有点昂贵的地方（但额外的费用绝对值得）。现在有越来越多的商店和肉店销售 100% 的草饲牛肉与绞肉，有很多网站销售各种切割的 100% 草饲（和喂养完毕）的牛肉，绝不包含谷物作为牛的饮食的一部分。这些肉类种类繁杂，从纽约牛排到伦敦烤肉，从肋眼到菲力牛排等等。

猜猜一头牛通常吃什么。你猜对了……草。牛的天然饮食中几乎不包括谷物。要小心"谷物喂养"的牛肉，因为它们可能只是在草地上喂养的，但在接近出栏时为了催肥用谷物喂养，这违背了牛吃草的天性。让我们首先看一看草饲牛和谷饲牛之间的差异。我要强调的是两者之间的营养成分质量存在重大差异[9-16]，例如：

- "谷物喂养"的牛主要以谷物如玉米和大豆为主要饮食，几乎不吃草。
- "草饲养"的牛主要吃草，尽管确切的定义可能相当模糊。
- 草饲养的牛是出生和长大时喝母乳的，接着在牧场里整天自由吃草。
- 草饲养牛肉的总脂肪含量少于谷物喂养的牛肉，因此与前者相比，卡路里更少。
- 脂肪酸组成也有所不同，最大的差异是相对于谷物喂养的牛肉，草饲养的牛肉含有 5 倍多的 ω-3 脂肪酸，对大脑"健康"和细胞功能非常重要。
- 草饲养的牛含有谷物喂养的牛肉 2 倍的共轭亚油酸（conjugated linoleic acid，CLA）。
- 草饲养的牛肉含有的单不饱和脂肪比谷物喂养的牛肉少 25%~50%。
- 两者都含有大量的 B 族维生素（B_3、B_6、B_{12}）、硒、铁、锌以及肌酸、谷胱甘肽、牛磺酸、胆固醇和肌肽等营养物质。

- 草饲牛肉中抗氧化剂、类胡萝卜素和多酚含量较高，如维生素 A、维生素 E 和萜类（一种强抗氧化剂）以及其他抗氧化剂，如硒、肌酮和谷胱甘肽。

然而，尽管我已经指出了两者之间的关键差异，我意识到两者间成本的差距是相当大的。但是，我还是建议每周吃至少 2～3 次鱼或动物蛋白，作为整体健康生活方式的一部分（鱼、鸡、火鸡、牛肉、猪肉，或鹿肉等野生动物）。无论你选择食用草饲养还是谷物饲养的牛肉（或者根本不吃动物肉），最终都是你自己根据数据来选择。

培根（猪肉），其各种形式都被视为"加工"肉，因此，与冷切肉 / 熟食肉、香肠、热狗以及培根一起被归类为"红肉"类。没有明确的数据表明加工肉与癌症风险之间的关系，但几十年来出现了很多的猜测性结论。事实上，世界卫生组织在其网站上指出，红肉被归类为 2A 类致癌物，可能对人类致癌 [17]。他们指出流行病学研究仅存在"有限的证据"，表明食用红肉与发展结肠癌（仅此而已）有关联。加工肉被归类为一类致癌物，与吸烟和石棉暴露处于同一级别的致癌性。

此外，两者之间的关联仅体现在结肠癌方面，与胃癌也可能有关联，但不明显。大多数观察性研究在食用加工食品（包括培根）与癌症发展之间的关联方面依然没有明确结论 [18]。这种错误的逻辑是基于肉类本身的加工工序产生的，通过撒盐、腌制、发酵或烟熏等方式。许多这类加工肉类使用硝酸盐 / 亚硝酸盐进行腌制，这是一种天然存在或人工合成的化合物。例如，硝酸盐在芹菜和甜菜中浓度很高，亚硝酸盐在人类唾液中的浓度（与加工肉相比）高出 100 倍 [19]。事实上，宣传为"未腌制"和"无硝酸盐"的培根和热狗比更便宜的加工肉和热狗含有更多的硝酸盐 [18]。

这是"指南"中的一项漏洞，未经腌制的培根会替代性使用芹菜汁和甜菜汁，其中硝酸盐含量要高得多（完全相同的化学成分）。不知为什么，美国农业部忽略了 90% 以上的硝酸盐来自蔬菜，如芹菜、甜菜叶和芝麻菜。事实上，这些蔬菜含有比 100 根热狗更多的硝酸盐 [19]。回到培根（和加工肉），你可以随心所欲地食用。没有明确的或确定的证据表明这些食物对你有害。原料加工肉中的硝酸盐和亚硝酸盐在代谢和血管健康 [20, 21] 方面具有许多健康益处。

科学文献已经提出伪权威性的声明，即加工肉使用硝酸盐进行腌制，因此增加患癌风险。这两者之间的相关研究稀少，特别是考虑到腌制肉最终产品中硝酸盐少得可怜。与观察性研究相关的研究得出的从不是确凿的结论，因为总会有几个混杂因素限制了对调查问卷所获结果的解释。例如，食用加工肉的人往往更爱饮酒、过于久坐、不那么富有，吸烟的比不吸烟的人多。因此，也必须考虑到这些混杂因素部分可能在一定程度上促进了癌症的发展。还要记住相关性与因果关系不同，大多数研究是观察性的而非确切的。我列举了吃培根的一些好处，无论是腌制还是未腌制的：

- 约 45% ~ 55% 的培根由单不饱和脂肪组成，并以油酸的形式存在。就是橄榄油中富含的那种物质。
- 蛋白质的良好来源，每 100 克培根提供约 37 克蛋白质（4 ~ 5 片培根）。
- 脂肪的良好来源，每 100 克培根提供 40 ~ 50 克脂肪。
- 良好的锌、维生素 A、维生素 C、维生素 B_2、维生素 B_3、维生素 B_5、维生素 B_6 和维生素 B_{12}、磷、铁、镁、硒和胶原蛋白来源。
- 几乎没有碳水化合物和糖分。
- 这是生酮生活方式和饮食的重要组成部分，两者都可以减少体重、脂肪储存、降低血压、降低血糖水平、减少身体压力、增加寿命和耐力。

至于鱼，我不是很喜欢吃"养殖"鱼。有几个不吃养殖鱼的重要原因，主要是因为养殖鱼与野外捕捞的鱼吃的食物不同——养殖鱼食用谷物，以颗粒和其他类型的"饲料来源"的形式，如玉米或大豆，而野生鱼的食物来源是植物、浮游生物和藻类；这是野外捕捞鱼中 ω-3 脂肪酸高含量的主要来源，养殖鱼中的炎症性 ω-6 脂肪酸含量较高，而抗炎 ω-3 脂肪酸的含量反倒微不足道，后者对于保持心脏和大脑的最佳健康非常重要[22]。

由于养殖鱼饲养过程中拥挤的养殖条件，饲养员常常使用抗生素以预防感染，导致耐抗生素的细菌的出现。不仅如此，与野生鱼相比，养殖鱼中的蛋白质含量要低 20% ~ 35%。此外，养殖鱼中多氯联苯（polychlorinated biphenyl，PCB）和二噁英的浓度要高得多，与野生捕捞的鱼相比。PCB

是一种以前被工业使用的化合物，曾在许多产品中使用，如无碳复写纸、传热和冷却流体，在 1978 年被美国禁止生产。国际癌症研究机构（the International Agency for Research on Cancer，IARC）已经确定 PCB 在动物和人类中均是致癌物。

有证据表明，养殖鱼中 PCB 的浓度比野生鲑鱼高出 16 倍，二噁英的浓度也比野生捕捞的鱼高出约 11 倍 [23, 24]。最后，不要被"大西洋鲑鱼"的标签所愚弄，因为几乎所有带有这个标签的鲑鱼都不是野生捕捞的，而是养殖的。另一方面，Annibaldi 等的研究表明，野生大西洋金枪鱼中的汞（甲基汞＞90%）生物富集更高，拮抗分子硒更低，与养殖金枪鱼相比更安全 [24]。在比较两者之间的汞：硒含量比时，养殖鱼有更好的风险 / 效益比，被认为更安全、可食用。

我必须补充一下关于这个话题的个人观察心得，作为一名忠实的超市顾客。如果你曾经将养殖的鲑鱼与野外捕捞的鲑鱼放在一起比较，你会立即注意到两者颜色上的明显差异。养殖鲑鱼的颜色苍白，淡淡的粉红色，而新鲜的、钓上来的鲑鱼则呈深橙红色。这很可能表明了每种鱼中所含 ω 脂肪酸量的差异。

参考文献

[1]   The Paleo Solution: The Original Human Diet, by Robb Wolf

[2]   The Big Fat Surprise: Why butter, meat and cheese belong in a healthy diet, by Nina Teicholz

[3]   Zhong VW, Van Horn L, Greenland P, Carnethon MR, Ning H, Wilkins JT, Lloyd-Jones DM, Allen NB. Associations of processed meat, unprocessed red meat, poultry, or fish intake with incident cardiovascular disease and all-cause mortality. JAMA Intern Med. 2020; 180(4): 503-512

[4]   Sun Y, Liu B, Snetselaar LG, Wallace RB, Shadyab AH, Kroenke CH, Haring B, Howard BV, Shikany JM, Valdiviezo C, Bao W. Association of major dietary protein sources with all-cause and cause-specific mortality: Prospective cohort study. J Am Heart Assoc. 2021;10:e015553

[5] Cai J, Chen Z, Wu W, Lin Q, Liang Y. High animal protein diet and gut microbiota in human health. Critical Reviews in Food Science and Nutrition. https://doi.org/10.1080 /10408398.2021.1898336

[6] Papier K, Fensom GK, Knuppel A, Appleby PN, Tong TYN, Schmidt JA, Travis RC, Key TJ, Perez-Cornago A. Meat consumption and risk of 25 common conditions: Outcome-wide analyses in 475 000 men and women in the UK Biobank study. BMC Medicine, 2021; 19:53

[7] Zeraatkar D, Han MA, Guyatt GH Vernooij RWM, El Dib R, Cheung K, Milio K, Zworth M, Bartoszko JJ, Valli C, Rabassa M, Lee Y, Zajac J, Prokop-Dorner A, Lo C, Bala MM, Alonso-Coello P, Hanna SE, Johnston BC. Red and processed meat consumption and risk for all-cause mortality and cardiometabolic outcomes: A systematic review and meta-analysis of cohort studies [and 4 other studies in the same issue] Ann Intern Med. 2019 Nov 19; 171(10)703-710, 711-720, 721-731, 732-741, 742-755, 756-764

[8] Rita Rubin MA. Backlash over meat dietary recommendations raises questions about corporate ties to nutrition scientists. JAMA. Published online January 15th, 2020

[9] Smith SB, et al. Producing high-oleic acid beef and the impact of ground beef consumption on risk factors for cardiovascular disease: A review. Meat Science. 2020; doi:10.1016/j.meatsci.2020.108076

[10] Grass fed small and very small producer program. U.S. Department of Agriculture. https://www.ams.usda.gov/services/auditing/grassfed-SVS. Accessed March 22, 2021

[11] Hwang Y-H, et al. Fatty acid profiles, meat quality, and sensory palatability of grain-fed and grass-fed beef from Hanwoo, American, and Australian crossbred cattle. Korean Journal for Food Science of Animal Resources. 2017; doi:10.5851/ kosfa.2017.37.2.153

[12] Bjorklund EA, Heins BJ, DiCostranzo A, Chester-Jones H. Fatty acid profiles, meat quality, and sensory attributes of organic versus conventional dairy beef steers. Journal of Dairy Science, 97:1828-1834

[13] Scollan ND, et al. Can we improve the nutritional quality of meat? Proceedings of the Nutrition Society. 2017; doi:10.1017/S0029665117001112

[14] Daley CA, Abbott A, Doyle PS, Nader GA, Larson S. A review of fatty acid

profiles and anti-oxidant content in grass-fed and grain-fed beef. Nutrition Journal, 2010, 9:10

[15] Provenza FD, et al. Is grass-fed meat and dairy better for human and environmental health? Frontiers in Nutrition. 2019; doi:10.3389/fnut.2019.00026

[16] O'Connor LE, et al. A Mediterranean-style eating pattern with lean, unprocessed red meat has cardiometabolic benefits for adults who are overweight or obese in a randomized, crossover, controlled feeding trial. American Journal of Clinical Nutrition. 2018; doi:10.1093/ajcn/nqy075

[17] WHO Cancer: Carcinogenicity of the Consumption of Red Meat and Processed Meat. [(accessed on Nov. 20th, 2022)]. Available online: https://www.who.int/news-room/questions-and-answers/item/cancer-carcinog....

[18] Wu K, Liu L, Shu T et al. The relationship between processed meat, red meat, and risk of types of cancer: A Mendelian randomization study. Front. Nutr.9:942155; doi:10.3389/ fnut.2022.942155

[19] Lies my doctor told me, by Ken Berry, M.D

[20] Bedale W, Sindelar JJ, Milkowski AL. Dietary nitrate and nitrite: Benefits, risks, and evolving perceptions. Meat Sci. 2016, Oct; 120:85-92. Doi:10.1016/ j.meatsci.2016.03.009

[21] Kotopoulou S, Zampelas A, Magriplis E. Risk assessment of nitrite and nitrate intake from processed meat products: Results from the Hellenic National Nutrition and Health Survey [HNNHS]. Int. J. Environ. Res. Public Health, 2022, 19,12800; doi.org/10.3390/ijerph191912800

[22] Grain Brain, by David Perlmutter, M.D.

[23] Foran JA, Good DH, Carpenter DO, Hamilton MC, Knuth BA, Schwager SJ. Quantitative analysis of the benefits and risks of consuming farmed and wild salmon. J. Nutr. 135: 2639-2643, 2005

[24] Annibaldi A, Truzzi C, Carnevali O, Pignalosa P, Api M, Scarponi G, Illuminati S. Determination of mercury in farmed and wild Atlantic bluefin tuna. Molecules 2019, 24, 1273; doi:10.3390/molecules24071273

第6章　盒装、袋装或者罐装食品统统扔掉或者不吃

好吧，在你们因为存在一些例外情况而认为我大发厥词之前，请先听我说完！我之所以把这些说得较为宽泛，主要是为了让大家能够明白，在大多数情况下，盒装、袋装或罐装的食物以及其他的一些食品都是经过加工或者超加工的食品，甚至一些还含有大量不健康的成分和防腐剂。也有不少"假食品"只含有糖（碳水化合物）、不健康的脂肪和大量的钠（盐）。关于这个话题，我最喜欢的必读刊物之一是 Michael Moss 所著的 *Salt，Sugar，Fat*[1]。在这本书中，描述了食品工业巨头（生产加工食品的公司）在食品加工时令人吃惊的真相，该书也进一步描述了这些公司对于当前儿童和成人肥胖流行的"贡献"。这些公司不但积极投身于为多数美国人生产、销售不健康食品，而且完全无视这些海量生产食品的质量。

Moss 先生在书中以令人难以置信的细节描述了食品公司是如何雇用数百名（甚至数千名）食品科学家和研究人员来优化各种食品和饮料的味道、口感。在书中也描述了他与科学家们无数次有关软饮和其他食品"极乐点"定义的对话，极乐点是食品科学家们通过味觉测试确定人体对于糖（或奶酪或盐）的绝对和最佳含量。正是这个极乐点，会在你的大脑中触发一个反应，即："我还想要更多！""味道好极了！"因此极乐点也被食品科学家正式定义为"精确的甜度，不多不少，使食物和饮料更美味"。许多其他研究人员进一步解释说，当人们选择食物时，食物的质量或者营养价值并不是他们首先考虑的，反而味道和感官满意度更为重要。

因为人类喜欢食物中的甜味，由此可见糖是极乐点的有力贡献者。食物中糖分过多就会太甜，过少，食物的口感又会下降，只有合适的甜度才可以触发这个极乐点。对于所有的成分，似乎都有一个绝对的最佳甜度（或咸味，或质地），这对我们的大脑来说是最大的感官愉悦，从而最大限度地刺

激和满足大脑。如果这些行为听起来有些似曾相识，那就是我们每个人都有过的这种感觉！试着打开一包薯片，只吃一片……别多吃！

所以，回到最重要的一点，大多数盒装、袋装或罐装的食物（任何形式的包装）对人类的营养价值都很低，甚至根本没有营养价值。这些食物只是味道好，对人体并不健康。那些你藏在厨房里（或没有藏在厨房里）的罪恶的快乐必须全部消失！也不能因为怕浪费——这个理由，现在就吃掉或者喝掉它们，应该把它们统统地扔进垃圾桶。这将有助于你有动力去改变你正在做的事情，朝着更好、更健康的生活方向去努力。我建议你一次性去完成这些，一旦完成，你就可以去杂货商店和当地农贸市场，来开始你的新生活！稍后我将对此进行更为详细的讨论，特别是对时间的安排，以及如何与日常生活中其他的步骤相协调。

我们需要清楚的是食品店中间过道里的大多数东西（85% 或者更多）都是加工或超加工的食品，它们营养价值较低，应始终避免食用。有确切的数据表明，每增加 10% 加工或超加工的食品（含糖饮料和相关食品、淀粉类食品和早餐谷物、乳制品、含盐零食）的摄入，罹患某些类型癌症的概率也会相应增加。Fiolet 等对超过 10.4 万参与者开展的一项大型前瞻性研究表明，加工或超加工的食品消费量每增加 10%，患这几种癌症（乳腺癌、前列腺癌、结直肠癌）的风险就会增加 10% 以上 [2]。

最近发表的另一项研究探讨了含糖饮料（sugar-sweetened beverage，SSB）的消费与癌症死亡率之间的关系。这项涉及近百万（934 777）非肿瘤参与者的大型研究表明，食用 SSB 与某些癌症（尤其是胰腺癌）的高死亡率相关，部分原因是由肥胖介导的 [3]。Liu 等的另一项研究显示，食用 SSB 与患结直肠癌的风险增加存在因果关系 [4]。他们发现，在 579 986 人的综合样本中，基因预测的 SSB 摄入量与更高的结肠恶性肿瘤风险相关。研究还表明，典型的加工或超加工的食品，如玉米片、薯片和一长串超加工食品，都含有"可接受"水平的草甘膦。

对大多数美国人来说，非常清楚的是，"标准美国饮食"包括大量摄入低营养食物、多量摄入不健康的饱和脂肪、过多的精制糖和添加糖、过多的盐、过少的 ω-3 脂肪酸摄入量，全食物营养素的缺乏以及蔬菜摄入不足。此外，一天中食物的数量及进食的频率也会导致每天摄入过多的卡路里。除了不健康的饮食之外，还有许多其他因素对我们的整体健康有害，比如接触污染物的增加、日常压力的增加、久坐的生活方式、接触微生物的减少、对压力源的反应能力下降、免疫功能障碍、慢性身体炎症和选择不良的生活方式（吸烟和饮酒）。加上不良的生活方式和饮食，导致全身炎症增加，感染控制减弱，癌症发病率增加，过敏和自身炎症性疾病风险增加[5]。

　　一句话：关注食品店的外围食品，避免关注中间通道的食品，购买营养丰富的天然食品，如水果和蔬菜（无限制）、优质蛋白质（100% 草饲和成品）和鸡蛋（自由放养、无笼养、有机）。

参考文献

[1]　Salt, sugar, fat: How the food giants hooked us. By Michael Moss

[2]　Fiolet T, Srour B, Sellem L, Kesse-Guyot E, Alles B, Mejean C, Deschasaux M, Fassier P, Latino-Martel P, Beslay M, Hercberg S, Lavalette C, Monteiro CA, Julia C, Touvier M. Consumption of ultra-processed foods and cancer risk: Results from NutriNet-Sante prospective cohort. BMJ 2018; 360: k322

[3]　McCullough ML, Hodge RA, Campbell PT, Guinter MA, Patel AV. Sugar- and artificially-sweetened beverages and cancer mortality in a large U.S. prospective cohort. Cancer Epidemiol Biomarkers Prev. 2022 Sept 15; OF1-OF12; doi: 10.1158/1055-9965. EPI-22-0392

[4]　Liu C, Zheng S, Gao H, Yuan X, Zhang Z, Xie J, Yu C, Xu L. Causal relationship of sugar-sweetened and sweet beverages with colorectal cancer: A Mendelian randomization study. Eur J Nutr. 2022 Aug 30. Doi: 10.1007/s00394-022-02993-x

[5]　Myles IA. Fast food fever: Reviewing the impacts of the Western diet on immunity. Nutrition Journal 2014, 13:61

第7章 不要喝任何种类的果汁（果汁中至少含有90%的蔬菜成分时除外）

果糖是所有天然碳水化合物中最甜的，在过去几十年里，果糖的消耗量急剧增加。它以多种形式添加到含糖饮料中，如蔗糖（50%葡萄糖/50%果糖）和高果糖玉米糖浆（高达55%果糖）。果糖主要在小肠被吸收，然后在肝脏代谢，在肝脏进行果糖分解，糖酵解，脂肪生成以及葡萄糖的生成[1]。大量证据表明，过量摄入果糖（任何形式）与胰岛素抵抗、脂肪肝、高甘油三酯血症、2型糖尿病、心血管疾病、代谢综合征、过量异位脂肪积累等疾病相关，甚至与高死亡率的发生有关[1-4]。

简单地说，所有形式的果汁都是液体糖（以多种形式），而不含有像吃一整块水果那样能获得的纤维成分。我知道，我们都被教导得要像父母告诉我们的那样，早晨要从一杯橙汁开始。我还想消除早餐是一天中"最重要"一餐的论述，这显然不是真的。为了证明这一点，请询问任何"肥胖者"的早餐是如何进食的，或者询问那些将间歇性禁食纳入日常生活的人是如何吃早餐的。在孩子的成长过程中，我们通常会在冰箱里放一些冷冻浓缩橙汁，甚至整整一容器的橙汁留给孩子们。而恰恰大多数时候，橙汁旁边会有3.8升牛奶（稍后会详细介绍）。试着不吃早餐，而是喝一杯咖啡和一杯水，看看你的身体能多快去适应成为燃烧脂肪的机器。

让我们以苹果的3种形状为例。第一种是整块水果，平均含有11克糖和2~4克纤维。第二种形式是苹果酱，它大约含有15~18克糖，纤维更少，对你的身体来说果糖含量更高。最后一种形式是苹果汁，100%纯苹果汁的纤维含量可以忽略不计，但糖（以果糖的形式）含量要高得多，一杯236毫升的苹果汁大约含有25~30克糖。这同样适用于其他类型的水果，从橙子、蔓越莓、葡萄汁、芒果和任何水果饮料的组合。这只适用于100%的纯果汁，相比于纯果汁其他形式的果汁（不是100%）含有大量的……你猜对了！加了糖。那么，糖到底有什么问题呢？人们普遍认为只是少量的糖，而且是偶尔摄入，真的不多。

这种逻辑的问题在于，普通美国人每天平均吃或喝大约 134 克糖。为了便于比较，一茶匙糖等于 4 克，相当于一块方糖或一个糖包。所以，每天 134 克糖相当于 33.5 包糖！值得注意的是，最新的数据（其实并不新奇）表明，身体确实需要一定数量的碳水化合物才能发挥最佳功能状态。然而，这些碳水化合物的含量范围很广，包括蔬菜、水果、谷物和超加工食品中的碳水化合物。因为所有的碳水化合物的来源并不一致，它们在人体内的代谢方式自然也截然不同。说到这里，我已经知道你们在想什么了！那么如何能获得每天工作所需的能量？

你的身体有能力吸收你摄入任何形式的碳水化合物（复杂的碳水化合物，简单的碳水化合物，如糖），并以糖原的形式储存在肝脏和肌肉中。糖原是你身体每天使用的最简单、最快捷的能量形式。能量消耗总是首先使用储存的糖原，直到消耗完为止。你猜对了，只有糖原消耗完的时候才会分解体内储存的脂肪以提供能量。简单地说，如果你限制每天饮食中碳水化合物 / 糖的摄入量，将其控制在较低或非常低的水平（每天<25 克），那么你实际上是在迫使你的身体利用储存的脂肪作为主要能量来源。这是将你的身体从单一的"糖 / 碳水化合物燃烧器"转变为"脂肪燃烧器"的概念。有多种相当简单的方法来实现这种转变，然而，这一切都始于需要认识到你的身体是如何代谢糖 / 碳水化合物与脂肪和蛋白质的。

例如，如果你出去跑 1 小时，你的身体会一直利用你储存的糖原作为它的第一个能量来源，通常在你跑步的前 20～25 分钟后就会耗尽。在这之后，你的身体需要不同的能量来源，所以它可以分解你的肌肉产生蛋白质来作为能量供给的来源，或者它可以利用你储存的脂肪（稍后你将成为一个脂肪燃烧机器，而不是一个糖燃烧器）。记住，燃烧 1 克脂肪可以获得 9 千卡热量，燃烧 1 克蛋白质和碳水化合物均可以获得 4 千卡热量。

如果你的身体还没有适应燃烧脂肪，它将从无氧代谢中获得所需的能量，这是一种非常低效的能量供给方法，并且会在肌肉中积累乳酸。任何跑过半程或全程马拉松的人，都知道我在说什么！因此，你要做的就是将每天饮食中碳水化合物的总量控制在 25～50 克。通过这样做，限制了身体将这种能量来源储存为糖原的能力，限制了你的身体分泌更多的胰岛素将这种葡萄糖从血液中提取出来储存，并开始训练你的身体适应将糖原消耗转化为将脂肪消耗作为主要的替代能量来源。

参考文献

[1] Taskinen MR, Packard CJ, Boren J. Dietary fructose and the metabolic syndrome. Nutrients 2019, 11, 1987; doi:10.3390/nu11091987

[2] Shi YN, Liu YJ, Xie Z, Zhang WJ. Fructose and metabolic diseases: Too much to be good. Chinese Medical Journal. 2021; 134(11)

[3] Federico A, Rosato V, Masarone M, Torre P, Dallio M, Romeo M, Persico M. The role of fructose in non-alcoholic steatohepatitis: Old relationship and new insights. Nutrients 2021, 13, 1314

[4] Malik VS, Li Y. Pan A, DeKoning L, Schernhammer E, Willett WC. Long-term consumption of sugar-sweetened and artificially-sweetened beverages and risk of mortality in US adults. Circulation 2019; 139:2113-2125

第8章 尽可能饮用过滤水（避免饮用自来水；不喝塑料瓶装水；尝试使用自来水／井水过滤系统）

荷兰的研究人员在人类历史上首次在人的全血中发现了塑料颗粒（＞700纳米大小），并对 4 种高产量塑料聚合物进行了表征和定量分析[1]。您可能会说，"那又怎样？"但重要的是要了解塑料颗粒对人体的生理作用和可能的毒性影响。

举例说明几个重要问题，比如：

- 这些塑料颗粒积聚在体内的哪些部位，即：哪些器官？
- 塑料颗粒如何进入血液？
- 对人体和免疫系统有哪些潜在的毒性作用？
- 这些颗粒能否穿过血脑和胎盘／胎儿屏障？
- 目前有哪些类型的产品可以摄入塑料颗粒？

塑料颗粒的主要吸收途径可能是通过黏膜接触、摄入或吸入。潜在的暴露途径包括牙科聚合物、聚合物植入物碎片、药物输送纳米颗粒以及牙膏、唇彩和其他相关产品等个人护理产品。当然，我们吃的食物、喝的水以及我们呼吸的空气也可能含有塑料颗粒。就塑料瓶装水而言，最近有许多研究文章表明：微塑料，特别是双酚类似物（如塑料瓶中发现的双酚 -A）在接触人类甚至学龄前儿童后，会产生非常令人担忧的潜在影响[2-4]。

Campanale 等发表了一篇关于微塑料对人类健康潜在影响的详细综述[2]。作者打趣说，我们已经进入了"塑料纪元"，微塑料在世界各地的分布和丰度达到前所未有的程度。令人惊讶的是，很少有人研究这种微塑料和添加剂对人体健康的影响。微塑料在地球上无处不在，存在于海水、淡水、自来水、土壤、农业以及包括北极和南极在内的各种地理位置。典型的塑料水瓶中最常用的化学添加剂是双酚 -A（bisphenol-A，BPA），它被证明是一种人体"内分泌干扰物"，如果被摄入或吸入，会损害人体健康。

这些干扰内分泌的化学物质，如 BPA 和其他几种物质，在人体内表现出激素活性，改变人内分泌系统的稳态，并与许多人类癌症的发展密切相关，如乳腺癌、前列腺癌和睾丸癌。此外，BPA 的暴露和摄入与许多神经发育疾病、哮喘、不孕症、代谢紊乱和生殖器畸形有关。总的来说，微塑料及其化学添加剂对被检查的每个人体器官从神经系统到呼吸消化系统都有不利影响。

因此，目前的问题是塑料瓶中的 BPA 会渗入水中，并有证据来证明确实如此。Abdulkareem 等进行了一项研究，将瓶装水分别放置在有老鼠的高温汽车和冰箱中，并观察老鼠的生理、生化和激素水平变化情况 [3]。研究结果表明，高温汽车内瓶装水里 BPA 的含量明显更高，这组老鼠喝了这种水，对体重、新陈代谢、压力水平（stress level，CRP）、睾丸激素水平甚至精子质量都有不利影响。相反的放在冰箱里的瓶装水的 BPA 含量最不易检测到。

Hoa 等于 2008 年发表的另一项研究利用非常灵敏的 BPA 检测分析评估了 BPA 是否会迁移到消费者使用的塑料（聚碳酸酯）瓶装水中 [4]。他们发现，在室温下 BPA 以每小时 0.20 ~ 0.79 纳克的速度迁移到水中，而在沸水会使 BPA 迁移速度增加高达 55 倍。最后，释放的 BPA 在水样中保留了其雌激素生物活性，这一点通过体外快速雌激素信号转导和发育中小脑神经元的神经毒性测定得到了证实。也有研究强调了微塑料对人类致癌的影响和能力，而另一些研究表明，饮用自来水、瓶装水以及食用蔬菜和大米等食物的学龄前儿童也会接触到 BPA [5, 6]。

至于你所在区域的饮用水与饮用塑料瓶装水，我强烈建议两种都不要喝。前者，你所在区域的自来水，众所周知含有多种化学物质、污染物、重金属，以及细菌、病毒和寄生虫污染物。一些非常常见的自来水污染物包括：铅（从铅管中浸出）、汞、钡、铜、镉、铝、铀、镭、阿特拉津（农药）、砷、硝酸盐（从肥料）、氯胺、硒、氯乙烯、高氯酸盐，和许多药物（冲洗药物）。尽管我们当地的自来水中加入了氯，可以有效地杀死大多数常见的细菌污染物，你从水龙头里喝的水可能仍然含有"可接受"水平的上述污染物，至少根据联邦环保局的安全用水指南是这样的。

　　然而，对于人类来说，什么被认为是污染物的"安全"量或水平还没有很好的定义。事实上，最近的一篇文章研究了长期接触饮用水中存在的硝酸盐和三卤甲烷（trihalomethanes，THM）与患前列腺癌风险之间的联系[7]。他们发现，长期摄入水中的硝酸盐是前列腺癌发展的一个可能的风险因素，特别是对于小于 66 岁的男性罹患更具侵袭性亚型的前列腺癌。值得注意的是，THM 的来源是氯，它作为最常见的消毒剂，添加到我们的公共自来水中，以灭活和杀死微生物病原体。这些消毒剂会形成几种消毒副产物（disinfection by-product，DBP），THM 和卤代乙酸构成氯化饮用水 DBP 中浓度最高的物质。

　　我强烈建议你使用一个高质量的水过滤系统。我根本不推荐瓶装水，或者矿泉水。高质量的水过滤器是确保化学物质、硬金属和其他杂质从饮用水甚至井水中去除的唯一方法。我试过了当地商店里所有的滤水器，但只能有限地保证所有的东西都被过滤掉了。在朋友的推荐下（感谢亚伦!），在对水过滤系统进行了大量研究后，我买了一个水过滤系统，它由顶部的两个圆形黑木炭过滤器组成，水通过重力过滤到下面的容器中。

　　我对滤水器的研究引出了我认为任何滤水器系统最重要的方面，那就是过滤器的孔径大小，以及它能从水中去除什么。虽然它似乎是专利，对特定的黑木炭过滤器的研究表明，孔径大小可能小于 24nm。相比之下，水分子为 0.1nm，流感病毒颗粒的尺寸为 130nm（因此，容易从水中过滤），麻疹病毒为 220nm，几乎所有细菌［即大肠杆菌为 0.5μm ×（1 ~ 3）μm］的尺寸都更大，并被完全过滤掉[8]。

　　它可以去除几乎所有可以想象的东西，包括 100% 的草甘膦，在不同网站上对各种水过滤器的实际测试证实了这一点。因此，如果你在紧要关头，比方说外出露营，你可以在顶部倒入一些池塘水，并能够安全地饮用下方器皿中的重力过滤水。这很简单，对于那些真正相信把钱花在他们的嘴上的人来说，有效的水过滤系统是获得清洁纯净饮用水的最环保的方法。

参考文献

[1] Leslie HA, vanVelzen MJM, Brandsma SH, Vethaak D, Garcia-Vallejo JJ, Lamoree MH. Discovery and quantification of plastic particle pollution in human blood. Environmental International, 2022, doi: https://doi.org/10.1016/j.envint.2022.107199

[2] Campanale C, Massarelli C, Savino I, Locaputo V, Uricchio VF. A detailed review study on potential effects of microplastics and additives of concern on human health. International Journal of Environmental Research and Public Health. 2020, 17, 1212; doi:10.3390/ijerph17041212

[3] Abdulkareem SM. Physiological, biochemical and hormonal changes in rats exposed to bottled water left in a hot car and in the freezer. International Journal of Environmental Health Research. 2021, Dec. 21, 1-12. doi: 10.1080/09603123.2021.1982876

[4] Hoa H, Carlson EM, Chua JP, Belcher SM. Bisphenol A is released from polycarbonate drinking bottles and mimics the neurotoxic actions of estrogen in developing cerebellar neurons. Toxicology Letters 2008, Jan. 30[th]; 176[2]: 149-156

[5] Kumar R, Manna C, Padha S, Verma A, Sharma P, Dhar A, Ghosh A, Bhattacharya. Micro[nano]plastics pollution and human health: How plastics can induce carcinogenesis in humans. Chemosphere. 2022, Mar 14; 298: 134267. doi: 10.1016/j.chemosphere.2022.134267

[6] Fan D, Liang M, Gu W, Gu J, Liu M, Shi L, Ji G. Exposure of preschool-aged children to highly concerned bisphenol analogues in Nanjing, East China. Ecotoxicology Environment Safety. 2022 March 11; 234: 113397. doi:10.1016/j.ecoenv.2022.113397

[7] Donat-Vargas C, Kogevinas M, Castano-Vinyals G et al. Long-term exposure to nitrate and trihalomethanes in drinking water and prostate cancer: A multicase-control study in Spain. Environ Health Persp. [EHP], 2023 March, 131[3], 037004-1-12

[8] Berkey Filter Test Results: In-depth lab tests for the standard black Berkey filters. https://www.berkeyfilters.com/pages/filtration-specifications

第9章 不摄入任何精炼糖、添加糖或人工甜味剂（赤藓糖醇是一种可口、可食用的杀虫剂）

我们来谈谈糖吧。我认为所有形式的过量糖消费都会给人类带来严重后果。到目前为止，糖是导致儿童和成人肥胖、高血压、代谢综合征、2型糖尿病以及大量其他人类疾病和医疗状况流行的罪魁祸首（还有其他罪魁祸首）。事实上，糖的过度消费直接或间接导致的死亡人数比持续的阿片类药物流行、COVID-19、车祸和自杀的总和还要多。糖还会导致心脏病和癌症（全球排名第一和第二的杀手），与心脏病和超过14种不同类型的癌症密切相关并存在因果关系。美国十大死因（以及全球范围内的可比死因，取决于人们居住的地方）：

- 缺血性心脏病。
- 癌症，所有类型。
- 卒中。
- 意外伤害。
- 非癌症肺部感染/疾病（流感、肺炎/呼吸系统、慢性阻塞性肺疾病）。
- 糖尿病。
- 阿尔茨海默病和其他痴呆症。
- 肺结核和其他传染病（如霍乱、埃博拉）。
- 肾病。
- 自杀。

在导致死亡的十大原因中，糖贡献了其中的7个（7/10，70%）。美国人平均摄入糖量是全世界最高的，平均每天31~32包糖！这相当于每天

135 克糖（4 克 / 包）。我们的肥胖率和糖尿病率（儿童和成人）是全世界最高的。随之而来的是我们社会中的慢性问题，包括高血压、高胆固醇血症、慢性炎症、较高的癌症发病率（所有类型）、关节疾病、糖尿病性神经病变、视网膜病、慢性肾病和肾衰竭等疾患。这些只是肥胖的一些衍生风险，更不用说这些慢性和终身问题给人们带来的惊人看病成本了。研究表明，我们的肥胖儿童寿命较短，在生命的早期就受到上述问题的困扰，通常是在青春期，导致成年后出现过多的慢性健康问题。

这个问题可能始于美国农业部（United States Department of Agriculture，USDA），在 20 世纪 80 年代中期首次推荐了当时被认为是"健康饮食"的营养建议和指南。他们向所有人推荐减少饮食中的脂肪，减少那些脂肪和胆固醇含量高的食物。因此，这些食品公司知道，减少制造食品中的脂肪含量，这样也就是减少了同样食品中增加口感的主要成分。反过来又促使食品工业转向其他食品添加剂来代替较低含量的脂肪，这种替代主要是通过添加糖、甜味剂和盐来实现的。

自 20 世纪 80 年代中期以来，儿童和成人糖尿病（2 型）的发病率急剧上升，这是这种饮食灾难以及过去几十年来加工食品快速生产的直接结果，所有这些食品都添加了大量的糖、盐和其他难以命名的成分。不要只听我的说辞，当你去食品店时，开始阅读食品标签，看看你的普通的一盒麦片盒、沙拉酱、番茄酱、果汁和任何其他盒装或罐装食品中的 20 ~ 30 种不同成分。要想更全面地了解糖在现代人类社会中对健康的危害，只需看看这方面的专家 - 儿科内分泌学家 Robert Lustig 博士的专著就可以了。

他的书 *Fat Chance: Beating the Odds Against Sugar, Processed Food, Obesity and Disease* 非常详细地描述了我们走向不健康和慢性疾病的途径，就是过量摄入糖的直接结果 [1]。他说："每一个好故事都需要有一个反派，虽然我不愿意在本书中这么早就透露给你，但我不会吊着你。就是糖……一种现在几乎渗透到全世界所有食物和饮料中的物质。它正在慢慢地杀死我们……我会证明这一点。"事实上，书中就这一结论他提出了一个论证充分、基于证据和令人信服的论点，挑战了当前的教条和思维，讨论了糖与当前肥胖的相关数据，还阐述了人类碳水化合物和糖的代谢情况，也进一步叙述了我们的有毒环境和生活方式。他在书的结尾呈现了一些惊人的数据，这些数据显示了世界各国政府是如何与食品行业合作以实现利润最大化的，而很少关注超级加工食品对人类造成的危害。

　　关于人类饮食中大量摄入糖和碳水化合物的危害的同行评议出版物很多，多到无法计算。我强烈推荐的另一本好书是 Richard Jacoby 的 *Sugar Crush*。作为一名执业足科医生，他详细地描述了我们人类是如何在慢性疾病、全身炎症、神经损伤的道路上发展的，这些都是我们过度摄入糖的直接结果[2]。他说："我的目的是引起你的注意——要求你认识到糖是如何从化学上引起炎症，损害神经，导致剧烈的疼痛，通常在处方药的作用下会变得更严重，并且不可避免地会在你命中注定之前杀死你。"他继续说："你没有理由等到像我这样的人必须切断你坏疽的脚趾来减轻你发炎神经的疼痛才会有清醒的认识，因为答案可能如此简单。别再吃糖了。"我可以为这些陈述作证，他说的是实话。

　　一项针对日本单一社区的研究——高山研究（Takayama study）最近的报告显示，糖的大量摄入，包括葡萄糖、果糖（主要来自水果）、麦芽糖、蔗糖和游离和天然存在的糖，从统计学上显示与日本男性的总死亡率和死因特异性死亡率显著相关[3]。Guo 等的另一项研究显示，添加人工甜味剂（而不是糖或蜂蜜）与美国老年人患抑郁症的风险增加有关，尤其是加糖饮料的消费量增加，比如无糖汽水和含有人工甜味剂的无糖饮料[4]。有趣的是，喝不含任何甜味剂的咖啡或茶与患抑郁症的风险降低有关。

　　欧洲癌症与营养前瞻性调查（European Prospective Investigation into Cancer and Nutrition，EPIC Study）是迄今为止规模最大的研究之一，有超过 45 万名的参与者。该调查研究了总软饮、含糖软饮和人工加糖软饮的消费量与随后的总死亡率和死因特异性死亡率之间的关系[5]。该研究发现，每天喝两杯或两杯以上的软饮料、含糖软饮料和人工加糖软饮料的人死亡率更高。有趣的是，这项大型、跨国的欧洲研究也显示，大量饮用软饮与帕金森病、缺血性心脏病、脑血管疾病和结直肠癌之间存在统计学上显著的关联（不是因果关系或相关关系）。该研究的局限性在于只观察到了关联关系，而不是确定的因果关系。

　　当然，这是许多研究的一个普遍已知弱点，这些研究能够检查大量人口与这些因素明显的联系，然后往往被主流媒体错误地解读为因果关系，进一步增加了公众的困惑。

我们过去 / 现在正在完全放弃饮食中的糖，它并非仅仅是小麦和麸质，而是以更多的形式存在着。例如，如果你以典型的超市食物为例，你很快就会发现，超市里几乎所有的东西都添加了糖。据估计，在普通食品店出售的所有产品中，有 80%～90% 含有某种形式的添加糖。最重要的是，加上你选择的其他食物和饮料，从星巴克到麦当劳，很明显，糖已经成为我们生活和饮食中不可或缺的一部分。在写这本书的时候，我已经尽了最大的努力来摆脱我的生活方式和饮食中所有形式的添加糖。

相信我，一开始做到这一点并不容易，因为你最终会阅读大量的食品标签，并不断发现几乎所有的东西都添加了糖！例如，番茄酱含有 4 克添加糖。甜菜也有 4 克。有机罐装番茄酱中添加了 4～5 克糖。能量棒中添加糖的最低含量为 5 克，范围从 5～20 克不等。即使是干果也含有大量的天然糖。例如，看看干芒果条、红枣或杏子，每份平均含糖约 30 克。

高糖摄入与癌症风险的数据是压倒性的，过量的糖摄入与超过 15 种癌症的发展有关 [6-8]。这种病因学的联系似乎与继发性肥胖、慢性全身炎症、氧化应激、胰岛素抵抗、代谢综合征、细胞因子和促炎激素的级联效应相关。含糖饮料、糖摄入过多与 III 期结肠癌、食管癌、小肠癌和胸膜癌患者的癌症复发和死亡风险显著增高有关 [6-10]。黑色素瘤和乳腺癌的发展，特别是乳腺癌患者中果糖诱导的转移，也与饮食中的果糖摄入有关。

对于那些因乳腺癌而接受化疗的患者，在治疗期间削减体内的碳水化合物 / 糖与治疗反应增强有关。Khajah 等研究了葡萄糖及葡萄糖消减后对于几个乳腺癌患者来源的细胞系生长的影响作用，并观察含糖与不含糖培养基对于肿瘤细胞化疗作用的影响 [11]。他们发现化疗和减少葡萄糖在抑制癌细胞生长方面存在协同作用。这可以应用于接受化疗的乳腺癌患者，通过限制饮食中的碳水化合物和葡萄糖，来改善对治疗的反应，这样就能同时减少化疗的剂量，提高治疗的耐受性，降低副作用。其他研究也表明，葡萄糖缺乏、抑制代谢，以及某种情况下导致谷氨酰胺缺乏，可以通过单纯地从代谢机制来促进肿瘤细胞死亡 [12-15]。

在手术前一天，患者经常被告知"午夜后要禁食水"。这样做的原因有很多，包括保证麻醉安全，减少与饱食相关的可能的胃肠道并发症，例如误吸。然而，之前的一些研究表明，术前 12 ~ 18 小时以及术前 2 ~ 4 小时给予足量的碳水化合物可能会有利于患者术后的康复。然而，术前给予如此多糖 / 碳水化合物对肿瘤细胞的影响会是如何，目前的研究数据却非常有限。Lende 等开展了一项临床研究，将早期乳腺癌患者随机分为术前禁食组（午夜后不吃不喝），或采用上述术前液体碳水化合物负荷方案组（12% 碳水化合物 /2% 葡萄糖 /10% 多糖）[16]。所有患者均接受手术并随访 96 个月（8 年）。经过 8 年的随访他们得出结论，术前给予足量碳水化合物会增加 ER[+] 乳腺癌患者的肿瘤细胞增殖，并导致乳腺癌（T$_2$ 肿瘤，ER[+]）的临床结果恶化。简而言之，通过在癌症患者（在本例中为乳腺癌）手术前给予碳水化合物 / 葡萄糖，我们实际上可能会因此恶化肿瘤的临床结果 [17]。

就人工甜味剂而言，大多数似乎"对人类食用是安全的"，最近对 56 项研究进行综合分析，评估了摄入非糖甜味剂（non-sugar sweetener，NSS）与总体健康或超重 / 肥胖成人和儿童的重要健康指标之间的关系。该系统综述研究显示，与未暴露组相比，大多数健康指标，如体重、体重指数、血糖控制、心血管疾病、肾脏疾病、情绪、行为、癌症、神经认知，似乎与 NSS 使用无关。然而，其他研究也显示了大量其他副作用，包括大脑功能失调、味蕾改变、葡萄糖耐受性受损（可能导致糖尿病）、肠道微生物群改变（导致肠道生态失调和代谢异常）。

最后，赤藓糖醇通常作为一种完全"天然、零卡路里的甜味剂"在市场上销售，Baudier 等将其描述为一种"美味的摄入杀虫剂"，与其他非营养甜味剂（如蔗糖或玉米糖浆 [18]）相比，它能够有效杀死果蝇。赤藓糖醇是从玉米中提取的，它远非人们所认为的"天然"。它从玉米开始，它必须先经过一个广泛的加工顺序，以获得最终产品赤藓糖醇。然而，最近的一项研究表明，赤藓糖醇不仅是一种非常有效的杀虫剂，尤其是对果蝇，而且对人类心血管代谢疾病有长期影响 [19]。Witkowski 等对人类食用糖替代品赤藓糖醇与动脉粥样硬化疾病风险之间的关系进行了研究，结果表明，"多种多元醇甜味剂的循环水平，尤其是赤藓糖醇，与主要不良心血管事件（包括死亡或非致死性心肌梗死或卒中）的 3 年发生率相关"。此外，他们还发现，在生理水平上，赤藓糖醇可以增强体外血小板活性和体内血栓形成。在我的医学观点中，赤藓糖醇是当今市场上最危险的"人工甜味剂"之一。

参考文献

[1] Robert Lustig. Fat Chance: Beating the odds against sugar, processed food, obesity and disease. 2013

[2] Richard Jacoby & Raquel Baldelomar. Sugar Crush: How to reduce inflammation, reverse nerve damage, and reclaim good health. 2015

[3] Nagata C, Wada K, Yamakawa M et al. Intake of starch and sugars and total and cause-specific mortality in a Japanese community: The Takayama Study. British Journal of Nutrition. 2019, 122, 820-828

[4] Guo X, Park Y, Freedman ND et al. Sweetened beverages, coffee and tea and depression risk among older US adults. PLOS ONE. 2014, 9(4): e94715

[5] Mullee A, Romaguera D, Pearson-Stuttard J et al. [EPIS study members]. Association between soft drink consumption and mortality in 10 European countries. JAMA Internal Medicine. 2019; 179(11): 1479-1490.

[6] Fuchs MA, Sato K, Niedzwiecki D, Ye X, Saltz LB, Mayer RJ, Mowat RB, Whittom R, Hantel A, Benson A, Atienze D, Messino M, Kindler H, Venook A, Ogino S, Wu K, Willett WC, Giovannucci EL, Meyerhardt JA. Sugar-sweetened beverage intake and cancer recurrence and survival in CALGB 89803 [Alliance]. PLoS ONE 2014; 9(6); e99816

[7] Tasevska N, Jiao L, Cross AJ, Kipnis V, Subar AF, Hollenbeck A, Schatzkin A, Potischman N. Sugars in diet and risk of cancer in the NIH-AARP diet and health study. Int J Cancer 2012, January 1; 130(1): 159-169

[8] Malagori C, Malavolti M, Farnetani F, Longo C, Filippini T, Pellacani G, Vinceti M. Food and beverage consumption and melanoma risk: A population-based case control study in Northern Italy. Nutrients 2019, 11, 2206; doi:10.3390/nu11092206

[9] Kim J, kang J, Kang YL, Woo J, Kim Y, Huh J, Park JW. Ketohexokinase-A acts as a nuclear protein kinase that mediates fructose-induced metastasis in breast cancer. Nature Communications 2020, 11:5436/doi.org/10.1038

[10] Toews I, Lohner S, deGaundry DK, Sommer H, Meerpohl JJ. Association between intake of non-sugar sweeteners and health outcomes: systematic review and meta-analysis of randomized and non-randomized controlled trials and observational studies. BMJ 2019; 364:k4718/doi:10.1136/bmj.k4718

[11] Khajah MA, Khushaish S, Luqmani YA. Glucose deprivation reduces proliferation and motility, and enhances the anti-proliferative effects of paclitaxel and doxorubicin in breast cancer cell lines in in-vitro. PLoS ONE 17[8]: e0272449. Doi.org / 10.1371 / journal.pone. 0272449, August 2nd, 2022

[12] Zhang C, Quinones A, Le A. Metabolic reservoirs in cancer. Seminars in Cancer Biology. https://orchid.org/0000-0002-2958-8149

[13] Obaid QA, Al-Shammari AM, Khudair KK. Glucose deprivation induced by acarbose and oncolytic Newcastle disease virus promote metabolic oxidative stress and cell death in a breast cancer model. Frontiers in molecular biosciences, July 2022, vol. 9, article 816510

[14] Quek L, van Geldermalsen M, Guan YF et al. Glutamine addiction promotes glucose oxidation in triple-negative breast cancer. Oncogene 2022, 41: 4066-4078

[15] Aoun R, El Hadi C, Tahtouh R et sl. Microarray analysis of breast cancer gene expression profiling in response to 2-deoxyglucose, metformin and glucose starvation. Cancer Cell International, 2022, 22:123

[16] Lende TH, Austdal M, Varhaugvik AE et al. Influence of pre-operative oral carbohydrate loading vs. standard fasting upon tumor proliferation and clinical outcome in breast cancer patients-A randomized trial. BMC Cancer 2019, 19:1076

[17] Suez J, Korem T Zeevi et.al. Artificial sweeteners induce glucose intolerance by altering the gut microbiota. Nature 2014 Oct.9;514(7521): 181-186

[18] Baudier KM, Kaschock-Marenda SD, Patel N, Diangelus KL, O'Donnell S, Marenda DR. Erythritol, a non-nutritive sugar alcohol sweetener and the main component of Truvia, is a palatable ingested insecticide. PLos ONE 9(6):e98949

[19] Witkowski M, Nemet I, AlamriH et al. The artificial sweetener erythritol and cardiovascular event risk. Nat Med. 2023 Feb 27, doi: 10.1038/s41591-023-02223-9

第10章 不摄入任何面粉、小麦或全谷物（含麸质）；"健康全谷物"是不存在的

当我 44 岁时，我真切地认为我进行定期训练和跑马拉松，我已经在尽可能地保持健康，这样的话饮食与我的整体健康似乎关系不大（如果有的话）。我平均每周跑步 32 ~ 64 千米，通常会在春季和夏季进行秋季马拉松训练。除了奥美拉唑和 / 或 H_2 阻断剂治疗"不明原因"的慢性胃食管反流病（gastroesophageal reflux disease，GERD）外，我没有服用任何其他药物。我会用几个枕头睡觉，以便抬高头部和支撑颈部，从而最大限度地减少睡眠期间的胃酸反流。我的体重约为 75 千克，身高 176 厘米。在当时，我只是不知道有什么比加强锻炼这种更好的方式去保持健康而已。但我的确是错得再离谱不过了。

2011 年，我当时的饮食主要由碳水化合物（糖）、一些蛋白质、一些不怎么健康的饱和脂肪酸、极少量的绿叶食品或其他蔬菜组成。我喜欢黑啤酒，偶尔也会喝过量的伏特加和其他酒。早餐通常是一杯橙汁或牛奶，以及一大杯加奶和糖的咖啡。午餐通常是我从家里带来的任何东西，包括红牛或其他一些能量饮料。由于我每天从医院回到家已经很晚，晚餐通常是吃孩子们吃剩下的。

大多数晚上的晚餐，我都是烤两个大百吉饼，然后在上面放上奶油奶酪或脆花生酱，再配上一大碗加 2% 牛奶的麦片，或者我最喜欢的葡萄干面包。我通常在晚上 7 点或 8 点左右吃晚饭，玩 1 ~ 2 小时电脑，晚上 10 至 11 点左右上床睡觉。我每天早上 5 点左右起床，6 点开始第二天的工作。这是我多年来主要的饮食习惯。我完全不知道我在吃什么，为什么要吃，也不知道它对我是"好"还是"坏"。

在这里我说一下我的教育背景，我读了 3 年大学，毕业时获得了生物学

学士学位。关于一般人类营养的课程或讲座的数量……你猜对了……零。所以，当然，你会认为 4 年的医学院会为我提供一个关于健康生活方式，饮食和营养基础的坚实基础。记得在生物化学课上，我上了两节 1 小时的课，内容是三羧酸循环，氧化磷酸化，可能还提到了蛋白质、碳水化合物和脂肪是我们的主要能量来源。因此，在医学院学习了 4 年后，我成为了一名医生，但我没有接受过任何有关"健康生活方式"的教育，甚至不知道什么是"健康营养"。

对我来说最重要、最有影响力的书之一（也是我读过的第一本营养相关教育性书籍之一）是 *Wheat Belly*，作者是医学博士 William Davis，他是明尼苏达州的一位心脏病专家。这本书于 2012 年秋季出版，是目前市面上关于小麦和麸质这一主题的最透彻、最全面的书。这本书也开启了我一生中最戏剧性、最实质性的生活方式和饮食结构的转变，我并没有夸大其词。在美国人饮食和生活方式中，小麦要远比糖、脂肪和盐更重要，是我们生活中根深蒂固、无处不在的一部分。它以一种或多种形式在世界范围内的人类消费食品中存在着，无论是面包、烤蛋糕，还是作为任何其他食物的添加剂。小麦可能是人类历史上种植和利用最成功的农作物，仅就种植面积而言，仅次于玉米。它提供了地球上人类消耗的所有卡路里的 20%。William Davis 在书中对当今社会食用小麦及其副产品对人类健康的危害进行了批判性的、基于证据的阐述。

在 *Wheat Belly* 一书中，Davis 博士说："我想说的是，大多数美国人的饮食和健康问题不是脂肪，不是糖，不是互联网的兴起和农业生活方式的消亡，而是小麦，或者说我们卖的叫作'小麦'的东西。全麦面包的血糖生成指数为 72，与方糖、蔗糖或葡萄糖（血糖生成指数为 100）相当，甚至要更高。在他早期对 2 型糖尿病患者进行的一些实验中，通过完全消除小麦（麸质、面粉、含面粉的加工食品等）产品可以完全逆转这些患者的糖尿病，也与体重减轻、不需要使用药物以及许多其他相关疾病的消失有关，如胃食管反流病、抑郁症、类风湿性关节炎、哮喘、关节疼痛和神经精神问题。这些案例研究的结果简直是'惊人到不可思议'。"

他讨论了小麦的成瘾性及其对我们大脑感受器的影响。此外，他详细说明了小麦（麸质）的摄入与肥胖、糖尿病、神经系统疾病、抑郁症、自身免疫疾病、骨质疏松症、心脏病、衰老和皮肤病，甚至痴呆和阿尔茨海默病之间无可争议的联系。David Perlmutter 博士在 2014 年出版的 *Grain Brain* 一书中指出，我们的祖先（旧石器时代的智人）的日常饮食中，脂肪含量约为75%，碳水化合物含量为 5%，蛋白质含量约为 20%。美国农业部建议饮食营养素构成比应该由 20% 的脂肪、20% 的蛋白质和 60% 的碳水化合物组成。与先祖的饮食结构相比，我们目前饮食结构的显著差异凸显了以面筋 / 小麦 /面粉形式摄入碳水化合物与包括阿尔茨海默病和痴呆症在内的各种神经系统疾病之间的合理联系[2]。他还描述了一个基于证据的假设，认为小麦、碳水化合物和糖与慢性全身和大脑炎症有关，是神经和免疫功能障碍的根本原因。

自 *Wheat Belly* 出版以来，人们对非乳糜泻麸质 / 小麦敏感性的相关问题重新产生了兴趣、理解和洞察，因为它与小麦、"健康全谷物"、麸质、面粉和加工食品（含有小麦粉）对人体的真正危险和健康风险有关[3-6]。这些对身体的不良影响包括神经认知功能障碍、慢性炎症、癌症风险、自身免疫紊乱、痴呆、阿尔茨海默氏症、代谢综合征、2 型糖尿病、肥胖，以及一系列的慢性疾病。

所以，早在 2011 年，当我以令人尊敬的 4 小时 2 分钟完成了芝加哥马拉松比赛，但跑完之后感觉并不是很好。我无精打采，几乎没有多余的精力，易怒，对慢性胃食管反流病和无法在 4 小时内跑完马拉松感到恼火。当我通读 *Wheat Belly* 后，我将每一个书中词语都顿悟进我的脑海，才发现，我之前都做错了！我开始放弃我心爱的百吉饼！！！我美妙可爱的百吉饼、我的主食、意大利面、所有的面包制品、我的一盒盒麦片，以及任何含有麸质的东西[1-7]。

- 第 1～7 天：不太好……我的身体讨厌我……它反抗我……我肠胃不适。我很痛苦。我渴望碳水化合物，如果不吃一些含碳水化合物或糖的东西，我几乎不能正常工作，也无法度过一天。我的大脑需要它。我抗拒这种饮食方式。
- 第 7～14 天：最深刻和最意想不到的事情发生了！看似会伴随终生的胃灼热和 GERD 症状已经完全消失了。我的意思不是说它变得更好了，我的意思是它完全消失了。以前，我需要每天服用奥美拉唑，有时甚至需要服用雷尼替丁，以控制我的胃食管反流症状。在没有麸质或小麦制品饮食的 1 周内，我消除了我生命中的一种慢性病！当然，这个意外的发现让我激动不已。

- 第 14～31 天：我注意到我的衬衫有点大了，特别是我的领子。我皮带的扣孔也换了一个位置，裤子的腰部变得松松垮垮的。称重显示我减掉了 4.5 千克。在不到 1 个月的时间里，体重从 75 千克减少到 70 千克。显然，我也没有预料到这一点。我在健身房的锻炼基本上没有变化，我做了一些举重，在跑步机上锻炼了大约 30～60 分钟。我对碳水化合物（至少是面包和小麦）的渴望消失了，因为我继续学习更多关于营养的知识，以及健康生活方式的定义。我阅读了我能找到的所有关于小麦、小麦产品、面筋、面筋敏感 / 不耐受和健康饮食替代品的资料。哦，顺便说一下，我仍然在吃含有大量糖分的东西。

- 没有麸质或小麦制品的第二个月：我继续感觉良好，一天中我的能量水平有了明显的变化。我似乎对事情不那么恼火。因为我一直专注于戒除麸质，所以我还是会吃糖，只是没有那么渴求。到第二个月底体重又减了 7 千克。我现在的体重约为 64 千克，比两个月前的体重减少了 11 千克。到这时之前所有的衣服都已经宽松不适合我了。因为不确定还能减掉多少体重，所以我现在还不想买新的衣服。尽管我穿着宽松的衣服去上班看起来很糟糕，但对每个人来说我都是明显变瘦了，也不会费心向别人解释什么……许多人只是用不可思议的眼光看着我，不知道发生了什么变化，甚至怀疑我是否得了癌症……

- 第三个月和第四个月：我又瘦了 4.5 千克！我的体重降到了 59～60 千克。我的肌肉更加明显，有了更好的色调和肌肉群的定义，尤其是我的腹肌，我在跑步机上的耐力明显更好。我的体重稳定在 60～61 千克左右。这时我买了一整个衣柜的衬衫、裤子和运动外套。我的整个脖子的尺码又小了一点，现在是 14～14½，腰围是 28，外套是 36 码短。我看起来和感觉都比过去好。我意识到，我可以做更多的事情来改善我的整体生活方式和健康……下一步计划是努力解决我的慢性糖成瘾问题。

Wheat Belly 是我读过的关于小麦、谷物和面筋的最全面和最有教育意义的书籍之一。现在认为自己是"无麸质饮食"已经成为一种时尚，只是很多人并不真正了解麸质是什么，从哪里来，或者什么食物中含有麸质。无论如何，你对小麦 / 麸质敏感性 / 耐受性的了解越多，效果就越好。

清单上列出了一长串含有小麦或面粉的食物，但过了很短的时间，你就会知道你能吃什么或不能吃什么了。我的建议是开始阅读食品标签，开始阅读麸质是什么，它来自哪里，以及它在哪些食品中。例如，当你去餐馆吃饭时，你可能很难弄清楚汤（或秋葵汤或蟹饼）是否添加了面粉，简单的答案是："很有可能"且确实是这样。此外，仅仅因为上面写着"无麸质"，当然并不意味着你就可以吃，因为这些食物中的许多都含有不健康的碳水化合物替代品。此外，你需要开始阅读标签，弄清楚你的食物和饮料中有什么。这在一开始可能会很有挑战性，但随着时间的推移，你会真正知道什么可以吃 / 什么可以喝。

一些提示：几乎所有的加工食品、烘焙食品、包装食品都会含有面粉、小麦或某种谷物。避免吃一些快餐，因为这几乎总是不会给你提供太多的营养价值，只会增加你不健康的生活方式。通过这一简单的改变，你会在不到 1 周的时间里感觉自己变了一个人。它引人注目，意义重大。你会觉得自己是一个完全不同的人。最后，在 Riker 养生的所有要点中，消除小麦、谷物、麸质、面粉是你可以对饮食做出的最重要的生活方式改变，其次是消除大多数糖 / 碳水化合物 / 加工食品。

参考文献

[1]　Wheat Belly, by William Davis, MD

[2]　Grain Brain, by David Perlmutter, MD

[3]　Caio G, Lungaro L, Segata N, Guarino M, Zoli G, Volta U, DeGiorgio R. Effect of gluten-free diet on gut microbiota composition in patients with celiac disease and non-celiac gluten/wheat sensitivity. Nutrients 2020, 12, 1832; doi:10.3390/nu12061832

[4]　Lerner A, Benzvi C. "Let food be thy medicine": Gluten and potential role in neurodegeneration. Cells 2021, 10, 756/doi.org/10.3390/cells 10040756

[5]　Elli L, Branchi F, Tomba C, Villalta D, Norsa L, Ferretti F, Roncoroni L, Bardella MT. Diagnosis of gluten related disorders: Celiac disease, wheat allergy and non-celiac gluten sensitivity. World J of Gastroent. 2015 June 21; 21(23): 7110-7119

[6]　Sapone A, Bai JC, Ciacci C, Dolinsek J, Green PHR, Hadjivassolliou M, Kaukinen K, Rostami K, Sanders DS, Schumann M, Ullrich R, Villalta D, Volta U, Catassi C, Fasano A. Spectrum of gluten-related disorders: Consensus on new nomenclature and classification. BMC Medicine 2012, 10:13

[7]　Mansueto P, Seidita A, D'Alcamo A, Carroccio A. Non-celiac gluten sensitivity: Literature review. Journal of the American College of Nutrition 2014, 33(1), 39-54

第**11**章 每天摄入健康的（不饱和）脂肪来源——鳄梨、煮鸡蛋、沙丁鱼、橄榄油、酥油、椰子油、鱼油、坚果

首先，让我们简单了解一下膳食脂肪。最初我提到"每天吃健康的饱和脂肪"，但我发现这种说法可能会误导和令人困惑。因此，我现在想更清楚地阐述。脂肪分为两种主要类型：饱和脂肪和不饱和脂肪。饱和脂肪意味着碳原子链上的氢原子完全饱和，而不饱和脂肪则意味着碳原子链上存在未完全饱和的部分，形成不饱和脂肪。目前来说，最糟糕的脂肪类型是反式脂肪，它是一种经过氢化化学过程而产生的结果。这个过程最初是为了将健康的油转变为固体以防止变质。

因此，"部分氢化"脂肪出现在各种食品中，被广泛用于快餐炸薯条等多种食品中。麦当劳终于不再使用反式脂肪来炸制他们的薯条了。摄入含有反式脂肪的食物会导致体内慢性炎症状态，增加心脏病、低密度脂蛋白（LDL）水平升高、高密度脂蛋白（HDL）水平降低、甘油三酯水平升高、糖尿病、胰岛素抵抗和卒中风险。这是反式脂肪可能引发的一些不良后果的简短列表。因此，总的来说，您需要仔细阅读标签，有效地避免摄入所有的反式脂肪。这些信息通常会在标签上列出，有时也会标注为部分氢化油。接下来是饱和脂肪，主要来源于红肉、家禽和全脂乳制品（如黄油和奶酪）。对于饱和脂肪，人们有着强烈的感觉，但这并非基于数据，因此我建议先阅读一些关于"原始人饮食法"真正含义的书籍。我推荐了两本书，Robb Wolfzz 的 *The Paleo Solution* 和 Nina Teicholz 的 *The Big Fat Surprise*[1, 2]，它们提供了有关红肉在我们祖先历史中的作用和现代健康的重要信息 [3-8]。这有助于更好地理解饮食中饱和脂肪的重要性，它不仅对健康有益，也是健康生活方式中不可或缺的一部分。

在我们的饮食中，最健康的脂肪是单不饱和脂肪、多不饱和脂肪和 ω-3

脂肪酸。含有单不饱和脂肪酸或多不饱和脂肪酸的油在室温下呈液体状态，比如橄榄油、椰子油和鳄梨油，它们是烹饪和食用的最佳选择[9-14]。我不推荐使用其他食用油，如花生油和菜籽油。而鳄梨则是健康饱和脂肪的最佳来源，单个整个鳄梨含有约 22 ~ 25 克脂肪，其中主要是单不饱和脂肪。我非常喜欢鳄梨，无论如何都会选择它，但新鲜切片的整个鳄梨是最简单、最好的食用方式。鳄梨酱和搭配生芹菜、西兰花或胡萝卜条作为晚餐或非常健康的零食都是不错的选择。鳄梨因其多种理由被认为是"超级食品"，它拥有强大的抗氧化、抗炎和抗癌特性，并提供了接近日常纤维需求的一半。

在我名单上排第二的是煮熟的鸡蛋。一个鸡蛋含约 5 克脂肪，其中只有 1 克是饱和脂肪。各种形式的鸡蛋是人类可以摄入的最有营养的食物之一。典型的鸡蛋是人体营养的主要来源，富含 ω-3 脂肪酸、维生素 D、维生素 E、维生素 K、维生素 A、维生素 B（维生素 B_5、维生素 B_{12}、维生素 B_2）、β- 胡萝卜素、叶酸、硒、磷、胆固醇和健康的饱和脂肪。鸡蛋摄入可增加高密度脂蛋白，同时提供充足的必需胆碱，这是构建细胞膜所必需的。鸡蛋还有助于降低心脏病风险，尽管一些所谓的专家和主流媒体一直在推动一些误解和神话。当人们食用牧场饲养或富含 ω-3 脂肪酸的鸡蛋时，可以降低甘油三酯水平。不同的养鸡方式可能会让许多人感到困惑：

- 牧场饲养：鸡在牧场里自由活动，吃植物、昆虫和可能的某种商业饲料。
- 自由放养：母鸡有选择外出的自由，但不一定会这样做。
- 有机鸡蛋：鸡没有经过激素处理，吃有机饲料。
- 传统鸡蛋：母鸡被关在笼子或拥挤的大围栏里，吃含有多种维生素和矿物质的谷物。
- 富含 ω-3 脂肪酸的鸡蛋。
- 上述养鸡方式的组合，再加上"非笼养"，不管这意味着什么。

再次考虑鸡在自然环境中的饮食，它们在牧场或田野中采食各类小动物、植物和野生种子，绝不包含谷物或糖。鸡的饮食至关重要，如果它们能真正享受"牧场饲养"，自由采食野外食物，那么它们所产的鸡蛋质量便是最优的。传统方式饲养的鸡则相当令人沮丧，大多数都被困在笼子里，缺乏足够的活动空间和产蛋环境。这种方式可谓虐待动物，难以想象动物遭受这样的对待。一项研究对比了笼养和牧场饲养鸡蛋的营养成分，发现牧场饲养鸡蛋富含维生素 E、维生素 A、β- 胡萝卜素和 ω-3 脂肪酸，而胆固醇和饱和脂肪含量较低 [15]。类似研究结果支持富含 ω-3 脂肪酸的鸡蛋可能是第二好的选择，其次是有机、散养或自由放养鸡蛋。而最不健康的则是传统方式下产出的鸡蛋。

消除有关鸡蛋"有害"的说法至关重要。这些都是错误信息和假新闻。鸡蛋中胆固醇含量高，约为 200 ~ 250 毫克。大多数人的血液总胆固醇水平或低密度脂蛋白水平并未因食用鸡蛋而增加，因为身体能平衡肝脏产生的胆固醇量。应该摒弃只吃蛋清的观念，整个鸡蛋和蛋黄同样重要。培根与鸡蛋搭配是完美的营养来源，同时消除了硝酸盐和亚硝酸盐对健康有害的误解 [16]。鸡蛋富含对身体有益的物质，尤其是蛋黄保存了其中的精华。个人喜好星期天煮一批鸡蛋，用于全周饮食，有时单独食用或搭配沙拉。鸡蛋对身体和大脑都有很多好处，你绝对应该吃掉整个煮熟的鸡蛋，因为蛋黄是主要含有好东西的部分。我喜欢在周日煮 12 ~ 14 个鸡蛋，然后整个星期慢慢吃。我通常会切 4 ~ 5 个鸡蛋，放在当天做的沙拉上面。在工作日，有时我下班回家后，就会直接吃 2 ~ 3 个煮熟的鸡蛋，要不要搭配沙拉都可以。Ken Berry 医生在 *Lies my doctor told me* 一书的第五章探讨了胆固醇是否真的是你的健康的敌人，这一问题 [16]。他说："我从来没为我吃的食物中的胆固醇担心过。我吃的东西和我的祖先几千年前吃的一样，其他的就交给我的身体去调节。尽管我的饮食富含胆固醇，但我的胆固醇水平一直在正常范围内。"这种观点得到了许多人的支持，因为关于饱和脂肪和胆固醇的理论基础实际上源自早期观察性临床试验，如 20 世纪 50 年代初的 Keys 的研究，这些研究遗漏了大量数据，导致了不准确的结论。现在更多地关注其他可能的罪魁祸首，比如糖和非营养来源的碳水化合物。

公平地说，Pett 等人发表的一份白皮书是对 Ancel Keys 领导的七国研究的回应，逐一反驳了 Keys 的批评 [17]。这份白皮书提供了一种循证医学的回应，为该研究提供了不同的观点，经常被修正主义历史学家描述为改变了研究结果。然而，Ancel Keys 于 1961 年登上 *TIME* 杂志封面，并描述了膳食脂肪摄入与高血胆固醇水平之间的"已证实联系"，据此认为会导致心脏病和冠状动脉疾病的发病率增加。

这门科学的历史植根于历史上错误、偏见和不符合伦理的数据操作，这种操作在观察性临床试验中可以追溯到 20 世纪 50 年代初，以 Keys 的研究为代表（通常被称为 7 国研究）。他没有将试验中的所有 22 个国家数据整合在一起，而只是包含了 7 个国家的数据，这些国家的数据最能支持他预先决定的结论：食用脂肪和胆固醇（如在鸡蛋中发现的）与心脏病发作风险增加有关。他完全忽略了其他国家的数据，因为当所有数据一起考虑时，这些相关性会大大减弱。

尽管这是一种简陋的科学，但自那时以来，高脂肪、高胆固醇的饮食一直受到诋毁。接着，我们的政府建议采用低脂肪、低胆固醇的饮食，但此举导致了高碳水化合物和高糖加盐的饮食风潮。随后，我们意识到这种方法对美国人口的危害，引发了儿童和成人肥胖、糖尿病、高血压和代谢综合征的流行。如今，许多同行评审的文章将注意力转移到当前"标准美国饮食"的危害，而不是脂肪和胆固醇摄入与心脏病发展之间的可疑联系和因果关系[18, 19]。

坚果是蛋白质和健康脂肪的主要来源，一杯典型的坚果含有约 45~50 克总脂肪。核桃是富含 ω-3 脂肪酸如 α-亚油酸的重要来源。然而，对于坚果（如杏仁、核桃、澳洲坚果和开心果），需小心过量摄取，因其容易导致碳水化合物摄入超标。坚果和种子黄油口感出色，还有切碎的苹果，尤其是青苹果，是不错的选择。有机纯净的杏仁黄油是个不错的替代品，但不推荐多籽黄油或葵花籽黄油。避免花生酱或番茄酱！要注意，坚果的质量也很关键，因为很多坚果是用花生油制作的。个人在超市看到装腰果的标签上写着"在花生油中烘焙"时颇感困惑，因此建议选择未经烘焙的有机坚果。其他一些坚果也是以未经油炸、有机原生形式销售。仔细阅读食品标签非常重要，这需要个人理解，因为这并非他人错误，而是自己的责任。

橄榄无论是黑色还是绿色，都是健康生活方式的绝佳补充。它们是美味沙拉的常见成分，我通常在周日制作，一周内慢慢享用。一杯橄榄含有约 15~20 克单不饱和脂肪和多种植物营养素，对身体有抗癌、抗炎作用。我特别喜欢装满大蒜和辣椒的有机橄榄。油性鱼类对健康有益，最好的来源是野生捕捞的三文鱼，其次是沙丁鱼和金枪鱼。烤三文鱼是健康美味的食物，可以成为日常饮食的主角。

每克黑巧克力含有约 0.3 克脂肪，其中约 0.14~0.17 克饱和脂肪。其丰富的营养、纤维和强大的抗氧化剂对身体有益。注意，黑巧克力的定义是含有至少 70% 或更多可可成分。除此之外，有机奇亚籽也是很不错的选择，尽管含有较多的凝集素。这些小小的种子富含营养，仅 28 克奇亚籽（约 2 汤匙）含有约 9 克脂肪，其中包括多不饱和 ω-3 脂肪酸和单不饱和脂肪酸。

生鱼片类产品（如寿司用金枪鱼）也很好，但要注意其中的米饭含有的碳水化合物。若食用过量可能摄入过多汞，这并不利于健康，因此我会控制金枪鱼或鲑鱼每周最多 1~2 次。油性鱼类或鱼油补充剂的益处在于其富含的 ω-3 脂肪酸[20]。

参考文献

[1] The Paleo Solution: The Original Human Diet, by Robb Wolf

[2] The Big Fat Surprise: Why butter, meat and cheese belong in a healthy diet, by Nina Teicholz

[3] Zhong VW, Van Horn L, Greenland P, Carnethon MR, Ning H, Wilkins JT, Lloyd-Jones DM, Allen NB. Associations of processed meat, unprocessed red meat, poultry, or fish intake with incident cardiovascular disease and all-cause mortality. JAMA Intern Med. 2020; 180(4): 503-512

[4] Sun Y, Liu B, Snetselaar LG, Wallace RB, Shadyab AH, Kroenke CH, Haring B, Howard BV, Shikany JM, Valdiviezo C, Bao W. Association of major dietary protein sources with all-cause and cause-specific mortality: Prospective cohort study. J Am Heart Assoc. 2021; 10: e015553

[5] Cai J, Chen Z, Wu W, Lin Q, Liang Y. High animal protein diet and gut microbiota in human health. Critical Reviews in Food Science and Nutrition. https://doi.org/10.1080 /10408398.2021.1898336

[6] Papier K, Fensom GK, Knuppel A, Appleby PN, Tong TYN, Schmidt JA, Travis

RC, Key TJ, Perez-Cornago A. Meat consumption and risk of 25 common conditions: Outcome-wide analyses in 475,000 men and women in the UK Biobank study. BMC Medicine, 2021; 19:53

[7]　Zeraatkar D, Han MA, Guyatt GH Vernooij RWM, El Dib R, Cheung K, Milio K, Zworth M, Bartoszko JJ, Valli C, Rabassa M, Lee Y, Zajac J, Prokop-Dorner A, Lo C, Bala MM, Alonso-Coello P, Hanna SE, Johnston BC. Red and processed meat consumption and risk for allcause mortality and cardiometabolic outcomes: A systematic review and meta-analysis of cohort studies [and 4 other studies in the same issue] Ann Intern Med. 2019 Nov 19; 171(10)703-710, 711-720, 721-731, 732-741, 742-755, 756-764

[8]　Rita Rubin MA. Backlash over meat dietary recommendations raises questions about corporate ties to nutrition scientists. JAMA. Published online January 15th, 2020

[9]　Gaforio JJ, Visioli F, Alarcon-de-la-Lastra C et al. Virgin olive oil and health: Summary of the Ⅲ International Conference on virgin olive oil and health consensus report, JAEN [Spain], 2018. Nutrients 2019, 11,2039; doi: 10.3390/nu11092039

[10]　Marrano N, Spagnuolo R, Biondi G et al. Effects of extra virgin olive oil polyphenols on beta-cell function and survival. Plants 2021, 10, 286. https://doi.org/10.3390/plants10020286

[11]　Hidalgo-Mora JJ, Cortes-Sierra L, Garcia-Perz MA et al. Diet to reduce the metabolic syndrome associated with menopause. The logic for olive oil. Nutrients 2020, 12, 3184; doi: 10.3390/nu12103184

[12]　Ventriglio A, Sancassiani F, Contu MP et al. Mediterranean diet and its benefits on health and mental health: A literature review. Clinical Practice & Epidemiology in Mental Health. 2020, 16[supp-1, M11], 156-164, doi: 10.2174/1745017902016010156

[13]　Millman JF, Okamoto S, Teruya T et al. Extra-virgin olive oil and the gut-brain axis: Influence on gut microbiota, mucosal immunity, and cardiometabolic and cognitive health. Nutrition Reviews, 2021, doi: 10.1093/nutrit/nuaa148, 1-13

[14]　Estruch R, Ros E, salas-Salvado J et al. Primary prevention of cardiovascular disease with a Mediterranean diet supplemented with extra-virgin olive oil or nuts. NEJM, 2018, 378: 25e34[1-13]

[15] Karsten HD, Patterson PH, Stout R, Crew C. Vitamins A, E and fatty acid composition of the eggs of caged hens and pastured hens. Renewable Agriculture and Food Systems [Cambridge University Press], published online 12January2010

[16] Lies my doctor told me: Medical Myths That Can Harm Your Health, by Ken Berry, MD

[17] Pett KD, Kahn J, Willett WC, Katz DL. Ancel Keys and the seven countries study: An evidence-based response to revisionist histories. August 1st, 2017

[18] Astrup A, Magkos F, Bier DM, Brenna T, deOliveira Otto MC, Hill JO, King JC, Mente A, Ordovas JM, Volek JS, Yusuf S, Krauss RM. Saturated fats and health: A reassessment and proposal for food-based recommendations. Journal of the American College of Cardiology, State-of-the-art Review. 76[7], 2020

[19] deSouza RJ, Mente A, Maroleanu A, Cozma AI, Ha V, Kishibe T, Uleryk E, Budylowski P, Schunemann H, Beyene J, Anand SS. Intake of saturated and trans unsaturated fatty acids and risk of all-cause mortality, cardiovascular disease, and type 2 diabetes: Systemic review and meta-analysis of observational studies. BMJ 2015; 351:h3978

[20] Wang C, Harris WS, Chung M, Lichtenstein AH, Balk EM, Kupelnick B, Jordan HS, lau J. Omega-3 fatty acids from fish or fish oil supplements, but not alpha-linoleic acid, benefit cardiovascular disease outcomes in primary and secondary prevention studies: A systematic review. Am J Clin Nutr 2006: 84: 5-17

第**12**章 限制所有类型的豆类（豆科植物）的摄入量至不常食用（如果正确烹饪），或者完全不食用；不要吃花生/花生酱（花生属于豆科植物，不是坚果）

豆类通常指的是菜豆、豌豆、扁豆或花生，它们被认为是健康纤维和蛋白质的优质来源，也是植物蛋白的主要来源之一。虽然它们价格低廉且易于获得，例如，一杯煮熟的扁豆提供约 230 卡路里、40 克碳水化合物、18 克蛋白质、16 克纤维以及丰富的维生素 B 和矿物质。豆类在穿过肠道时未被消化，直到到达结肠，这里它们为肠道内的有益和有害细菌提供食物。尽管豆类有一些营养益处，但不建议定期食用，因为它们对身体的负面影响也很大。除了需要大量时间和精力来安全食用的豆类外，还有更好、更易获得的健康纤维和蛋白质来源。

豆类清单包括芸豆、花生、平托豆、大豆、红豆、黑豆、扁豆、蚕豆、辣椒豆、利马豆、黑豇豆和黄油豆。生豆类或稍微煮熟的豆类含有植酸酶或植酸，这是一种抗氧化剂，存在于所有可食用植物种子中，包括豆类。植酸酶显著降低同一餐中锌、钙和铁等矿物质的吸收，这可能导致依赖豆类饮食的人体出现全身性缺乏。特别值得注意的是，这对于不食用肉类的人群，如素食主义者或纯素食主义者来说尤为重要。此外，凝集素是一类蛋白质，可能占豆类总蛋白质含量的 15%[1-4]。凝集素难以消化，可能导致肠道内膜炎和"肠道渗漏"。豆类还可能含有其他不健康物质，如植物雌激素（特别是大豆中的）和皂苷，这些物质也可能引发"肠道渗漏"和肠道炎症。

食用豆类的其他不良副作用包括胀气和腹部肿胀。红黑芸豆中含有一种名为植物血凝素的凝集素，这种凝集素对人体毒性很大，尤其是在芸豆未经适当烹饪或制备的情况下。为了降低凝集素和植物血凝素的含量，若确实无法剔除豆类或红芸豆，建议将其浸泡在水中过夜，然后以100℃煮20~30分钟。大多数豆类还含有蛋白酶抑制剂，这可能干扰身体对蛋白质的吸收。随着时间的推移，这可能导致肠道酶水平升高，进而引发微肠漏，并逐渐发展成为慢性病[1-4]。

因此，尽管豆类富含蛋白质和其他营养物质，但我认为慢性肠道免疫抑制和炎症的风险超过了定期食用豆类对健康的益处。虽然我曾经喜欢花生酱，但我意识到这些食物可能对健康有害。改变生活方式并放弃某些喜欢的食物可能会有困难，但也许会有更健康的选择。你是唯一能够作出这些决定的人。其他豆类，如芸豆、大豆、扁豆等，也有可能引起上述情况，尽管它们含有丰富的蛋白质和其他营养素。在我的观点中，慢性肠道免疫抑制和炎症的风险超过了定期食用豆类对健康的益处。

花生不同于木本坚果，而是被归类为一种豆类，与扁豆和豌豆有着相似性。豆类富含植酸，这种成分会干扰食物中重要成分的吸收过程，还含有大量凝集素，可能对肠道造成严重伤害，引发微肠漏和慢性肠道炎症。

花生的主要问题在于生长在土壤中，并容易被霉菌污染，产生黄曲霉毒素。这种真菌并非花生本身的组成部分，而是在外壳上生长，最常见的两种形式为黄曲霉和寄生曲霉。黄曲霉毒素广泛存在于花生、玉米、牛奶、核桃、巴西坚果、山核桃、开心果、杏仁、谷物、大豆和无花果等食物中，尤其是在温暖潮湿的气候中生长的地区。

美国农业部建议黄曲霉毒素水平低于20ppb（十亿分之一），但对不同作物中毒素含量的监测存在差异。长期摄入黄曲霉毒素会对人体最大的免疫器官——肠道造成慢性炎症，为自身免疫疾病和癌症（尤其是肝癌）的发展创造基础[5]。

尽管大多数坚果富含健康的脂肪、蛋白质、抗氧化剂和纤维，但要注意，你摄入了少量无毒的黄曲霉毒素，可能会在体内逐渐积累。建议适量食用你喜爱的坚果，选择生的、有机的品种，以免摄入过量，适度是保持健康生活中的关键。

参考文献

[1] It Starts with Food. By Dallas & Melissa Hartwig

[2] Grain Brain. By David Perlmutter, MD

[3] Wheat Belly. By William Davis, MD

[4] The Plant Paradox. By Steven Gundry, MD

[5] Magnussen A, Parsi MA. Aflatoxins, hepatocellular carcinoma and public health. World J Gastroenterol 2013: 19(10): 1508-1512

第13章 每周摄入益生元、益生菌，并搭配多种维生素，包括复合维生素B、维生素C、维生素D、维生素E、维生素K，以及其他补充品（详见有关维生素和补充剂的附录）

在益生元和益生菌之间存在许多所谓的"争议"，首先需要澄清两者的区别。益生元可被视为肠道微生物组的营养源，这个研究领域相对较新，我们的肠道微生物组在营养和整体健康方面都显得极为重要。肠道微生物组不仅与我们的免疫治疗有关，也对我们的饮食选择和大脑功能产生影响。

我们已经确认肥胖者的肠道微生物组缺乏多样性，其中含有不健康的微生物或"坏细菌"，可能引发慢性肠道炎症、肠道渗漏和"好"细菌的排斥。相反，生活方式较为健康的个体，如有机食品的消费者，其微生物组更加多样化，免疫系统更为强大，肠道中更少的炎症和"好"细菌不被清除[1, 2]。

益生元首次引入医学文献是在1995年，由 Glenn Gibson 和 Marcel Roberfroid 提出[3]。在这篇具有里程碑意义的文章中，他们将益生元定义为"一种不容易被消化的食物成分，通过选择性刺激结肠中某些或特定数量的细菌生长和 / 或活性，对宿主产生有益影响，从而改善宿主健康"。益生元需要满足一定标准，比如：

- 能够抵抗胃中的酸性 pH。
- 不受哺乳动物酶的分解。
- 不被人体肠道吸收。
- 能够被肠道微生物发酵。
- 通过选择性刺激肠道微生物群的生长或活性，以改善宿主的健康。

益生元有多种类型，主要是低聚糖碳水化合物，属于碳水化合物亚群，而这些成分不会被人类肠道吸收[4]。一些常见的益生元饮食包括仙人掌、菊粉、木虱壳、菊苣根、洋葱、菊芋、芦笋、甜菜和其他一些海藻，可以将其简单视为"肠道细菌的功能性食物"。它对几乎每个人体主要器官系统都有大量的下游健康益处[4, 5]，如提高认知能力、预防痴呆症、改善情绪、增强免疫反应，并保护胃肠道系统。

关键问题在于如何将"有益"的细菌转化为我们自身的微生物组。调整生活方式并不困难，这样做有望培养更多样、更健康的微生物组，让我们享有长寿和幸福的生活。除了大量食用有机种植的绿叶蔬菜和多彩蔬菜外，推荐的生活方式还包括摄入益生元和益生菌。

对于益生元，建议使用菊粉（有机）或阿拉伯胶粉末（有机）混合有机绿色粉末（除凝集素含量高的外）。还有一种由菊粉、阿拉伯树胶和木虱壳组成的有机"三纤维"复合粉末，可溶于水，为肠道细菌提供"营养"。在这些饮品中加入一些新鲜柠檬会让它们更加可口（参见附录中 Riker 的绿色饮料）。

最近，国际益生菌和益生元科学协会发表了一份关于发酵食品的共识声明[6]，指出发酵食品对人类食用非常安全，可能对我们的免疫系统和肠道微生物组的健康产生显著的益处。益生菌市场上有多种高质量产品，每粒含有 10 亿~20 亿个生物体，提供活细菌，尤其是有益细菌。每天（甚至每隔一天）摄入一片即可，可添加到其他维生素或补充剂中。最近的一篇综述强调了益生菌在优化整体健康方面的重要作用，将其描述为"当给予足够的量时，对宿主健康产生有益影响的活微生物"[7]。益生元与益生菌的结合形成共生体，对宿主健康有着显著的益处。

在癌症治疗方面，最新的研究显示肠道微生物组对癌症、免疫力以及癌症免疫疗法至关重要[3-6]。这些研究突出了肠道微生物组与宿主免疫系统之间相互作用的重要性，尤其是在接受免疫检查点抑制剂治疗的患者中。PD-1抑制剂是一类新型免疫疗法，目前市场上有几种获得美国食品药品管理局批准的 PD-1 抑制剂，可治疗多种癌症。这些药物的作用机制在于增强患者自身免疫系统的活性，从而使其能更有效地对抗和杀死体内的肿瘤细胞。

最近的研究指出，癌症患者如果存在某些"坏细菌"，对免疫治疗可能不会产生反应；相反，如果患者有某些"好细菌"的移植，则对相同治疗可能会有反应。因此，粪便微生物组转移（FMT）开始被应用于一些患有癌症等特定健康状况的人群[8-12]。

维生素和补充剂领域存在着大量数据，有关它们在人类中价值的数据广泛而矛盾。但对维生素和补充剂采取常识性的方法可以极大地促进我们整体健康的调整，即便是微小的改变也可能转化为明显的身体感受。Dave Asprey 作为生物黑客先驱，提供了一些经过充分研究的维生素和补充剂指南和方法[13]。他强调避免摄入高 ω-6 脂肪的食物（对身体有害），例如某些木本坚果和豆类。他推荐每天摄入的维生素包括：

- 维生素 D_3：每天 5 000 国际单位。
- 维生素 A：每天 5 000 ~ 10 000 国际单位，作为预先形成的视黄醇（不是 β- 胡萝卜素）。
- 维生素 K：每天 2 000 微克（K_1 1 000 微克，K_2 1 000 微克）。
- 维生素 E：每天 15 毫克。

他还提到其他草药、香料能量补充剂（如辅酶 Q10）、矿物质、氨基酸和肽，以及益生素和益生菌。

我建议你在开始服用一系列维生素和补充剂之前，先尝试一种，观察它对你的身体和整体健康的影响。将这些药物混合在一起，每天或每隔一天服用，周末休息不服用任何维生素和补充剂，以便更好地倾听身体的需求。其他需要考虑的维生素和补充剂包括：

- 超级 C 复合物：维生素 C：每天 1 000 毫克；生物类黄酮复合物：每天 500 毫克。
- 夏威夷螺旋藻：每天 1 ~ 2 片，或每隔一天。
- （来自南极的）磷虾油：每天 1 000 毫克，或每隔一天。
- 全身草药复合物（9 种草药合一片）：每天或每隔一天服用 1 ~ 2 片。
- 蘑菇 7 混合物：7 种有机蘑菇的混合物：每天或每隔一天 1 ~ 2 片。
- 绿茶：最好每天饮用，可作为热茶或补充剂。

总之，补充维生素和矿物质的作用存在争议。有些研究表明，这些补充物对于预防某些癌症并无实际效果，有时甚至可能会增加癌症的风险[14]。饮食对于癌症的发展起着重要作用，而癌症的发展并非由于缺乏膳食纤维、过多摄入脂肪或维生素缺乏引起[14]。

参考文献

[1] Mills S, Stanton C, Lane JA, Smith GJ, Ross RP. Precision nutrition and the microbiome, part I: Current state of the science. Nutrients 2019, 11, 923

[2] Mills S, Lane JA, Smith GJ, Grimaldi KA, Ross RP, Stanton C. Precision nutrition and the microbiome, part Ⅱ: Potential opportunities and pathways to commercialization. Nutrients 2019, 11, 1468

[3] Glenn G, Roberfroid M. Dietary modulation of the human colonic microbiota: Introducing the concept of prebiotics. J. Nutr. 1995, 125, 1401-1412

[4] Davani-Davari D, Negahdaripour M, Karimzadeh I et al. Prebiotics: Definition, types, sources, mechanisms and clinical applications. Foods 2019, 8, 92: doi: 10.3390/ foods8030092

[5] Roberfroid MB. Functional Foods: Concepts and application to inulin and oligofructose. British Journal of Nutrition, 2002, 87, S2, S139-143

[6] Marco ML, Sanders ME, Ganzle M et al. The International Scientific Association for Probiotics and Prebiotics [ISAPP] consensus statement on fermented foods. Nature Reviews, Gastroenterology & Hepatology, March 2021[18], 196-207.

[7] Zawistowska-Rojek A, Tyski S. How to improve health with biological agents-Narrative Review. Nutrients 2022, 14, 1700, doi.org/10.3390/nu14091700

[8] Gopalakrishnan V, Helmink BA, Spencer CN, Reuben A, Wargo JA. The influence of the gut microbiome on cancer, immunity, and cancer immunotherapy. Cancer Cell 33, April 9, 2018, 570-580

[9] Yi M, Yu S, Qin S, Liu Q, Xu H, Zhao W, Chu Q, Wu K. Gut microbiome modulates efficacy of immune checkpoint inhibitors. Journal of Hematology % Oncology 2018; 11:47

[10] Wang Y, Ma R, Liu F, Lee SA, Zhang L. Modulation of gut microbiota: A novel

paradigm of enhancing the efficacy of PD-1, PD-1L blockade therapy. Frontiers in Immunology 2018, Vol. 9, Article 374

[11] Routy B, Le Chatelier E, Derosa L et al. Gut microbiome influences efficacy of PD-1-based immunotherapy against epithelial tumors. Science 2018, 359, 91-97

[12] Garrett WS. Cancer and the microbiota. Science 3 April 2015, 348, 6230, 80-87

[13] Dave Asprey. Smarter Not Harder: The biohacker's guide to getting the body and mind you want. 2023

[14] Jason Fung. The Cancer Code. 2020

第**14**章 尽可能进行运动（步行、跑步、骑自行车、游泳，无论何种方式）；工作时间不计入其中；每周/周末只需进行几次

这里说得含糊其词，毫无目的。但是，将一定形式的有规律锻炼纳入 Riker 养生是至关重要的。在这本书的第二部分，我引入了一位"健身大师"，他就是我的同事兼朋友 Jody Raymond。Jody 拥有丰富的经验和专业知识，提供了一系列出色的核心、拉伸和强化运动，这些运动不仅局限于基础的跑步、步行或骑自行车。他的养生法全面而简单易行，无论你身在何处都能适用。作为伸展运动和核心运动的专家，我强烈推荐你尽可能多地将他的运动纳入 Riker 养生中。

但重点在于，你实际做什么样的锻炼并不是那么重要，而是最好选择你真正喜欢的活动，这样你才能保持持续锻炼。如果你不喜欢跑步，可以尝试骑自行车。去游泳池游几圈，或者在健身房做一些举重和核心训练。如果你更愿意，在家里练习瑜伽、普拉提或其他形式的运动。重要的是，每周至少做 3 次锻炼，希望这些运动能让你的心率加快，进行一些有氧活动。

我们应该摒弃年轻时的一些陈旧观念，比如周五晚上狂吃一顿或者喝太多酒后，之后就指望通过减少额外的卡路里和碳水化合物来弥补。并不是真的要在周末不合逻辑地在健身房操练（你经历过多少次这样的自我辩解）。我认识到，Riker 养生中 90% 以上是关于你的生活方式选择，特别是你的饮食，而只有 5%~10% 是关于你选择的运动类型。

找到你真正喜欢的活动很重要，无论是瑜伽、普拉提、早晨散步还是下班后的跑步。这些活动都对身体有益，可以保持肌肉力量，提高基础代谢率，使你成为一个持续燃烧脂肪的机器。锻炼和健康的生活方式是相辅相成的，无法分割。它们共同改善长寿和整体健康。比如，我现在跑步并不是为

了长距离或时间，而是纯粹因为享受跑步的感觉，特别是在这之后的感觉。这或许与释放内啡肽有关，但我觉得这并不是全部，在锻炼后的那种轻松感对我很重要。进行不同部位的核心运动也能提高基础代谢率，持续数小时。

我希望你能够选择自己何时锻炼，做什么样的运动以及坚持多久。没有硬性标准，与你所学到的相反，我不希望你每周锻炼超过 3 次。没错，不超过每周 3 次，包括周末。所以，当你一天的辛苦工作结束后回到家，不要因为放松而感到内疚。我向你保证，如果你能放松一下，早于下午 6 点吃晚餐，早于晚上 9 点睡觉，获得 7～8 小时的高质量睡眠，你的身体会更加感激你。不必责备自己或感到内疚（就像我们过去经常做的那样），只要出去，做你喜欢的事情，倾听你的身体在告诉你需要什么。它确实有效……请你翻阅本书第二部分，这部分由真正的健身专家 Jody 所撰写。

第15章 不喝牛奶、奶酪或冰淇淋（牛奶是给小牛喝的，不是给人类小孩喝的；奶酪也是来自牛）

虽然我们长期以来被灌输需要牛奶来获得钙质强健骨骼、蛋白质锻炼肌肉的观念，但牛奶的宣传广告已经深深影响了我们。这些广告被视为最成功的商业广告系列之一，与百事可乐、可口可乐和麦当劳齐名。然而，除了那些令人印象深刻的广告形象外，牛奶也存在一些问题，这些问题几十年来一直被知悉。

母乳是由女性乳腺产生，专门用于滋养人类婴儿。它是婴儿成长所需的完美食品，提供初乳中的重要免疫成分。然而，值得注意的是，这是人类婴儿，而不是奶牛婴儿。因此，对于新生奶牛而言，成年母奶牛生产的牛奶也同样有着重要的营养价值。换成奶牛牛奶作为母乳替代物的逻辑并不清晰，因为注入这种外来物质时会引入多种新的蛋白质和其他成分。实际上，人类（智人）是地球上唯一有意摄入其他物种（主要是奶牛、山羊和绵羊奶）乳类的物种。

许多成年人在饮用牛奶、进食冰激凌或芝士后会立即感受到胃肠不适。这是因为成年人缺乏乳糖酶，这种酶负责分解牛奶中的糖、乳糖。乳糖酶几乎存在于所有婴儿中，是分解和消化母乳的主要机制。然而，随着母乳喂养的结束，身体停止产生乳糖酶，通常在 2 岁左右。尽管 LCT 基因中存在一种罕见的基因突变形式，导致人终身对乳糖不耐受，但这是种相对罕见的遗传性疾病，最常见于芬兰。

成年人的 LCT 基因活性通常会降低，导致对任何形式的乳糖普遍不耐受，无论是来自牛、山羊还是绵羊。据全球范围内的数据，被认为对乳糖不耐受的成年人所占比例大约为 65%[1]。然而，这个比例在不同地区存在差异，东亚和非洲国家的乳糖不耐受率较高（70%～100%），而欧洲国家的较低（4%～20%）[2]。

乳制品（如牛奶和奶酪）存在多种危害，其中包括：

- 具有高度炎症性：主要是因为牛奶中的糖（乳糖）和蛋白质（酪蛋白和乳清）。
- 引发消化问题：包括腹胀、胀气、便秘和腹泻（由于成年人大多数缺乏乳糖酶）。
- 酪蛋白与面筋有相似分子结构，可能导致类似于慢性"肠道渗漏"的问题以及一种类似组胺的强效过敏原。
- 牛奶中含有多种物质，如基因工程牛生长激素 rBGH（多达 59 种活性激素）、50 多种抗生素和可测量数量的除草剂（如草甘膦）、杀虫剂和二噁英。
- 牛奶可能导致青少年和成人痤疮增加、湿疹和酒渣鼻恶化，可能是由于牛奶对胰岛素和受体 IGF-1 的影响。
- 牛奶中 IGF-1 水平较高，是促进肿瘤细胞增殖和生长的"启动子"。
- 增加骨质疏松和骨折的风险，特别是在女性中，多项研究显示，摄入动物蛋白和钙最多的国家骨折风险最高。
- 多项研究表明，牛奶消费与多种人类癌症风险增加相关，包括乳腺癌、结肠癌、卵巢癌等。

酪蛋白有两种形式，$\alpha_1\beta$ 酪蛋白和 $\alpha_2\beta$ 酪蛋白，它们仅有一个氨基酸不同。α_2 是牛奶、山羊奶和羊奶中酪蛋白的原始版本。几千年前的一次氨基酸突变导致 α_1 变体，这似乎是导致成年人对牛奶产生大部分反应的原因，补充了大多数成年人乳糖酶缺乏的空白。山羊和羊奶中不含 α_1 蛋白（某些加工过的牛奶去除了 α_1 蛋白），这使它们更易于耐受，但由于蛋白质链的结构相似，仍然没有完全解决这个问题。因此，山羊奶和羊奶仍然会导致与乳糖不耐受相同的胃肠道不适症状。

T. Colin Campbell 的 *The China Study* 中显示，牛奶中的酪蛋白（占牛奶蛋白的 80%～85%）是已知的最强致癌物之一。当摄入量超过 20 克/天时，会导致人类细胞（从正常到癌变细胞）的恶性转化[3]。该研究的另一个重要发现还表明，西方女性一生中暴露于雌激素的比例至少是中国农村女性的2.5～3倍。因此，存在充分证据表明，摄入高脂肪和高动物蛋白的典型西方饮食会增加女性患乳腺癌和子宫/子宫内膜癌的风险[3]。此外，牛奶消费与骨折发生率呈线性关系，消费量越高，骨折风险越高[3,4]。

其他研究表明，高消费任何形式的乳制品可能增加患前列腺癌、结直肠癌、子宫内膜癌、肝癌、卵巢癌和乳腺癌的风险[3-5]。Kim 等最近研究了 α-乳清蛋白（存在于所有乳制品）对前列腺癌细胞基因表达谱的影响[6]。他们发现，暴露于 α_1- 和 α_2- 乳清蛋白的前列腺癌细胞改变了与前列腺癌增生和生长相关的大量基因的基因表达，进一步强调了 α_1-α_2 乳清蛋白在前列腺癌中的致癌作用。2001 年的研究（哈佛评论）以及两项其他研究探讨了乳制品消费与前列腺癌之间的联系，结论是乳制品消费与前列腺癌发展之间存在着强烈的相关性[7-9]。近期的研究指出，在所有乳制品中发现的 α- 酶蛋白对前列腺癌细胞的基因表达谱产生了影响。这些研究强烈指出，牛奶摄入量较高的男性患前列腺癌的风险是摄入量较低者的 2 倍，转移性（和致命性）风险增加了 4 倍。

然而，需要注意的是，最近的文献已经对这种联系提出了质疑。Hess 等人以乳制品为案例进行了研究，探讨了饮食和炎症之间的关系[10]。但是，这项研究的完全透明应包括了"同行评审"研究的发起人，即国家乳制品委员会。因此，人们应该思考由生产和销售相同产品的行业所赞助的任何研究结果是否存在偏见和利己主义。这项研究对乳制品总摄入量和乳脂肪对人类全身炎症生物标志物的影响进行了随机对照试验的文献综述。

毫不奇怪，他们得出结论："虽然没有足够的证据推荐特定的乳制品作为'抗炎药'，但这篇综述中讨论的大量临床研究表明，乳制品不会增加慢性全身炎症生物标志物的浓度"。除了乳制品外，还有许多其他富含钙的食物，包括绿叶蔬菜、羽衣甘蓝、芥蓝、菠菜、无花果、西蓝花、橙子和葡萄柚、豆腐、杏仁奶（磨碎的杏仁）、豆奶（干大豆）、燕麦奶（从去壳的燕麦粒中提取）、大麻籽奶（大麻籽）、椰奶（成熟的椰子肉）及大米奶（碾碎的糙米）。

在美国，人均每年食用 5～7 千克的奶酪，它似乎于标准的美国饮食中无处不在。奶酪的制作过程相当简单，但这一切都始于从牛、绵羊或山羊身上收集乳汁。尽管我对奶酪的制作不甚了解，但通过观看了一些有关"奶酪是如何制造的"视频，我了解到制作一磅奶酪大约需要 4.5 千克的牛奶。接着，牛奶被"标准化"，添加更多脂肪、奶油和蛋白质，以制成一致的产品。然后对牛奶进行巴氏杀菌，以杀死其中的"大多数（如果不是全部）坏细菌"。不过，需要注意的是，在这个过程中，α_1 和 α_2 酪蛋白牛奶蛋白并未被杀死，而是保留在最终的奶酪产品中。

接下来，添加"发酵剂培养物"发酵牛奶，尤其是乳糖，将其转化为乳酸。再加入凝乳，这是一种在小牛、山羊和羊的胃中发现的物质，用于分解牛奶中的固体颗粒，形成固体块或奶酪中的凝固物。凝乳含有凝乳酶，使牛奶凝胶化，同时将凝乳（固体）与乳清分离。一旦凝乳开始凝结，就将其切成各种大小的块，以帮助去除大部分（而不是全部）剩余的乳清蛋白，从而进一步将凝乳与乳清分离。然后，添加盐并使奶酪老化一段时间。

奶酪，也被戏称为"乳制品裂纹"，令人上瘾，这是由于其中的酪蛋白牛奶蛋白。消化奶酪时，它会释放一种名为"酪蛋白酪氨酸肽"的物质，其分子结构与阿片类药物和吗啡相似！这些物质在大脑中与可卡因以及与快乐、奖励相关的多巴胺受体发挥作用。这又引发多巴胺的释放，这是一种与愉悦感和奖励感相关的神经递质。因此，你的身体渴望更多的多巴胺，就像对某些食物的渴望一样，它们都作用于相同的多巴胺受体。

奶酪中的高脂肪含量以及酪胺和苯乙胺也增加了上瘾性。Schulte 等人对 120 名本科生和 384 名参与者进行了研究，着重研究了高度加工食品（垃圾食品）中添加了脂肪和 / 或精制碳水化合物[11]。他们指出，添加了大量脂肪和 / 或精制碳水化合物（糖 / 白面粉）的高度加工食品（垃圾食品）最有可能与成瘾性饮食行为有关，尤其是对于高血糖指数的食物，比如奶酪。

简而言之，食物成瘾是真实存在的，戒断会引发焦虑、渴望、急性抑郁和攻击性行为。大量数据和证据详细说明了各种形式的乳制品对人类健康的危害，而没有足够的好处来证明其消费是合理的。因此，我不能推荐任何形式的乳制品，并建议你从饮食中完全排除乳制品（牛奶、奶酪、冰激凌、酸奶）。

参考文献

[1] Storhaug CL, Fosse SK, Fadnes LT. Country, regional and global estimates for lactose malabsorption in adults: A systematic review and meta-analysis, thelancet.com, Oct.1, 2017

[2] Worldpopulationreview.com

[3] The China Study. T. Colin Campbell, PhD, Thomas M. Campbell II, MD

[4] Willett WC, Ludwig DS. Milk and Health. NEJM 2020, 382;7, 644-654

[5] Melnik BC. Dairy consumption and hepatocellular carcinoma risk. Annals of Translational Medicine 2021; 9(8): 736

[6] Kim JY, Bang SI, Lee SD. Alpha-casein changes gene expression profiles and promotes tumorigenesis of prostate cancer cells. Nutr Cancer, 2020; 72[2]: 239-251

[7] Chan JM, Giovannucci EL. Dairy products, calcium, and vitamin D and risk of prostate cancer. Epidemiol Revs. 23 [2001]: 87-92

[8] Giovannucci E. Dietary influences of 1, 25[OH]$_2$ vitamin D in relation to prostate cancer: A hypothesis. Cancer Causes and Control, 9 [1998]: 567-582.

[9] Chan JM, Stampfer MJ, Ma J et al. Insulin-like growth factor-1 and IGF binding protein-3 as predictors of advanced stage prostate cancer. J Natl Cancer Inst 94 [2002]: 1099-1109

[10] Hess JM, Stephensen CB, Kratz M, Bolling BW. Exploring the links between diet and inflammation: Dairy foods as case studies. Adv Nutr 2021; 12:1S-13S; doi: https://doi.org/10.1093/advances/nmab108

[11] Schulte EM, Avena NM, Gearhardt AN. Which foods may be addictive? The roles of processing, fat content and glycemic load. PLOS ONE. doi: 10.1371 / journal. pone. 0117959, February 18th, 2015

第16章 建议每天下午喝一杯热绿茶，而不是午餐（如果你非常饥饿，可以吃一些坚果）

在多次访问中国后，我对高品质绿茶产生了浓厚兴趣。有各种茶可供选择，但我特别喜欢正宗、纯净、高质量的绿茶，包括龙井茶和几种白茶和黄茶。在中国，每个地区都有自己的特色茶。我喜欢的故事之一是关于皇帝的茶。虽然不确定它是否真实，但我愿意与愿意听的人分享！据说在古代，距离当地水井最近的茶叶（可能因茶叶含水量最高）是专门供皇帝享用的！只有皇帝能饮用这种茶，它采摘自茶叶的尖端，被精心加工，因为它是距水井最近的最佳茶叶。随着距离水井越来越远，这种茶被称为普通民众的茶，通常是整片叶子，含水量可能最低，因此比起距离水井最近的茶而言不够"优质"。

我喜欢茶叶的嫩芽，而不是整片叶子，如果放入太多干茶叶，味道会变得浓厚。龙井茶具有光滑、微妙的味道，饮用后带来惊人的健康感。我使用的是散茶叶，意味着没有茶包，只需取少量茶叶尖端，放入杯中，加入热水，静置几分钟，茶叶会慢慢沉淀。有时我也会食用茶叶。绿茶的健康益处令人惊讶，包括：

- 富含抗氧化剂，有助于预防癌症，特别是乳腺癌、前列腺癌和结肠癌。
- 富含多酚，有助于减轻全身炎症。
- 改善大脑功能，次于其中的 L- 茶氨酸和咖啡因。
- 有助于减肥，提高静息代谢率。
- 有助于预防神经退行性疾病，如帕金森综合征、阿尔茨海默病和早期痴呆症。
- 可能有助于预防 2 型糖尿病和 / 或代谢综合征。

- 可能降低卒中和心血管疾病的发病率。
- 降低压力水平，增强整体幸福感。
- 增强短期和长期记忆力。
- 每天至少喝 5 杯绿茶的人，死于各种原因、心脏病和卒中的风险更低。这些数据来自日本静冈县的老年人和大崎国民健康保险队列研究。

当谈到茶的种类时，我也要为有机的日本抹茶绿茶发声，它也充满了好处，我极力推荐。相较之下，我觉得一些高品质的抹茶绿茶口感比一些质量较低的中国绿茶更加顺滑。

但如果你并不喜欢热绿茶呢？那么，我建议购买一些有机的粉末状茶粉，用一茶匙这种绿色粉末和一些烟酸混合制成的冷绿色饮料（具体食谱见附录部分）。至少，你应该尝试每天给自己泡一杯热绿茶。通常我会在午餐时间享用，大约在中午，它给予一种宁静、放松的感觉，有助于下午和整体的满足感。

没错，你没看错，我在午餐时喝绿茶，而不是三明治或其他任何东西。曾经我习惯吃一片水果或把一把坚果搭配一杯热绿茶。最近，我将间歇性禁食融入了我的生活方式，因此，早上只喝咖啡，下午喝一杯热绿茶。一天结束后回家才享用一顿正餐。

第**17**章 你的长期目标是成为"脂肪燃烧者"而不是"糖燃烧者";早餐以脂肪为主,而不是碳水化合物,每天总碳水化合物摄入量保持在<25~50克/天(1个香蕉约25克,1个苹果约15克)

我尽量不要过度使用"生酮饮食"这个词,因为它几乎已经成为一种时尚,但却几乎是陈词滥调的时尚。它经常被大众过度使用,并且在很大程度上被误解。这一标签经常在没有任何正当理由的情况下被贴在随处可见的食品上,类似于过去"低脂肪、低胆固醇"的风尚。可以说,Riker 养生强调了维持低碳水化合物 / 低糖 / 高脂肪生活方式的有益之处。它是生酮饮食与原始人生活方式的结合,并在此基础上又添加了某种形式的定期间歇性禁食或热量限制。

有许多关于生酮生活方式的优秀书籍,然而,我特别推荐 Mark Sisson 的 *Primal Blueprint*,这几乎是一本必读的书[1]。它并不全是关于生酮饮食,而是讨论了一种获得最佳人类营养的创新方法,并得到了证据,个人经验和成功的生活方式改变的支持。他通过一些直观的图表,一方面突出了每天碳水化合物的总量,另一方面也突出了低碳水化合物(和高碳水化合物)生活方式对健康(和不健康)的影响。当然,这仍然是一个范围,毕竟每天摄入的碳水化合物并没有完美的数量。你可能第一天只能坚持做到一点点,但这真的不是什么大问题。继续前进,第二天会做得更好。不要坚持吃前一天晚上吃过的甜点,尤其不要为此感到内疚。你适应脂肪的身体能够很好地利用这些碳水化合物,而不是将它们储存为脂肪。*Primal Blueprint* 所倡导的食物金字塔是我几乎为所有人推荐的食物金字塔。

另一本关于生酮饮食/生活方式的优秀书籍是 Kristen Mancinelli 的 *The ketogenic diet: The scientifically proven approach to fast, healthy weight loss*[2]，这本书涵盖全面，又易于阅读。当我读到她去看她那没有受过教育的医生的故事时（引言，我的生酮饮食经历），我感觉这是令人悲伤的。她的医生告诉她，她需要像其他人一样吃东西来"增重"。生酮饮食实验这部分读起来很有趣，在接下来的 4 个月的生酮生活方式中，我发现自己想起了与生酮生活方式相关的想法和感受。

David Ludwig 最近的一篇文章描述了适应生酮饮食和生活方式的众多临床作用的益处[3]。在治疗肥胖和 2 型糖尿病方面，生酮饮食似乎比低脂饮食更有效。此外，还有额外的代谢益处，如预防癌症，提高癌症化疗和免疫治疗的耐受性，增加胰岛素敏感性，更好地控制血糖，最重要的是，变得"适应脂肪"。

记住，当你需要的时候，你储存的糖原将永远是你身体能量的第一来源。所以，如果你每天主要通过碳水化合物和糖来供给你的身体，你不仅制造了一个糖燃烧的恶性循环，而且一旦身体不能在你的肝脏和肌肉中储存更多的糖原，它就开始以脂肪的形式储存起来。一个典型的燃烧糖的人只会在每天的基础上利用他们储存的糖原，同时继续储存更多的糖原，而不是利用他们储存的脂肪作为能量来源。最终，这将造成超重人群产生与肥胖和不健康的生活方式相关的下游代谢和健康问题。

为了做比较，我们以一个典型的脂肪燃烧为例。你可以从人群中挑出一个脂肪燃烧者。看看你的周围，你很快就会发现，他不一定是最瘦的人，而是看起来最健康的人。通常他们会有一个发达、健美的体格。他们的皮肤会更为平滑光亮，通常没有粉刺。由于经常锻炼身体，他们的腿部肌肉也比较发达。他们会有一种平静的举止和整体的幸福感。你可能在公共场合见过这样的人，并且想知道他们做了什么才看起来这么健康。他很可能是你看到的一个燃烧脂肪的人。

与你"燃烧糖"的朋友相比，这种主要的好处是你的身体会逐渐稳定地适应利用脂肪储存作为主要能量来源。世界上到处都是"燃糖族"，他们主要通过高加工、高碳水化合物、高糖、低营养价值的食物来为自己提供能量。因此，你为你的身体提供了大量的碳水化合物和糖，这些碳水化合物和糖很快从你的血液中（通过胰岛素的分泌）被代谢，并以糖原和脂肪的形式储存在你的肌肉和肝脏中（参见如何以咖啡开始你的早晨，同时进行某种形式的间歇性禁食）。

Roberts 等的研究表明，生酮饮食可以延长成年小鼠的寿命[4]。喂食生酮饮食（89% 能量来自脂肪）的小鼠组显示，与对照组（65% 能量来自碳水化合物）和低碳水化合物饮食（70% 能量来自脂肪）相比，中位寿命增加了 13.6%。健康寿命也明显好于任何一组。令人感兴趣的是，只有生酮饮食组的小鼠在死亡时肿瘤发生率在统计学上有所下降。另一本值得完整阅读的优秀书籍是 Jimmy Moore 和 Eric Westman 的 *Keto Clarity*[5]。这本书很好地描述了 Jimmy Moore 的个人减肥之旅，以及他是如何通过实施生酮生活方式来逆转和消除许多慢性疾病的。在整本书中，Jimmy Moore 利用了一个由 22 名人类营养专家组成的小组，在题为"清晰时刻"的章节中，在讨论营养和生酮生活方式的各个主题时，给出了不同的智慧见解。这本书中有很多非常有价值的信息，普通人可以很容易地将其应用于生酮生活方式，从而彻底消除和逆转我们的许多流行性慢性健康问题，如 2 型糖尿病、肥胖、代谢综合征和神经退行性疾病等。

Amy Ramos 在提供生酮饮食和生活方式的 5 个简单步骤方面做得很好，包括逐步清空厨房里的"坏"食物，以及为生酮食谱创建"好"购物清单[6]。尝试过书中的几种食谱后，你会很快意识到这些食谱是多么健康美味，还有一个额外的好处，那就是它们是低碳水化合物、高脂肪的食谱，不含麸质，富含健康脂肪。我知道你在想什么：每天的碳水化合物摄入量很低！你是对的。

猜猜一根中等大小的香蕉里有多少碳水化合物？大约 20 ~ 25 克！现在，猜猜你每天需要多少碳水化合物？零。没错，你真的不需要，一整天只摄入一种碳水化合物。所以，如果你早上吃香蕉，你就已经达到了每天的碳水化合物摄入量。相反，早上先喝一杯黑咖啡（如果必需的话，可以添加有机可可脂和中链甘油三酯油粉）来增加咖啡因，不添加糖和碳水化合物。你会很快期待你早上的咖啡，它会让你整天燃烧你自己的身体脂肪，就像你一整天都在禁食一样。

关于碳水化合物的一些建议可能会对你有所帮助。首先，你必须阅读你所购买的任何东西的标签，以便了解添加了多少糖，以及每份中含有多少碳水化合物。当我看到几乎所有我看到的东西都含有某种形式的添加糖时，我完全惊呆了！例如，走进一家商店，发现那些看似健康，但实际上含有大量的糖。比如"健康"的坚果但混合小红莓、葡萄干和巧克力块、干芒果片、有机干枣、能量棒、冰沙饮料、100% 纯果汁、葡萄干、蔓越莓、干果混合物等等。平均而言，每份的含糖总量在 25～35 克之间。这简直是太多了，不能被认为是对 Riker 养生的健康补充。回顾一下如何用充满脂肪（而不是糖）的咖啡开始你的早晨。记住，我们的目标是最终不吃早餐，只喝黑咖啡，以提高你的脂肪燃烧潜力，作为一天的主要能量来源。重要的是要明白，如果你给你的身体提供糖和碳水化合物，你的身体永远不会利用这些脂肪储存，因为你的身体总是首先利用糖和碳水化合物。

人们也很容易摄入太多坚果，所以请谨慎对待每天的摄入量。这是一个很容易陷入的陷阱，你需要定期重新分析你的生活方式。我从经验中知道这一点，你保持着一种非常健康的生活方式，随着时间的推移，会无意识地偏离了原来严格健康的饮食方式。比如，在一个周末再加几个坚果，或者甜点，甚至是一大杯饮料。最终，所有这些加起来，你的身体肯定会告诉你，你需要重新调整你的生活方式。这是很容易做到的，只要你认识到需要一些改变来优化你的日常饮食摄入量。

早在 2012 年，便在有人提到癌症可能是代谢起源之前，Thomas Seyfried 就出版了一本绝对开创性的书，名为 *Cancer as a Metabolic Disease*，该书不仅详细介绍了癌症的起源，还介绍了癌细胞中发现的代谢差异[7]。这本书极其详细地深入研究了癌细胞的代谢机制，探索了正常细胞和癌细胞在能量利用方面的差异（如 Warburg 效应）。他还基于生酮生活方式的新思想，为癌症的预防和治疗提供了一种合乎逻辑且非常明智的方法，不仅可以防止大多数癌症的发展，还可以有效治疗癌症。从那时起，有许多文章描述了治疗癌症的"生酮代谢疗法"，甚至实施低血糖 / 碳水化合物饮食（半酮体），作为辅助化疗（和免疫疗法）治疗癌症的有效方法，以减少相关不良反应的副作用和改善其治疗的耐受性[7-12]。

参考文献

[1]　Mark Sisson. The Primal Blueprint.

[2]　Kristen Mancinelli, MS, RD. The Ketogenic Diet.

[3]　Ludwig DS. The ketogenic diet: Evidence for optimism but high high-quality research needed. J Nutr 2019; 00:1-6

[4]　Roberts MN, Wallace MA, Tomilov AA et al. A ketogenic diet extends longevity and healthspan in adult mice. Cell Metab 2017 26(3): 539-546.e5

[5]　Jimmy Moore and Eric Westman, MD. Keto Clarity: Your definitive guide to the benefits of a low-carb, high-fat diet.

[6]　Amy Ramos. The Complete Ketogenic Diet for Beginners.

[7]　Thomas Seyfried. Cancer as a Metabolic Disease: On the origin, management, and prevention of cancer, originally published in 2012

[8]　Seyfried TN, Mukherjee P, Lyikesici MS et al. Consideration of ketogenic metabolic therapy as a complementary or alternative approach for managing breast cancer. 2020, Front. Nutr., 7:21

[9]　Haskins C, Cohen J, Kotecha R et al. Low carbohydrate diets in cancer therapeutics: Current Evidence. 2021, Front. Nutr., 8:662952

[10]　Mundi MS, Elfadil OM, Patel I et al. Ketogenic diet and cancer: Fad or fabulous? J Parenter Enteral Nutr. 2021; 45: S26-S32

[11]　Zhu W, Chen X, Guo X et al. Low glucose-induced over-expression of HOXC-AS3 promotes metabolic re-programming of breast cancer. Cancer Res., 2022 Mar, 1; 82[5]: 805-818

[12]　Rothman DL, Shulman RG. Two transition states of the glycogen shunt and two steady states of gene expression support metabolic flexibility and the Warburg effect in cancer. Neoplasia, 2021, 23, 879-886

第18章 每周/周末定期采用数次间歇性禁食

我一直想知道是谁提出了这样的概念：我们需要一天吃 3 顿饭，中间夹着零食，或者一天吃 6 顿小餐！（也许是小吃行业？）。对于那些说"早餐是一天中最重要的一餐"的人来说，除了牛奶行业、谷物行业、橙子种植者、小麦种植者、食品公司之外，没有一点道理！在过去的几十年里，许多食品游说者一直在传播这种无稽之谈和错误信息，却没有有效的数据来支持这种不合逻辑的人类营养和健康方法。正如其他人所说，我在这本书中提到了很多，"我们只是吃得太多了！"这不仅是真的，而且我们吃了太多超加工和加工食品，它们的营养价值低甚至没有，碳水化合物过多，添加糖过多，食物分量的大小每年都在增加，能量摄入也在增加。

至少有 8 种不同类型的禁食（间歇性禁食），还有更多的方法来限制每天的总热量（热量限制），可能还有其他我不知道的方法。最近，deCabo 等在 *New England Journal of Medicine* 上发表了一篇优秀的综述文章，描述了间歇性禁食对健康、衰老和疾病的影响[1]。他们回顾了小鼠和人类中现有的最佳证据，强调间歇性禁食如何引发进化上保守的适应性细胞反应，这些反应整合在我们的器官之间和内部。这样做可以显著改善血糖调节，增强抗压能力，抑制全身炎症。

在这些禁食期间，细胞激活是增强对氧化和代谢应激的内在防御途径，以及去除或修复受损分子的途径。临床前研究一致显示，间歇性禁食在动物模型中对广泛的慢性疾病（包括肥胖症、糖尿病、心血管疾病、癌症和神经退行性脑疾病）具有稳健的疾病改善功效。最后，作者为那些可能从这种方案中受益的慢性疾病患者提供了建议的间歇性禁食"处方"。类似的文章表明，限时喂养可改善身体组成、血脂，并减少炎症和氧化应激的标志物[2-4]。在所有情况下，限时喂养导致临床上体脂显著改善，血压、血脂和血糖降低，脂联素和血清 HDL 水平显著增加。

总的来说，这些均导致了身体有益的改变，包括免疫系统的恢复、癌症发病率的降低、神经认知功能的改善和寿命的显著延长。最近，已经出版了几本关于如何将间歇性禁食作为你生活方式的一部分的书。第一篇题为"肥胖守则"，由多伦多肾脏病学家 Jason Fung 撰写，描述了作为一名医学专业人士，我们如何在治疗 2 型糖尿病方面辜负了患者[5]。他开始寻求真正质疑和揭穿我们目前对 2 型糖尿病管理的教条，相反，他提供了一个更现实、更诚实的答案，告诉我们如何"自然"逆转糖尿病，不需要药物，但需要改变生活方式和饮食。这种简单到令人怀疑真实性的方法就是改善甚至消除代谢疾病比如 2 型糖尿病的有效方法。

在整本书中，他仔细而有效地描述了规定的低脂肪、热量限制饮食对于控制体重、肥胖或糖尿病是完全没有用的，而恰恰相反，低碳水化合物、高脂肪饮食是有效的。针对以上所有情况进行治疗。通过基于医学文献的仔细解释，他揭穿了数十年来医疗专业人员错误地向我们的患者灌输的医学教条。然后，他详细描述了间歇性禁食和热量限制的极其重要的作用，作为逆转和消除肥胖和 2 型糖尿病的简单但令人惊讶的有效疗法的一部分。以下是本书中完全消除的一些医学神话：

- 膳食脂肪不好。
- 碳水化合物不好。
- 你应该每天多吃几顿饭（6 顿小餐）。
- 计算卡路里很重要。
- 卡路里摄入等于卡路里消耗；卡路里就是卡路里。
- 牛奶对你有好处。
- 肉对你不好。
- 鸡蛋对你不好，它们含有太多的胆固醇。
- 运动过少会导致肥胖。
- 热量过多会使你发胖。
- 过多的膳食脂肪会使你发胖。
- 过多的碳水化合物会导致肥胖。

- 你的糖尿病不是你的错，而是基因决定的。
- 糖尿病不是一种可逆性疾病。
- 2 型糖尿病需要更多的胰岛素才能更好地控制。

他的第二本书 Life in the Fasting Lane 描述了"禁食生活方式"的基础知识，及其背后的科学原理，以及为什么它可能是治疗许多人类慢性疾病的最有效的形式，例如肥胖症、高血压、代谢综合征、自身免疫性疾病、糖尿病、关节疼痛、炎症和神经退行性疾病 [6]。他们描述了一种明确有意义的间歇性禁食的逐步方法，再次提供了合理且基于证据的数据，打破了医学专业人士仍在传播的许多神话和误解。

正如我在整本书中指出的那样，改善生活方式和饮食以实现整体健康的基础取决于：

- 减少 / 消除饮食中的总添加糖。
- 减少 / 消除饮食中的精制谷物。
- 摄入适量的高质量蛋白质，但不要过量。
- 在饮食中增加高质量天然脂肪的摄入量。
- 在你的饮食中增加纤维和发酵食物（如醋）。
- 将某种形式的定期、持续的间歇性禁食 / 热量限制纳入您的生活方式。

间歇性禁食并没有那么复杂，因为它可以以多种形式实现。例如，在睡了 8 个小时后（这算上最初的 8 小时禁食），我早上很早就起床了，通常是在早上 5 点 29 分左右。我早上 6 点至 6 点 15 分在上班的路上并且我通常在睡觉前研磨咖啡豆，将咖啡机上的计时器设置为早上 5 点 21 分左右。我做一杯经典的 Riker Regimen 咖啡（见下文），放在我最喜欢的咖啡保温瓶里工作。我还服用了大约 6~9 种随机的维生素 / 补充剂和一杯水（见附录），我已经把它们放在每个杯子里一周了。在工作中，我的咖啡通常持续到早上，这取决于我在做什么。当我在手术室的时候，它持续的时间更长，因为我只能在手术间隙喝。到中午的时候，我已经准备好喝一杯热绿茶了。

当所有的工作都完成后我回到家，通常是下午 5 点以后，现在又增加了

10～12 个小时的禁食，而前一天晚上的睡眠时间是 8 个小时。因此，这是一个大约 18～20 小时的禁食期（不需要包括咖啡或茶），在这一点上，我有几个选择，比如吃一顿健康的晚餐。令人惊讶的是，我有时一点也不饿，只是选择一杯绿色饮料或一些骨头汤作为晚上的"一餐"。我真的不会告诉我的身体是时候吃饭或喝水了，相反，我的身体会告诉我它需要什么。

我怀疑这是持续燃烧脂肪和以浓黑咖啡作为"黄金标准"开始早晨的结果。然而，如果您需要吃一点，那么您可以喝 Riker 风格的咖啡，其中充满健康的饱和脂肪，包括高品质的现磨咖啡，添加大块有机可可脂和一勺中链甘油三酯（medium chain triglyceride，MCT）油粉末。关键是我白天很少感到饥饿，因为我的身体很容易被健康脂肪满足，这是全天作用较长的能量来源。对我来说，一整天不吃东西并不罕见，只是因为我的身体没有告诉我"我饿了，应该吃东西"。听听你的身体！

如果你真的习惯了一日三餐（以及介于两者之间的零食！），我建议你认真考虑一下你每天吃什么和为什么要吃。这最好通过至少 7 天的饮食日记来完成。记录你在正常情况下摄入的一切，包括水量，以便更清楚地了解你每天到底吃了什么（以及吃了多少）。我的猜测是，你的饮食是高碳水化合物、高糖的，包括相对不健康的食物 / 饮料选择，这会导致你整天只燃烧糖 /碳水化合物。再次强调，你永远不会进入脂肪燃烧阶段，会产生一个糖 / 碳水化合物渴望的恶性循环，然后你的胰岛素水平会大幅飙升。

例如，如果你早上喝一杯橙汁和一个含有奶油奶酪的甜点，我可以向你保证，你只是在燃烧那些碳水化合物和糖，到上午 10 点你就会饿了。

你的大脑告诉你，它需要更多的糖 / 碳水化合物，随着时间的推移，它会需要更多的这些。不幸的是，你现在是一个爱吃糖的人。当然，这会成为一个令人沮丧的恶性循环，用更多无营养、不健康的食物来满足你（脑海中）的渴望（参见成为脂肪燃烧者的要点）。最后，我的建议是查阅各种形式的热量限制和间歇性禁食，并选择一种适合你的。在 Riker 养生的所有要点中，结合某种形式的间歇性禁食是最重要的 1～3 项。我认为，以某种方式将间歇性禁食纳入你的生活方式是至关重要的，这样才能成功地过上更健康的生活方式，特别是延长寿命，降低癌症风险，提高你的基础代谢水平（你燃烧的是脂肪，而不是糖）。

参考文献

[1]　deCabo R, Mattson MP. Effects of intermittent fasting on health, aging and disease. NEJM 2019, 381; 26: 2541-2551

[2]　Brandhorst S, Choi IY, Wei M et al. A periodic diet that mimics fasting promotes multi-system regeneration, enhanced cognitive performance, and healthspan. Cell Metabolism 2015, 22; 86-89

[3]　Moon S, Kang J, Kim SH et al. Beneficial effects of time-restricted eating on metabolic diseases: A systematic review and meta-analysis. Nutrients 2020, 12, 1267/doi:10.3390/nu12051267

[4]　McAllister MJ, Pigg BL, Renteria LI, Waldman HS. Time-restricted feeding improves markers of cardiometabolic health in physically active college-age men: A 4-week randomized pre-post pilot study. Nutrition Research 2020, 75; 32-43

[5]　Jason Fung, M.D., The obesity code: Unlocking the secrets of weight loss.

[6]　Jason Fung, M.D., Eve Mayer and Megan Ramos. Life in the fasting lane: How to make intermittent fasting a lifestyle-and reap the benefits of weight loss and better health.

第**19**章 每天可以吃一份水果，或者一把浆果（就这样，不要吃多）

每个人似乎都喜欢水果，它确实是我们食物中的健康选择。整块水果对身体最好（而不是榨汁），因为您可以从水果中获取所有相关的优质纤维和果糖／糖。定期吃一些水果是无可争议的，因为整体而言，有机水果富含良好的维生素、矿物质和纤维的重要来源。这对微生物组也有好处。Miller 等的一项研究表明，每天至少 3 ~ 4 份水果和蔬菜的摄入量与较低的非心血管死亡率和总死亡率相关[1]。第二项针对中国新鲜水果消费的研究表明，在中国成年人中，较高水平的水果消费与较低的血压和血糖水平相关，并且显著降低罹患主要心血管疾病的风险[2]。

关于有机种植的水果（和蔬菜），简单地说，有机的比非有机的好。我再怎么强调也不为过，因为在我们寻求用质量较低的水果节约花费的过程中，会摄取附着在这些非有机果蔬上的除草剂和杀虫剂，从而危害我们的身体健康。我不知道一个水果的分量是否正确。数据可能会显示更多，可能是两个水果。然而，我建议一天不要吃太多水果，因为果糖的含量很快就会增加。这是我在旅途中学到的东西。现在水果太多了，很难选择什么时候吃水果。

请记住，我们的旧石器时代的祖先只能在适当的季节吃水果，而且这也取决于他们居住的地方。例如，他们生活的地区可能只在秋季才有苹果，或者在夏末才有蓝莓。除了那个时期之外，旧石器时代的男人／女人没有消耗大量的水果，因此也没有从水果中消耗大量的果糖。如今，您可以走进商场，挑选各种新鲜水果，以及更多的干果。很容易就能买到太多水果，完全超出了您每天的低碳水化合物／低糖目标。出于这个原因，这就是为什么你每天会得到一个完整的水果，或一把浆果……就是这样。您可以从水果中获取所有纤维，这是一件好事。避免吃果干，因为里面的糖分太多，而且果干整体很甜，很容易吃得过多。

参考文献

[1]　Miller V, Mente A, Dehghan M et al. Fruit, vegetable and legume intake, and cardiovascular disease and deaths in 18 countries [PURE]: A prospective cohort study. Lancet 2017; 390: 2037-2049

[2]　Du H, Li L, Bennett D et al. Fresh fruit consumption and major cardiovascular disease in China. NEJM 2016, 374:14, 1332-1343

第20章 只使用无水黄油（酥油）、椰子油、橄榄油或鳄梨油进行烹饪

当地的食品店有多种食用油可供选择。在选择最健康和最实用的食用油时，需要考虑很多因素，包括烟点、风味、成本，尤其是每种食用油的营养成分。最重要的是选择高烟点的食用油，高烟点的定义是油开始燃烧和冒烟的温度。这一点很重要，因为低烟点食用油会导致油氧化，从而产生有害的自由基并增加游离脂肪酸的产生。摄入自由基对身体有害，能够破坏正常、健康的细胞。

自由基，化学上也称为"游离基"，是指化合物的分子在光热等外界条件下，共价键发生断裂而形成的具有不成对电子的原子或基团。自由基可以从正常健康细胞中窃取共价键所需的电子，并导致细胞发生损伤或死亡。这被称为氧化应激，来源我们身体代谢或环境，如吸烟、污染、辐射、药物和环境中的杀虫剂。随着时间的推移，我们体内的自由基最终会损害细胞甚至器官，导致心脏病、血管损伤、动脉粥样硬化，以及大脑和许多其他器官的整体血流量减少等。

回到最好的食用油，为了最大的健康益处和最高的烟点，我列出了5种最佳的食用油选择：

- **鳄梨油**：烟点为271℃，是对心脏有益的单不饱和脂肪中含量最高的食用油。它富含油酸，可能是当今最健康的脂肪之一。它还含有叶黄素，似乎有助于保持视力，有助于整体眼部健康。
- **酥油（无水黄油）**：烟点为251℃，富含健康的饱和脂肪，在产生有毒致癌化合物（如丙烯酰胺）方面比其他食用油低得多。
- **椰子油**：烟点为177℃，含有大量对心脏健康的脂肪，称为中链甘油三酯，其代谢方式与其他脂肪不同。

- 橄榄油（特级初榨橄榄油）：烟点为 207℃，可能是最健康、用途最广泛的烹饪选择。它富含对心脏健康的单不饱和脂肪，并提供了一系列健康益处，从减少全身炎症到改善血糖水平。
- 核桃油和葡萄籽油：烟点分别为 160℃ 和 216℃。核桃油为食物添加了很好的坚果味，同时还富含 α 亚油酸（alpha-linoleic acid，ALA），这是一种非常健康的 ω-3 脂肪酸。葡萄籽油富含维生素 E，可防止细胞氧化损伤。

我经常使用鳄梨油、特级初榨橄榄油和酥油来烹饪，因为这些是我最喜欢用来烹饪的食用油，同时还能为大多数食物添加美妙、微妙的味道。酥油是从牛奶中提取的黄油，经过加热和煮沸，将液态脂肪从牛奶固体中分离出来。你得到的是一种高纯度的"澄清"黄油，含有 40%～50% 的饱和脂肪，实际上已被证明是良好地降低低密度脂蛋白，提高高密度脂蛋白水平。并且，它的乳糖和酪蛋白的含量较低，丁酸的含量较高，这已被证明对维持健康的肠道微生物组和对身体的抗炎作用很重要。

我强烈建议购买 100% 草饲酥油，这与"有机黄油"不同，例如牛，它饲喂有机玉米或小麦。值得注意的是，我完全意识到我的要点之一是"不吃牛奶、奶酪或冰淇淋"，但是，澄清的牛奶黄油是健康饱和脂肪的重要来源，适合烹饪，并且具有单独使用或涂在各种食物上都味道鲜美。在我看来，最好的日常烹饪油是鳄梨油。它富含单不饱和脂肪酸，并且比特级初榨橄榄油（任何高于 191℃ 的油）具有更高的"烟点"。冷榨初榨橄榄油是一种非常好的健康替代品。

那么，椰子油怎么样？我的厨房里有一大桶有机椰子油，经常将其添加为各种食物的首选烹饪油。首先，椰子油被认为是另一种超级食物（如鳄梨），其原因有很多，这些理由基于已发表的文献和人类食用大量椰子和油的经验。它含有最高水平的健康饱和脂肪，总体含量约为 90%，称为中链甘油三酯（medium chain triglyceride，MCT），与大多数其他类型脂肪中的长链甘油三酯不同。为什么这对我们很重要？主要原因是 MCT 由于较短，其代谢方式与其他类型的摄入脂肪不同，并且可以直接进入我们的肝脏，在那里它们可以更容易地被利用并转化为能量来源，或转化为酮。

第21章 咖啡中不要加糖、人工甜味剂或奶精（尝试添加有机中链甘油三酯油粉和可可脂代替）

我爱咖啡！这是开始新的一天的绝佳方式。喝咖啡对健康的好处很多。据国家咖啡协会介绍，咖啡的历史可以追溯到几个世纪前埃塞俄比亚高原的古老咖啡森林。据说，一位名叫 Kaldi 的牧羊人在观察他的山羊吃掉树上的咖啡浆果后"发现"了如何处理咖啡豆。他发现他们变得精力充沛，晚上甚至不想睡觉。然后，他告诉当地修道院的方丈，后者用咖啡浆果制作了一种饮料，这让他保持了几个小时的"警觉"，甚至在晚上的祈祷期间也持续存在。这个消息传给了其他僧侣，并最终传到了阿拉伯半岛。咖啡种植和贸易始于这里，也催生了世界上第一家咖啡店。其余的，正如他们所说，是历史。

我可以不停地谈论咖啡，但我不会！相反，让我们谈谈你应该在咖啡中加入什么。咖啡纯粹主义者可能会给你一个明确而有力的答案，告诉你应该在咖啡中添加什么，大多数咖啡纯粹主义者都说你应该把它喝成黑色，以充分欣赏它的味道。喝黑咖啡是完全可以接受的，数百万人更喜欢这样。他们会告诉你，这真的是喝咖啡的唯一方式，能够充分享受咖啡豆的全部味道。有时我会喝一杯新煮的咖啡，不添加任何东西，我同意这是一个很好的方式来欣赏这种特殊混合咖啡味道的复杂性。

那么，为什么咖啡成为全世界最受欢迎的"精神活性"饮料呢？一个词：咖啡因。它是一种从咖啡豆中提取的精神兴奋剂，饮用后会被吸收到血液中，然后直接进入大脑。在那里，它会阻断一种叫作腺苷的神经递质（它会抑制大脑兴奋性的物质），因此，其他刺激性神经递质，如多巴胺和去甲肾上腺素，更容易"提升"你的大脑兴奋性。这会导致发生一些事情，以及许多健康益处：

- 每次都能提高能量水平。
- 增加反应速度、一般心理功能、记忆力、注意力和思维清晰度，并可能通过增强认知功能使你"更聪明"。
- 可能对肝硬化有保护作用（几项已发表的研究）。
- 你活得更长！几项研究表明：喝咖啡可以降低 20%～30% 的死亡风险，尤其是女性和 2 型糖尿病患者。
- 可能降低患心脏病、2 型糖尿病、痴呆症和阿尔茨海默病、帕金森病和卒中的风险。
- 提升你的情绪，可能会让你更快乐，总体上有更好的人生观。
- 它对抗癌症！！！喝咖啡的人患某些类型癌症的风险要低得多，主要是结直肠癌、肝癌和胰腺癌的可能（也发表了大量关于这方面的论文）。
- 提高你的基础代谢率，并针对其燃烧脂肪的能力。
- 抗氧化剂的巨大来源，通常比可怕的西方饮食中的任何其他方面都多得多。一杯中发现的其他营养素包括镁、烟酸、锰、钾、泛酸（维生素 B_5）、核黄素（维生素 B_2）。

Mendoza 等最近的一篇文章研究了咖啡消费对心血管健康的影响 [1]。他们对 21 年来（2000—2021 年）与"适度"咖啡消费和心血管疾病相关的文献进行了综述。他们得出的结论是，适量饮用咖啡（过滤咖啡）可以降低全因死亡率和心血管相关死亡率、高血压、胆固醇、心力衰竭和心房颤动。然而，咖啡消费与冠状动脉疾病之间没有明确的关系。因此，如果这对你的健康益处还不够，仅仅是因为你不喜欢这种味道，或者你对咖啡因非常敏感，那么我建议你每天喝一杯热绿茶，因为茶中有少量的咖啡因。

让我们回到咖啡里放什么的话题。与 Riker 养生的总体主题一致，在咖啡中消除添加糖。这还包括人造甜味剂，包括甜菊糖。我的建议是在早晨咖啡中添加有机中链甘油三酯（MCT）油粉和有机可可脂，这是有道理的。它基于扎实的科学，专注于以脂肪而不是碳水化合物和糖的健康能量来源开始您的早晨。请记住，Riker 养生的主要目标之一是通过最大限度地减少每日糖和碳水化合物的摄入量，同时为您的身体提供更持久的替代能源，成为"脂肪燃烧机器"（请参阅前面的要点）对身体更健康。MCT 油主要源自椰子，椰子是迄今为止最健康的 MCT 油来源之一。健康益处众多：

- 它是您身体的首选能量来源，因为它可以立即被利用，无须肝脏进行任何进一步的修饰[①]。
- 是大脑以及身体所有细胞和器官的极佳能量来源。
- 它可能有助于提高运动效率，例如减少乳酸堆积并增加运动过程中脂肪的利用率，将其作为优先能量来源。
- 降低您的胰岛素抵抗，尤其是糖尿病患者。
- 更好地控制血糖水平。
- 提高您的高密度脂蛋白水平。
- 可能降低患心脏病的总体风险。
- 通过减少某些有害物质来帮助改善您的肠道微生物组肠道中的"坏"细菌和真菌（特别是白色念珠菌和艰难梭菌）。
- 它可能（这方面的数据不充分）对患有孤独症的儿童以及患有癫痫、阿尔茨海默氏症和痴呆症的成年人有帮助。

值得注意的是，其整个目标是成为一台脂肪燃烧机器。如果您继续食用碳水化合物 / 糖含量高的食物和饮料，这种情况就不会发生。请记住，您的身体永远不会使用这些能量来源，因为它始终首先使用葡萄糖（或在许多情况下，储存的糖原）作为其主要能量来源。只有限制碳水化合物 / 糖的总摄入量，您的身体才能缓慢而坚定地利用 MCT 和酮作为主要能量来源。这需要时间和你真正的、坚定的努力。

早上咖啡的第二部分是额外的有机可可 / 可可黄油。可可脂来源于可可豆，可可豆来自可可树。可可豆本身就是为我们提供巧克力和可可粉原料的豆子。提取过程包括从较大的植物中提取可可豆，然后烘焙、压榨（像橄榄油一样）、去皮，以从可可豆中获得可可脂。剩下的豆子变成了可可粉（对你来说也很健康）。

有机可可脂富含脂肪酸和植物化学物质，已知可通过多种方式有益于人

---

① 译者注：此处尊重原著翻译，但认为此论断有误。

体皮肤。它通常添加到皮肤和润肤露以及防晒霜和沐浴露中。不过，它是可以吃的！可可脂是一种已知的"超级食品"，仅一汤匙中含有一些营养成分：

- 15 克总脂肪。
- 8.4 克饱和脂肪。
- 4.3 克单不饱和脂肪。
- 0.5 克多不饱和脂肪。
- 28 毫克的植物甾醇（来自植物 / 豆类本身）。
- 高比例的 ω-6 脂肪酸＞ω-3 脂肪酸。

健康益处也很多：

- 文献强烈支持食用可可脂与心血管疾病和死亡之间呈负相关（这意味着食用可可脂和 / 或巧克力可以减少患这些疾病的概率）。
- 可可脂中的植物营养素和黄酮类化合物通过减少体内的整体炎症对人体产生很大的影响。
- 强有力的证据表明，食用可可脂可降低卒中和糖尿病的风险。
- 将您自身的新陈代谢转变为脂肪燃烧机器，而不是"糖燃烧"，从而实现整体改善影响您的能量消耗和使用。
- 全天提供无限、持久的能量，胰岛素水平在全天内不会出现峰值。

因此，尝试在早晨的咖啡中添加一种或两种。您可以根据口味添加它，并与一勺 MCT 油粉（未调味）混合。这在某种程度上类似于在咖啡中添加黄油的时尚。在紧要关头，如果没有其他东西可以用来泡咖啡，我会在咖啡中添加酥油。我尝试坚持使用有机可可脂，并结合 MCT 油粉。我在旅行时会带着它，因为我知道我经常会受到运输安全管理局人员的额外检查，以及一些奇怪的目光。

如果你的咖啡必须需要奶精，我推荐一种非乳制品的奶精，比如不加糖的椰子奶油和杏仁奶。我有时会用这个，它给咖啡增添了一种很好的味道。它不含奶，也不含糖。在必要的时候，可以加一半。最后，你也可以尝试，找出最适合你生活方式的方法。这可能会多一点，那可能会少一点。你可以决定，但要遵守一般规则，早上不要摄入碳水化合物 / 糖。

最后，我要提醒您，在咖啡中不添加任何东西是我开始新的一天的首选方式。经过几年每天早上在咖啡中添加 MCT 油粉和有机可可脂后，我意识到我不需要早上燃烧多余的脂肪。相反，我只是燃烧自己的身体脂肪作为我的主要能量来源，作为我日常禁食里的一部分。我真的在这一点上兜了一圈，现在很欣赏优质咖啡的味道，每天早上新鲜研磨和冲泡。哦，还有咖啡因的加持！

参考文献

[1] Mendoza MF, Sulague RM, Posas-Mendoza T et al. Impact of coffee consumption on cardiovascular health. Ochsner Journal, 2023, March. [Ahead of Print].

第22章　尽量在下午6点之前吃完晚餐，此后不要吃零食或饮酒

对于那些无法改变"一日三餐"生活方式的人来说，我强烈鼓励你尝试改变这种生活方式，你应该"像国王一样吃早餐，像王子一样吃午餐，像乞丐一样吃晚餐"。这句老话有一定的价值，认识到如果你像国王/王后一样吃早餐，那么这顿饭的质量就很重要。早餐培根鸡蛋加咖啡，但不要饮用果汁。另一方面，我发现午餐是可选的，而且在大多数情况下，完全没有必要。晚餐应该是一天中热量最少、最健康、营养丰富的一餐，几乎不含糖，或任何类型的空热量。

然而，这种"常规"并不是一成不变的，而且几乎没有数据表明这种饮食方式是最健康的饮食方式。相反，有新的数据表明，恰恰相反的生活方式可能是最有益的，比如早上只喝咖啡，午餐喝绿茶，工作日结束时吃一顿健康的晚餐。这很可能是间歇性禁食最有效的形式，也是将你的"进食时间"限制在晚上几个小时的好方法。因此，如果你已经将每天间歇性禁食纳入你的生活方式，你的主要膳食是晚上下班回家。如果你有一份正常的工作，可以在下午5点前回家，那就更好了，这样你就可以利用这段时间，从下午5点到下午6点，为你一天中高质量、营养丰富的膳食提供"进餐时间"。

下班后，养成锻炼的习惯，把锻炼作为回家后的第一要务。它优先于孩子、狗/猫、你的丈夫/妻子和其他任何东西。把下班后这段宝贵的时间变成你的优质时间，做一些有成效的事情，让你的心率加快，减轻你一天的压力。我再怎么强调也不为过，一夜好觉对你的整体健康、健康和幸福是多么重要（见下一章）。我们都知道有些人只是工作到"死"，从字面上看，从来没有把任何减压的方法融入他们的生活。他们有一天回家，中风/心脏病发作或其他一些毁灭性的事件，死于工作太多。别让这种事发生在你身上。在我们今天忙碌的生活和紧张的工作和长时间的工作中，我真正意识到在下

午 6 点之前吃晚饭并不总是一个选择。这对我们许多人来说都是如此，包括我。我的工作时间很长，经常是一天 12~14 个小时，这需要调整我的时间表，以及我什么时候能回家吃晚饭。

很多时候，我回到家什么也没有准备！所以，我明白了，你能够一直这样做是不现实的。然而，尽可能尝试为自己和家人创造一个"下班后"的例行公事。将您的一些日常或家庭责任委托给他人，并让您生活中的每个人都尽可能地接受 Riker 养生。无论如何，这就是它的美妙之处。如果你在大多数情况下遵循这些要点中的大部分，并充分了解这远非完美，你会对自己感到非常满意，也会对自己的外表和感觉感到多么美妙。

第23章 睡前至少2小时不要看电视、电脑、手机或饮酒；在卧室里创造一个轻松、黑暗、安静的环境（没有灯光、没有音乐），并在晚上9点之前上床睡觉

本杰明·富兰克林曾说过："早睡早起……使人健康、富有和明智"。这与上面的要点非常一致。在这个科技时代，重要的是要记住，我们的大脑也需要一个机会来简单地"冷却"和"关闭"你的身心，让它从一天的压力中恢复过来，并为第二天做好准备。为此，需要不间断、稳定的快速眼动睡眠。因此，您可以轻松执行以下几项操作，以最大限度地提高睡眠质量，并帮助您的大脑在您最需要的时候为您提供帮助。在大多数晚上尽量在晚上9点之前上床睡觉，如果可能的话。对于许多人来说，这可能具有挑战性，但是，安排好下班后的日程，以便于在晚上9点之前完成所有工作非常重要。

在辛苦了一天回到家后，让我们谈谈酒精，包括葡萄酒。对于那些喜欢在经历了一天的艰苦工作后，晚上喝1～2杯葡萄酒放松身心的人来说，你可能不喜欢我要说的。我也是基于个人经验来说，因为我就是这样的人：我每天都有漫长而艰难的日子！我会在手术室工作12～15个小时后回家，或者在诊所看到新诊断的癌症患者，我会认为我的大部分日子都很紧张，至少可以说。我下班回家，在睡觉前喝两杯红酒，一周2～3次，有时是每晚。过了一段时间，我发现自己第二天早上醒来时仍然很累，没有精力，昏昏沉沉，几乎就像宿醉了一样。

因此，我在一个月内进行了测试，通过停止这种重复行为，具体目的是比较睡前喝红酒和不喝红酒的睡眠质量。我一个月内每天晚上喝1～2杯酒，然后记下第二天早上的睡眠质量。然后我一个月晚上不饮酒，并记录了没有酒精影响下我的整体睡眠质量。对于 $n=1$（我自己）的情况，我可以定

性且明确地说，我的睡眠质量绝对更好，睡前我的体内没有酒精。我还可以得出结论，我注意到早上醒来时我的警觉程度有显著差异。那种"早晨的朦胧感"已经不存在了，而且肯定没有我可以归因于 2 杯红酒的小宿醉（顺便说一下，那是半瓶酒）。

虽然我没有用其他类型的酒精（例如伏特加、波本酒或杜松子酒）对此进行测试，但我怀疑结果会相似。因此，我得出的结论是，至少对我来说，即使是少量的酒精也会对我产生很大的影响，从我第二天的感觉到我的总体睡眠质量。我是个小个子，我倾向于认为酒精对我们每个人的影响不同，但是，我开始将其视为对我们身体的毒素，对于我来说，为了实现最佳生活质量的总体目标，不值得我们在这个美丽的星球上在这么短的时间内可能拥有的生活方式。

这需要一些调整，但为了让你的大脑有宝贵的时间放松下来，把所有的东西都准备好并不难。买一些遮光窗帘来遮住外面的光线。这可能是路灯、夜灯、房子的灯、邻居的灯，甚至自然的月光都会影响你的睡眠。你想要一个黑暗、安静、放松的环境为你的卧室。这对你的整体睡眠质量有很大的影响。把你卧室里的电视扔掉。从来没有理由在卧室里放一台电视。卧室是安静、快乐的庇护所，是睡眠的绿洲。它不是用来看书、看电视、吃爆米花，或在智能手机上刷视频或回复电子邮件的。卧室应该被看作是你身心的庇护所。买一张高质量的、舒适的床、床垫和一套好的枕头。

- 尽可能地制订有规律的"睡前"程序。当你下班回家时，首先脱下工作服并换上运动服。
- 这听起来有点俗气：在你去锻炼之前，写下所有让你困扰和烦人的事情，包括锻炼之前在工作中发生的未解决的问题和互动。我是一个非常喜欢"打开盒子"的人，所以，在跑步之前我会看一眼待解决的问题。在跑步过程中，我会在脑海中一一回顾这些事情，直到找到解决方案或结果。这很有效！它可以让你用自己的想法独立解决问题，并让你的大脑放松下来，享受一夜好眠。
- 锻炼 / 锻炼后，该吃晚饭了。试着吃一些已经做好的东西，比如一份含有蛋白质（鸡肉、鱼或牛肉）的大沙拉。
- 根本个吃晚饭并不是世界上最糟糕的事情。有一天晚上不吃晚饭也没什么问题，而且你可以把这个间歇性断食的周期延长。

- 建议你在晚上不想做饭时喝一些骨头汤。晚餐只需加热一些骨头汤即可，这很美味。
- 睡前结合一些冥想或放松技巧。这些有多种形式，但尽量不要以视频的形式出现，专注于收听放松电台或其他不需要使用眼睛和电子设备的冥想和 / 或放松形式，例如计算机或智能手机。有很多免费的应用程序带有冥想和放松的音频，将有助于关闭大脑以获得高质量的睡眠。

　　调查研究了儿童早期电视的使用及其对睡眠的影响，结果表明，幼儿电视的使用会影响睡眠周期的持续时间和质量，从而产生总体负面的影响，特别是对于那些卧室里有电视的孩子[1]。这已扩展到移动设备（你的智能手机或笔记本电脑）。Rafique 等的研究表明，使用移动设备的时间超过 8 小时 / 24 小时，以及在关灯后入睡前使用移动设备至少 30 分钟，并将设备放在枕头附近，与睡眠质量差相关[2]。其他研究探讨了睡前饮酒及其与快速眼动睡眠质量和睡眠周期的关系，一致表明酒精对睡眠质量和快速眼动睡眠长度都有负面影响[3, 4]。一项荟萃分析做了 11 项关于饮酒和睡眠障碍发生率的队列研究，结果表明饮酒并不能减少睡眠问题，而且一些证据表明一般饮酒可能会增加睡眠问题。

参考文献

[1] Helm AF. Television use and its effects on sleep in early childhood. Sleep Health, 2019 June; 5[3]: 241-247

[2] Rafique N, Al-Asoom LI, Alsunni AA. Effects of mobile use on subjective sleep quality. Nature and Science of Sleep. 2020: 12, 357-364

[3] Reen E, Tarokh L, Rupp TL. Does timing of alcohol administration affect sleep? Sleep, 2011; 34[2]: 195-205

[4] Hu N, Ma Y, He J et al. Alcohol consumption and incidence of sleep disorder: A systematic review and meta-analysis of cohort studies. Drug Alcohol Depend. 2020 Dec.1; 217: 108259

第24章 定期抽时间做最喜欢的事情（度假、旅游、聚会）

　　每个人都应当从工作中抽出时间，进行高质量的休息。重要的是不要让每一天的压力影响到我们的状态。作为一个肿瘤外科医生，我知道工作和生活常常难以分开，但是时间久了我发现，我不能把所有工作中的压力都带回家，任何人都不应该将工作中的压力带回家。所以，一定要注意不要让每天的工作压力影响到自己。

　　你需要每隔几个月，或者每隔几天就进行一次重启。因此，无论长短，无论是和家人、朋友还是其他人，或者自己一个人，尝试进行定期的休假，跳出日常工作和常规的舒适区对你来说很有必要。和7天的家庭旅行来比较，3～4天的短假（比如周四～周日）也同样行之有效，并更容易做到。想想下次会去哪里也是一件有意思的事情。花销可能是一个问题，但我们同样可以选择不太需要过多花销的地方。周末短途旅行可以提升整体身心健康。

　　对于你而言，休假最重要的是去休息？去放松？还是缓解压力以及享受乐趣？周末一日游也可以具有创意，基于你所喜欢的事情找一点不同的目的地。一人独处也能放松心情，你可以尝试以前从没有做过的事情，也可以一个人在家放松，做些普拉提、瑜伽、跑步等等的锻炼。以我为例，我在周末的时候喜欢长跑，我在长跑的过程中处理我的杂念、沮丧、愤怒，还有一些悬而未决的问题，然后让这一切都随风而去。这对我来说很有用，我会调整好自己继续前进，并开始下一周的工作。

第 **25** 章 从 Riker 养生开始，做一些生活方式的长久性改变，而不只是控制饮食

事实上，Riker 养生不是任何类型的时尚饮食，这是一种长久的生活习惯的改变。如前所述，Riker 养生提供了能改善生活的一系列必要资源、知识或工具，因此，可以说是一种生活方式的改变，这并不是什么独特的或专利的东西。对我来说，这是一项终身的提升，有时候失败（吃了太多水果或者碳水化合物），但几乎能一直感到治愈（间歇性禁食，更加享受独自长跑）并在日常生活中长期获益。我敢说，我目前处于最佳的身心健康的状态。简单来说，尝试一下 Riker 养生不会让人有什么损失，哪怕只有几周，我都能保证你会看到可观的身心改善。

如果非要说 Riker 养生最重要的一点是什么，那就是你每天摄入的总卡路里并不那么重要。但是，摄入的卡路里必须是高质量的，是富含维生素、矿物质和健康的全脂食品。仅仅计算并限制卡路里，而不去改变食物和饮料种类，是绝对错误的。基于计算卡路里或减少卡路里的长期节食是徒劳无益的，是注定会失败的。

我知道这个结论可能会有一些例外，但大多数严格计算卡路里的人都不能达到他们的减重目标。并且，从长远来看，这种目前流行的节食方式对人们整体的健康状况没有好处。因为和高质量的营养摄入相比，一天摄入的卡路里完全不重要，计算卡路里毫无意义，对新的生活方式也没有好处，也因此，Riker 养生不去计算卡路里，相反，我们应更关注高质量的饮食和进食的时间（比如进行间歇性禁食）。下面简单列举一些高质量的食物，来帮助你将生活习惯向好的方向改变。

早晨:

- 咖啡（黑咖啡，最好是鲜煮咖啡）：买一台咖啡研磨机和一些高质量的有机咖啡豆，水质和咖啡豆都很重要。当你准备工作的时候，只需要花 5 分钟把咖啡豆放入自动咖啡机就足够了。这样，你就可以不用再去星巴克或其他咖啡店买价格过高的深度烘焙咖啡了，也不用再把中杯和大杯叫成大杯和超大杯，长远来看可以省下一大笔钱。在我看来，黑咖啡就是最好的！当然，你也可以加一些健康的辅料。

- 此外，我强烈推荐你尝试不同浓度的咖啡，但是不要加动物奶或者用动物奶勾兑的乳制品，也不要额外加糖！此外，你可以尝试往咖啡里加可可脂增加咖啡的口味，除此以外还可以尝试加入 MCT 油，这是一种不含碳水的健康脂肪，MCT 粉会把咖啡变成浅咖啡色。其次，相较于普通的食用油，MCT 的结构更简单，而且可以为早晨提供一些能量。对我来说，我仍旧喜欢黑咖啡，因为我不太需要用早晨的脂肪来提供能量。

- 对于坚持吃早餐的人，可以尝试只用 2~3 个煎鸡蛋或者炒鸡蛋当早餐，也可以只吃 2 个煮鸡蛋，一周内选择 1~2 天加培根一起吃。早晨吃牛油果也不错。可以搭配咖啡或者水，但绝对不要喝果汁或者饮料！早晨不吃碳水化合物和糖，有助于在一天中维持间歇性禁食的状况。

中午:

- 我明白很多人觉得中午不可以不进食，但我已经几年不吃午餐了。首先，与蛋白质和碳水化合物（4 千卡 / 克）相比，人体可以从脂肪中获得大多数的能量（9 千卡 / 克），故而当适应了早晨的健康饱和脂肪之后，人体几乎不会出现饥饿感。于我而言，我一般在早上 10 至 11 点才喝完咖啡，到 12 点左右也不太会有饥饿感。另一点也同样重要，通过适应这种新的饮食方式，你的身体会"燃烧脂肪"，而不是"燃烧糖分"，这将极大地、并长久地提高你整个生活的质量（稍后会详细讨论这个问题）。

- 但是如果在中午出现了饥饿感，你可以用一两把不含花生的坚果充作午餐，可以是包含夏威夷坚果、杏仁、腰果、核桃、碧根果、开心果和瓜子在内的有机坚果，其中的能量就足够让你撑到晚餐。

- 我喜欢喝热的绿茶。绿茶通常只含有少量咖啡因，而且富含抗氧化剂和大量有益成分，完全可以定期饮用，甚至可以视为抗癌饮品，每天喝一杯绿茶恐怕是再健康不过的习惯了。

晚上：

- 晚餐通常是我一天唯一的主餐。周日，我会准备一顿丰盛的、包含了所有我想吃的东西的沙拉。通常我会加入有机蔬菜，混合其他类型的生菜、洋葱、黑橄榄、绿橄榄、胡萝卜、蘑菇、一些蛋白质（培根），以及 5~7 个切碎的煮熟鸡蛋。唯一的沙拉酱是高质量的冷压橄榄油和意大利醋，如果你愿意的话。你可以选择加入非人工养殖的烤鱼或者烤鸡肉、烤牛肉。我倾向于每周 2~3 次食用高质量的蛋白质。葡萄酒会影响我的睡眠模式，降低睡眠质量，所以我晚餐只喝水。我在条件允许的情况下，吃完晚餐后休息一段时间，尽可能在 9 点前上床睡觉，以便次日早起。

回到我们在控制饮食中最重视的"计算卡路里"这个错误概念。有一种说法是"摄入卡路里，消耗卡路里"，意思是如果你每天摄入 2 000 卡路里，但只消耗掉 1 000 卡路里，那么你将有 1 000 卡路里净摄入。随着时间的推移，这些净摄入的卡路里逐渐累积，被身体储存为脂肪，就会导致体重增加。还有一种说法叫作"空热量"，代表了许多在超市里找到的高度加工食品，最简单的例子就是奥利奥饼干，完全没有营养价值，充斥着糖（空热量）和高度加工的成分。

原则上，卡路里是表示能量来源的一种简单方式。一袋薯片和有机牛油果的总卡路里相似，都在 200 卡路里左右。不同之处在于，牛油果含有不饱和脂肪来源，并且富含抗癌、抗氧化剂和微量营养素；此外，作为一种能量来源，它的每克脂肪可以提供 9 千卡的能量，而碳水化合物多的薯片只有 4 千卡 / 克。基于 Riker 养生，有一个不可忽视的要点是，为了实现健康的生活方式，你必须开始完全消除日常生活中所有的高热量食物和饮料。坚持

Riker 养生你肯定不会后悔，尤其是在你感受到无穷无尽的能量和更加清醒的头脑之后（稍后会详细介绍）。

再说一遍，一早就开始饮用含有巨量糖分的橙汁或星冰乐不仅仅是不健康的，还会开启你燃烧糖分的不良循环，而这进一步又造成血糖的骤升，导致胰岛素水平的升高，最终进入一个渴望更多糖分、不健康食物的"病急乱投医"的循环，随着时间的推移，这会导致肥胖、慢性健康问题、代谢综合征等影响整体生活的疾病。不幸的是，我看到很多患者存在这种不健康的行为。

认为可以通过增加锻炼量来弥补一天或一晚上对不健康食物的沉迷或者过量饮酒的观念是错误的。"明天我会锻炼来消耗掉"的概念在女性中特别流行，但结果是她们通过更长时间、更努力地锻炼没有减掉多余的体重，这让她们越来越沮丧。这个错误观念已经过时且毫无作用。事实上，整体健康和生活方式的质量有 90% 取决于你每天摄入的食物和饮料的种类和质量，只有 5%～10% 取决于你的锻炼计划。我们每天摄入的食物和饮料比起锻炼要重要得多。

让我们以一对典型的在职的家长（虚构的）为例，他们各自有稳定的工作，同时还要全职照顾孩子。因为多年来既要忙工作，又要照顾孩子们并给全家做饭，他们没有太多属于自己的时间，唯一能够安排锻炼的时间是在清晨或下班后的时间里，不健康的饮食和饮酒导致他们各自增重了 9～14 千克。这对家长最近都在努力控制体重。

他们从新年开始新的"更健康"的饮食和生活方式，就像许多出于最佳预期而制订的又常常被打破的新年计划一样。除了每天的锻炼之外，他们决定改变饮食习惯，从加工食品组成转向更天然的食物和"低脂低胆固醇"的食物，用"全谷物和健康谷物"、脱脂牛奶来替代全脂牛奶，用植物黄油替代黄油，并且只食用"低卡路里"食品。

他们查看了美国农业部食物金字塔发布的最新营养指南，看到了食物金字塔的基础部分，这部分建议以"健康的全谷物"而不是精粮（加工面粉）制成的面包、意大利面和谷物作为食物金字塔的基础，并认识到奶酪是健康饮食的一个非常重要的部分。所以他们继续购买奶酪，作为自己和孩子的午餐。

在食品商店时，他们也只购买标明"健康全谷物"的产品。他们阅读的所有信息都表明，全谷物是健康饮食和生活方式的重要组成部分，有些广告甚至称这种面包和谷物也被认为是"有益心脏健康"的。他们仔细研究包装，只购买"有益心脏健康"的、"全谷物"的、少糖的产品。他们还购买了一些营养棒，每根棒约含有 15～25 克碳水化合物，约 200 卡路里。

晚餐，他们采购了写着"有益心脏健康"，并且获得了美国心脏协会、美国糖尿病协会以及其他一些社区组织的多个"认可"标志的"全麦意大利面"，并将全脂牛奶换为 2% 脱脂牛奶。尽管有些纠结，但他们还是买了约 1.9 升的冰淇淋，以备那些他们想在晚餐后给自己和孩子们一些甜点的"特殊场合"。最后，他们买了几瓶白葡萄酒，通常他们在夜晚睡前会喝 1～2 杯。

一旦孩子们上床睡觉，家长们会坐在自己最喜欢的椅子上小酌一杯葡萄酒，看会儿电视，浏览社交网站，并检查邮箱，大约在晚上 10:00—10:30 上床睡觉。因为为了工作，他们需要在早上 5 点起床，又因为早上要锻炼，所以他们得提前半小时，在早上 4:30 起床进行晨练。算下来，他们每晚平均只能获得 6 小时的睡眠，其中只有一半被认为是"高质量的深度快速眼动睡眠"。

第二天早上很快就到了，他们到健身房使用了踏步机和椭圆机。因为昨晚吃了两勺冰激凌，还在睡前喝了两杯葡萄酒放松，他们认为每天得加倍努力锻炼，至少燃烧 500 卡路里才能消耗掉昨天额外摄入的卡路里。他们没有意识到的是，昨晚的卡路里已经不在他们的血液中了，它们已经被储存在肝糖原和肌糖原中，如果还有剩余，就会被储存在脂肪中。所以，情况并不像"摄入的碳水化合物/卡路里与消耗的碳水化合物/卡路里相比"那么简单，以跑步或健身房锻炼为例（参见"锻炼当你能……"的重点）。

Jason Fung 是 *Obesity Code* 和 *Diabetes Code* 的作者，他在书中描述了肥胖的根本原因，以一个简单的问题开头："为什么会有胖医生？"[1, 2]。历史造就了我们，参议院营养和人类需求特别委员会主席 George McGovern 在 1977 年宣布，肥胖和心脏病的罪魁祸首是膳食脂肪，从那一天起，甚至直到现在，人们仍旧在批判膳食脂肪。随后，USDA 提出了针对整个国家乃至整个世界的指南，说明每个美国人应该吃什么，以及应该吃多少。随后于

1992 年创建的食物金字塔概述了每个美国人应该摄入的食物和饮料的每天推荐量和种类，这是政治家们为民众决定的，而不是基于科学证据或已发表的文献。

他们的信息很明确："减少脂肪摄入，增加碳水化合物摄入"，还有来自 USDA 食物金字塔的其他建议，例如：

- 增加总碳水化合物摄入，占每天总卡路里的 55%～60%。
- 减少脂肪摄入，其摄入应少于等于每天总卡路里的 30%。
- 食物金字塔的基础部分：每天摄入 6～11 份面包、谷物、大米和意大利面。
- 3～5 份蔬菜。
- 2～4 份水果。
- 2～3 份肉类、家禽、鱼类、干豆、鸡蛋和坚果。
- 2～3 份牛奶、酸奶和奶酪。
- 脂肪、油脂和甜食：要节制食用。

美国农业部将这个毫无科学证据支持的、关于美国人应该吃什么的指南视作事实并强加给公众，为自黑死病以来的、最具破坏性的全球性儿童和成人肥胖、糖尿病、代谢综合征、与饮食有关的癌症和死亡铺平了道路。再次强调，遵循美国农业部的食物金字塔将导致长期的健康问题，包括肥胖、糖尿病、代谢综合征、高血压、自身免疫病和癌症。

这并不是像想象的那么简单。大约 12 年前，我开始改变生活方式的时候，我要做好自我教育才能采取其他行动。这种自我改变的妙处在于，我知道我正在做关于自己的生活和整体健康的所有决定，因此感到绝对自主。我不需要医生告知关于生活方式改变和高质量营养的不准确甚至错误的信息。我需要的只是一些关于对身体有益的东西的知识，更重要的是，知道什么对我无益；只需要具备正确的知识并将其应用到日常生活中。这样说很简单，但要坚持执行并不容易。

Riker 养生不是只有成败的挑战。如果在前一天出现失误，你完全可以在后一天重振旗鼓告诉自己："我今天要尽量做得更好"。完全不需要因为喝得太多或吃了一块芝士蛋糕而责备自己！是的，Riker 养生需要一点承诺和对更好的生活方式的投入，但完全没必要为偶尔的失误忧虑。真的，只需要很简单，在第二天起床后，做得更好。这是我喜欢 Riker 养生的另一点。

这个观点很重要；你必须用"长期游戏"的眼光来看待 Riker 养生。这是一场马拉松，而不像其他典型的、流行的节食方式一样，是一场短跑，在这种情况下，健康生活的每一天都会积累，让你迅速意识到你的能量水平、思维的清晰度、有意义的体重减轻以及情绪和创造力在思维方面的改善有了显著的差异。选择一个或两个关键点开始，每个关键点都可以成为一个小"胜利"，并且随着你获取更多知识，你可以逐渐增加更多的关键点，并在改变生活方式的每一步中感受到差异。

例如，尽管我每天都过着 Riker 养生的生活，但偶尔、也可能会稍频繁一点地打破自己的规则。和我的女儿们共度时光对我来说非常珍贵，我会在这样的场合吃一些焦糖布丁，或者自制冰淇淋。实际上，倒也没有什么过于奢侈的东西。有时，我会做一些生酮脂球，或者一些不含面粉的布朗尼，或者无麸质巧克力片饼干（只用杏仁粉和枫糖浆制作）。我偶尔会喝红酒。至于烈酒，龙舌兰不错，不过伏特加也可以（当然是无麸质的）。我不会对自己严苛到自我厌恶，相反，我们都应该允许自己在生活中有一些弹性，以充分享受生活。成功的关键包括：

- 彻底消除（而非减少）饮食中所有添加糖。
- 不要用人工甜味剂代替添加糖。
- 从饮食中彻底消除（而不是减少）所有小麦、精制谷物（面粉）和麸质。
- 每周吃 2~3 次高质量的蛋白质（鸡蛋、鱼、牛肉、鸡肉、猪肉、鹿肉）。
- 增加饮食中所有健康天然脂肪的来源。
- 增加全天然食物，尽可能多地以富含营养的植物为基础。
- 通过食用富含纤维的食物（益生元和益生菌食物），善待你的肠道。
- 将某种形式的间歇性禁食纳入你的生活中（你可以选择禁食和进食的比例）[3, 4]。

这并非细枝末节，而是这种生活方式改变整体成功的关键。顺带一提，在 Riker 养生中，计算卡路里是一个完全没用的、消耗时间的、不健康的行为，我多年来从未计算过任何一个卡路里。提高摄入食物的质量，并在此基础上增加一些锻炼，才是真正重要的东西。这意味着你必须尝试并最大化食物饮品中的能量密度，不然你就是浪费你的卡路里，停留在"垃圾进……垃圾出"的恶性循环。

最后，你可以做到的。尽力去做，你会惊讶地发现在第一个月你就能感觉非常好。事实上，你的这种好状态能让你继续将 Riker 养生作为真正的生活方式。祝一切顺利。

参考文献

[1]　Jason Fung, The Obesity Paradox

[2]　Jason Fung, The Diabetes Code

[3]　Jason Fung, Eve Mayer, Megan Ramos. Life in the fasting lane

[4]　Jason Fung, Jimmy Moore. The complete guide to fasting

附录

补充剂

这些年，我已进行并继续进行服用许多不同组合的维生素和营养补品，而且每天只需要很少的一点。我经常在周日开始计算，用4个小清酒杯装好这些补充剂，根据每天的补充剂数量每杯吃3~5天。也就是说，我并没有设置每天吃什么、吃多少补品。比如说，我每个早晨起床，煮咖啡的时候我从小杯子里随机拿出5~8粒营养补充剂口服。这是我的方法，对我比较有效。所以，不需要缜密地或者用什么神奇的方法按频率口服这些补充剂。有时我也会忘记服用额外的补充剂。

最近，我换了一个稍微大一点的碗来装维生素/补充剂，所以现在，我会从每个药瓶中取出大约5天量的药片（5~6片），全部放进同一个碗里，并且我尽量选择不同颜色的药片，以避免每天吃同样的补充剂。这里表达的是要找到最适合你的方法，可能是一周一次？一周两次？或者只在周末或只在工作日吃。补充剂在下述，排名不分先后。你需要研究自己的情况以决定吃什么补充剂。记住，不要把某个人的建议作为唯一真理，尽管他们在某种程度上是"专家"。在最后，你决定了自己什么时候、吃什么维生素和补充剂。

- 螺旋藻：这是一种充满营养的蓝藻，含有丰富的营养物质，如钙、镁、钾、铁、维生素B，甚至铜。每片螺旋藻片含有相当数量的蛋白质，并且具有强大的抗氧化作用。目前发现它可能通过其对人体强大的抗氧化作用实现抗癌特性。然而，我每天服用1片是为了提升健康的肠道菌群（通过杀灭念珠菌属等机制），也为了通过肠道来刺激并优化人体免疫系统。

- 益生菌：我每天尽量服用益生菌主要是为了优化肠道菌群。鉴于肠道是最大的免疫器官，优化肠道菌群非常重要。肠道内存在所谓的"益生菌"和"坏"细菌，如你所料，我们的饮食会影响这些细菌的存在。因此，除了预防已经讨论过的肠漏症（主要是通过消除所有小麦和麸质制品），重要的是给肠道以健康的活性微生物。这样做后随之而来的好处，包括整体情绪更好、肠道功能更稳定、皮肤问题减少（湿疹、痤疮、皮炎）、肠易激综合征的减少和 / 或消除（需要与无麸质饮食结合使用）、整体免疫健康 / 系统的增强（进而可以预防癌症的发展），以及肠漏症的消除。

- DMAE（2- 二甲基氨基乙醇）：我服用 DMAE 是因为目前认为它可以促进乙酰胆碱生成。乙酰胆碱是一种对于人体内，尤其是脑内传递信号十分关键的神经递质。乙酰胆碱可以说是人类关键的神经递质，维持其适当水平可以保持大脑的功能、记忆和学习。多项研究表明其效用主要集中于改善整体情绪，减轻烦躁、压力和焦虑。

- GABA（γ- 氨基丁酸）：GABA 是主要的抑制性神经递质，它平衡了另一种神经递质谷氨酸的作用。治疗量的 GABA 对于因大脑内平衡失调而导致的广泛性焦虑症非常有帮助。机体产生 GABA 后与大脑中的 GABA 受体结合，从而产生改善睡眠、放松身心、提升注意力和记忆力、减轻焦虑和压力，甚至降低血压等等的效果。补充 GABA 可能有利于进一步产生这些效果。如果不想再多服用一种药片，你可以食用含 GABA 的食物，如绿茶、红茶、发酵食品、核桃、杏仁、葵花籽和各种鱼类。

- 5-HTP Plus（5- 羟色氨酸、镁、钙和维生素 B_{12}）：血清素是一种影响整体幸福和情绪的主要分子，5-HTP 是一种血清素的前体分子，一个相对无用的事实（我还有很多类似的例子）似乎是，大多数商用的 5-HTP 是从吉夫尼亚单子叶植物的种子中提取的。医学文献中有大量证据显示，体内血清素水平降低与临床抑郁症的发展之间存在强烈且直接相关的关系。血清素可以帮助缓解多种人类疾病，如小脑共济失调、情绪波动、焦虑、肥胖、纤维肌痛、头痛、神经系统疾病（如帕金森病）、失眠和睡眠不良。尤其是在我晚上不再饮酒之后，睡前1个小时左右吃两片5-HTP Plus可以帮助我睡得更深、更安稳。尽管我没有太多数据证明其有效性，但这明显改善了我的整体睡眠质量。你也可以选择在早上服用1~2片作为情绪稳定剂。

- 维生素D_3（5 000单位，胆钙化醇）：这是人体从自然阳光中制造的维生素D的天然形式。值得注意的是，如果你经常晒太阳，你的身体会自然产生大量活性维生素D_3。然而，一般来说，住在美国北部的人（大约以北京到旧金山之间为分界线，并绕过新泽西州的中部）可能没有摄取足够的维生素D_3。全球估计有大约10亿人血液中维生素D_3水平不足，尤其是肤色较深的人和肥胖的人。维生素D_3在帮助体内吸收钙的过程中起着关键作用，同时促进骨骼和牙齿的生长，是一种非常重要的维生素。它也因可以降低患多发性硬化症、心脏病、抑郁症、纤维肌痛甚至季节性流感的风险而闻名。维生素D_3主要的食物来源包括虾、蛋黄、沙丁鱼和鲑鱼。牛奶也是维生素D_3的良好来源，但我未将其列入其中，因为牛奶是为小牛而非成年人准备的。如果维生素D_3不足，主要可能发生两种疾病，分别是软骨病（骨软化）和骨质疏松症（骨骼脆弱伴随骨质流失）。还可能发生儿童佝偻病和成年人的某些癌症。

- 辅酶Q10、α-硫辛酸和乙酰左旋肉碱（复合剂）或辅酶Q10（300毫克），或α-硫辛酸（600毫克）：辅酶Q10是身体自然产生的抗氧化剂，随着年龄增长其生成会减少。它也存在于各种食物中，如肉、鱼和全谷物（我不建议以任何形式摄取）。然而，尤其是当我们变老时，很难获得必要的日常摄入量。因此，目前已证明，这种补充剂，无论是单独使用，还是与辅酶、α-硫辛酸和乙酰左旋肉碱结合使用，都可以减缓帕金森病的进展、改善充血性心力衰竭的症状、提高身体性能，减轻偏头痛的严重程度和频率。其他研究还表明，它可能有助于皮肤健康、改善糖尿病、预防癌症、维持脑健康和功能、减少体内炎症、增强运动表现。

  ★ α-硫辛酸：这是硫辛酸的活性形式，可以作为维持线粒体正常供能的强力辅酶，直接增加线粒体内三磷酸腺苷（ATP）的产生，减少细胞的氧化损伤并提高新陈代谢。α- 硫辛酸联合乙酰左旋肉碱可有助于输送脂肪酸到线粒体内，已证明这种复合制剂口服给药能很好吸收。这个组合促进底物运送到电子传递链，是维持整体线粒体健康和功能的关键组成部分。底物一旦进入线粒体，辅酶就会开始发挥作用。此外，有少数已发表的研究表明，保持血液中乙酰左旋肉碱水平实际上减缓了阿尔茨海默病的自然进展。已证明两者的复合剂可以改善人体的认知功能、心脏代谢和心脏功能。

- 脱氢表雄酮（DHEA）：这种物质由肾上腺天然生成，有助于生成下游的睾酮和雌激素。随着年龄的增长，血液中 DHEA 水平往往会降低。已有研究显示它有助于缓解轻度抑郁症状、骨质疏松症、阴道萎缩，尽管数据薄弱，但它被认为可能减缓衰老过程。我认为可以考虑服用这种补充剂。

- 吡咯喹啉醌（PQQ）：它被当作酶增强剂或辅酶，对线粒体有显著影响，不仅增加每个细胞中的线粒体数，还能通过促进细胞产生能量来提高线粒体的整体效率。也因此，能量水平提高了，睡眠功能改善了，记忆力增强了，生殖能力也可能提高。一项研究专门研究了膳食 PQQ 对人体代谢和神经功能的影响（*J Nutr Biochem*，2013）。这项小型研究显示，摄取 PQQ 能降低 C- 反应蛋白水平（即：减少炎症标志物），并增加与线粒体相关的代谢。

- 记忆复合物（银杏叶提取物、长春西汀、石杉碱 A）：这是几种不同的天然产品组合之一，旨在增强大脑健康和整体功能。这种组合的总体目标是通过以减轻炎症、减少自由基、增加神经递质和提高总血流量为重点的不同的功能和细胞机制来获得大脑健康。有大量的数据支持这些组合在支持大脑健康方面的价值。
  - ★ 银杏叶提取物：它提取自银杏树。银杏树原产于中国，在传统中医中它种植、应用已逾千年。其树叶和种子都可以使用，以前者为主。该提取物含有非常高水平的黄酮类化合物和类萜化合物，它们都被认为是自然界中最强大的抗氧化剂之一。自由基是我们细胞的自然代谢过程的一部分，它高度活跃，可以导致细胞损伤，从而加速衰老并促使多种疾病的发生。银杏叶提取物之类的抗氧化剂可以中和我们体内产生的自由基。

◎ 银杏叶提取物可能通过增加大脑的供血来改善整体大脑功能，这样或可提升大脑细胞的供氧，从而增强认知能力、记忆力和整体大脑功能。银杏叶提取物还具有很强的抗炎作用，可以减轻多种与炎症相关的慢性疾病，如自身免疫性疾病、慢性关节炎、炎症性/肠易激综合征、纤维肌痛甚至癌症及心脏病等。

◎ 千年的历史中，传统中药一直将银杏叶用作头痛和偏头痛的天然治疗方法。这可能是因为它的抗炎作用和扩张血管的作用。然而，医学文献中几乎没有确凿的证据表明它确实有效。就个人而言，我认为它有助于提高思维清晰度和身体的幸福感，所以我会服用它。

★ 长春西汀：尽管它是一种人工合成的化合物，但它与鼠尾草植物中的一种物质非常相似。合成物来自于长春胺。长春西汀的作用主要在于增加脑血流，从而增加了大脑细胞、主要是神经元的供氧。然而，并没有太多的数据真正支持其使用，一些人已向FDA（美国食品药品监督管理局）提出了关于可能的不良副作用和虚假宣传的投诉，并质疑它的有效性。

★ 石杉碱A：从中国石杉中提取，它在中国历史上一直被传统中医用来"清洁和净化思绪"。更重要的是，石杉碱A可以提高乙酰胆碱的水平，这对于与记忆、认知、注意力和学习相关的大脑功能至关重要。

• 低剂量阿司匹林（81毫克）：关于低剂量阿司匹林降低心血管风险和癌症预防的效益（或缺乏效益），有大量经过同行评审后发表的文献。在过去5~10年里，美国预防服务工作组（U.S. Preventive Services Task Force）进行了深入的、系统的综述，研究了阿司匹林与结肠直肠癌发病率的关系。这些分析显示，长期服用阿司匹林可以适度降低结肠直肠癌的发病率。然而，最近的一项综合评估研究（*J Cancer Res Clin Oncology*，2019 May 16）显示，与安慰剂组或不服用阿司匹林组相比，服用阿司匹林并没有明显降低癌症相关的死亡率或癌症发病率。需要注意的是，阿司匹林组的出血并发症发生率要高得多。

- 3种人参（高丽参100毫克，美国人参100毫克，西伯利亚人参/刺五加100毫克或单独使用高丽参500毫克）：人参的历史非常有趣，最早源自中国词汇"人参"（renshen），字面翻译为"人类草药"，可能是因为植物带有手臂和腿的形状，与人体有些相似。它最初被认为是一种食物来源，发现于中国北部山区，距今已有5 000多年的历史。关于人参药用价值的首次历史记录来自中国的神农氏（公元前2700年左右）。据说他对中国各地的植物和草药有着广泛的了解，亲自品尝每一种植物以查看它们对人体的影响。这本书是在公元前200年—公元200年左右写成的，名为《神农本草经》，是中国古代草药医学总纲。

  在中国，人参受到珍视和崇敬，以前仅供御用，普通人被发现使用人参后会受到严厉的惩罚。一个世代传承下来的故事讲述了大约公元前220年前，宋朝皇帝派遣了3 000名士兵前往中国北部的山区采集人参并带回。据说，如果士兵空手而归，将会被斩首！人参的传播和使用在世界各地有着更多的历史故事。

  就种类而言，人参可以分为鲜人参、红参和白参。鲜人参在生长4年内采摘，白参在生长4～6年内采摘。红参在生长6年以上后才采摘。两种主要的活性化合物，人参皂苷和吉托宁（gintonin），协同作用于人体。在多项设计良好的研究中，人参被证明是一种强效的、有抗炎活性的抗氧化剂。已证明它在人体中可以显著减轻炎症并减少氧化应激反应，效果可持续5天。

  其他潜在益处包括改善整体大脑功能、改善勃起功能障碍、提升整体免疫健康、提高能量水平、增加抗癌活性（包括预防结肠癌和抑制肿瘤扩散）、降低血糖水平。从单一补充剂的整体健康益处来看，我会将3种人参列为前5名常规摄入的补充剂之一。

- **高丽参**（单独吃）：这种人参不应和西洋参（*Panax quinquefolius*）或其他类型的人参或衍生物相混淆。高丽参也同样被称为中国人参、韩国人参、红参，它和西洋参相比，功效倾向于"放松"，而后者更"振奋"。就个人而言，我喜欢将这3种人参合并为一个单独的药丸服用，因为这种组合可以产生协同效应。

- **紫檀芪**（3, 5-二甲氧基-4'-羟基二苯乙烯）：它是一种主要存在于蓝莓和紫檀芪的天然衍生化合物。据估计，每克蓝莓中含有大约100～520纳克的紫檀芪。大量证据表明，紫檀芪在各种人类疾病的预防和治疗中具有许多作用。Denise McCormack 和 David McFadden 在 2013 年的 *Oxidative Medicine and Cellular Longevity* 期刊上发表了一篇文章名为"紫檀芪抗氧化活性和疾病修复"的综述，PubMed 可检索（A review of pterostilbene anti-oxidant activity and disease modification）。这篇文章主要强调了紫檀芪在人体中的抗氧化、抗炎和抗癌性质。特别是，几项研究表明，蓝莓提取物和紫檀芪可以抑制乳腺癌的生长，并介导细胞死亡。

  多项研究表明，蓝莓和紫檀芪可以保护心血管，预防心血管疾病，其潜在机制可能在于诱导抗氧化酶产生。紫檀芪（蓝莓）的高抗氧化活性已被证明能降低多种癌症的总体风险，如食管癌、结肠癌、胰腺癌、前列腺癌和胃癌，还能降低广义的血液系统疾病的发病率。还有一项潜在益处在于其对大脑的神经保护作用，极大地减少了随着年龄增长阿尔茨海默病和痴呆症的发病率。我一般每天服用一片紫檀芪补充剂，但如果是蓝莓应季的时候，我更喜欢食用水果，尽量只购买有机水果。

- **还原型谷胱甘肽**：谷胱甘肽以还原型和氧化型两种形态存在，前者具备中和自由基的活性，是谷胱甘肽的稳定形式，是由我们人体细胞自然产生的一种强大的抗氧化剂和自由基清除剂，但通常会随着年龄增长、毒素暴露（例如酒精使用）、压力、营养不良和失眠而减少。谷胱甘肽的结构中含有硫分子，因此，富含硫的食物有助于增加体内谷胱甘肽的自然生成，包括十字花科蔬菜（如西蓝花、椰菜花、小白菜、花椰菜）、大蒜、洋葱、鸡蛋、坚果和瘦肉（鱼、鸡）。

- **维生素 B 复合片和电解质**：一种包括了多种维生素 B ［包括维生素 B_1（硫胺素）、维生素 B_2（核黄素）、维生素 B_3（烟酸）、维生素 B_5（泛酸）、维生素 B_6（吡哆醇）、维生素 B_7（生物素）、维生素 B_9（叶酸）、维生素 B_{12}（钴胺素）］的复合维生素 B 片。

  这些都是水溶性维生素，主要通过尿液排出体外，因此服用维生素 B 复合剂后尿液呈鲜黄色。大多数人通过均衡饮食会摄取足够的 B 族维生素，含有 B 族维生素的食物包括鸡蛋、肉类（鸡肉和红肉）、鱼、蔬菜（牛油果、甜菜、菠菜和羽衣甘蓝）、水果（橙子、葡萄柚、香蕉）、坚果和种子。我认为每天服用复合维生素 B 片很有用，可以明显降低整体压力水平。我每天服用的前五种营养补充剂中尽可能包括复合维生素 B。

- **葡萄籽提取物（GSE）**：葡萄籽提取物是从红葡萄的苦味种子中提取的，数千年来，在欧洲和亚洲都用它来治疗多种疾病。它是抗氧化剂的良好来源，包括花青素、类黄酮、酚酸和其他寡聚型原花青素（oligomeric pro-anthocyanidin，OPC）。葡萄籽提取物是最著名的 OPC 来源之一，有助于预防疾病，抵抗氧化应激和组织器官的损伤，减少整体的炎症。它可能促进胶原蛋白合成并增加骨骼强度，同时缓解炎症、骨骼破坏和自身免疫性关节炎。

  葡萄籽提取物对心智和大脑功能也有好处，比如预防健忘，通过抑制 β- 淀粉样肽和蛋白质的纤维形成来减缓阿尔茨海默病和痴呆症的发展。它还表现出抗菌和抗真菌的特性，多个体外研究显示，葡萄籽提取物可以抑制多种葡萄球菌和念珠菌物种的生长。至少在人体的癌细胞系中，葡萄籽提取物中高水平的抗氧化剂有助于降低癌症风险，对多种癌症类型，如胰腺癌、前列腺癌、皮肤癌、肺癌和胃癌，都有益处。

- **白藜芦醇**：一种主要存在于红酒、葡萄和一些浆果中的植物衍生化合物，主要集中在这些食物的表皮和种子中。例如，在酿酒、发酵过程中包含了葡萄皮的成分，因此最终产品——红酒中含有非常高水平的白藜芦醇。每片药片中含有大约 250 毫克的白藜芦醇，其中大约含有 10 毫克的葡萄籽提取物。多项研究表明，白藜芦醇对整体心血管健康有益，如降低血压和改善外周血液循环。此外，类似于葡萄籽提取物，它已经被证明（主要是在小鼠研究中）可以降低低密度脂蛋白水平，并增加高密度脂蛋白水平。它已被证明可以抑制癌细胞生长，改变肿瘤基因表达，从而进一步抑制癌细胞中重要基因的表达。

- 镁（200～400 毫克）：在我看来，大多数人低估了这种必需矿物质，并做不到摄取足量的镁。它存在于许多种食物中，如肉、鱼、绿叶蔬菜、坚果和种子，以及豆类，但出于多种原因，我不支持食用豆类。体内较低的镁水平可能会潜在地促使阿尔茨海默病、2 型糖尿病、失眠、偏头痛甚至心脏病的发展。相反，每天服用镁补充剂有多种健康益处，如降低血压、改善整体情绪（类似于其他抗抑郁药物）和改善抑郁症，改善血糖控制，降低心脏病风险，减少偏头痛的发生和频率，并改善睡眠模式（更多的快速眼动期睡眠）。

- 有机椰子油（organic，MCT）：椰子油含有一些特定的饱和脂肪酸，尤其是中链甘油三酯（medium-chain triglyceride，MCT），而其他膳食的脂肪多为长链甘油三酯（long-chain triglyceride，LCT）。人体代谢 MCT 油脂的短链脂肪酸的方式与 LCT 不同，不需要被分解，并直接进入肝脏，被转换成可以使用的能源，酮。椰子油、MCT 油粉和其他形式的 MCT 的摄取是生酮生活方式的基础的一部分。已有大量已发表的数据显示对于人类来说，酮体是一种高效的能源来源，它还能治疗多种疾病，如癫痫、阿尔茨海默病和痴呆症，甚至癌症。

　　就整体健康而言，新旧数据均表明高 MCT 含量的饮食与较低的心脏病、卒中、肥胖和糖尿病发病率相关。尽管在一项来自 1981 年的较老研究中，研究人员调查了南太平洋托克劳岛居民的饮食。他们发现，这些岛上的居民总热量摄入中约 60% 以上来自各种形式的椰子。他们没有发现从椰子中摄入高膳食饱和脂肪与心脏病或冠心病的发展之间的相关性，但实际上这些疾病在这些居民中的发病率相当低（Prior IA, Davidson F, Salmond CE, Czochanska Z. Cholesterol, coconuts, and diet on Polynesian atolls: A natural experiment: the Pukapuka and Tokelau island studies. *The American Journal of Clinical Nutrition*, 34: 1552-1561, 1981 ）。

更有趣的是，研究发现，当托克劳岛居民移民迁移到新西兰时，他们的饮食中从椰子中摄入饱和脂肪减少，同时他们摄入的高胆固醇、碳水化合物和糖类饮食增加。由于这一迁移引起的脂质配比的变化，让他们更容易发生动脉粥样硬化和心血管疾病，这一发现直接否定了早在1965 年由 Ansel Keys 提出的虚假相关性和因果关系。

- 磷虾油（ω-3 120 毫克，EPA 60 毫克，DHA 30 毫克，磷脂 120 毫克 + 虾青素 150 微克）：ω-3 脂肪酸（omega-3 fatty acid，ω-3FA）是迄今为止研究最为充分的化合物 / 营养之一。ω-3FA 主要有 3 种类型，即亚麻酸（alpha-linolenic acid，ALA）、二十二碳六烯酸（docosahexaenoic acid，DHA）和二十碳五烯酸（eicosapentaenoic acid，EPA），其中 ALA 主要为植物来源，而 DHA/EPA 主要存在于鱼油，后者源自油脂丰富的鱼类，如鲭鱼、沙丁鱼、鲱鱼、金枪鱼和鳀鱼，比较少见的来源是鳕鱼的肝脏，你可以在商店中看到鳕鱼肝油。对于植物而言，ω-3FA 主要存在于以下食物中：核桃（28 克核桃含有令人瞩目的 2 542 毫克的 ALA ω-3FA，超过了每天推荐摄入量的 200%）、亚麻籽（28 克的亚麻籽中含有 6 388 毫克的 ALA ω-3FA）、大麻籽、布鲁塞尔芽甘蓝、奇亚籽（28 克的奇亚籽中含有 4 915 毫克的 ALA ω-3FA）。

需要注意的是，鱼油（ω-3FA 占 30%，其他脂肪占 70%）中的 ω-3FA，即 EPA 和 DHA，比植物中的 ALA 对健康更有益，后者被认为是"必需"的脂肪酸，这意味着人类和其他动物的身体需要这些无法自行合成的脂肪酸，必须通过饮食摄入。人类已知的另一种必需脂肪酸是亚麻酸，它是一种 ω-6 脂肪酸。因此，了解 ω-3 脂肪酸和 ω-6 脂肪酸的比例（ω-3/ω-6FA）非常重要，因为富含 ω-6 脂肪酸食物的高摄入与人类慢性炎症和许多其他疾病有关。

最近，越来越多的数据强烈表明，高 ω-6FA/ω-3FA 比率，以及高

量的 ω-6 多不饱和脂肪酸（polyunsaturated fatty acid，PUFA），实际上会促进心脏病、外周血管疾病、冠心病、癌症、慢性炎症、肥胖以及各种自身免疫疾病的发病（Simopoulos et al., *Exp Biol Med*, 2008）。例如，你应该尽量维持 ω-6 脂肪酸与 ω-3 脂肪酸的比率为 4∶1（最理想的比率是 1∶1 或更低），并尽量增加富含 ω-3 脂肪酸的食物的总百分比。一些代表性的 ω-6 脂肪酸与 ω-3 脂肪酸比率包括：

★ 核桃 4∶1。

★ 夏威夷果仁 6∶1。

★ 开心果 52∶1。

★ 杏仁和花生：高 ω-6FA 含量，几乎没有检测到 ω-3FA。

★ 植物拥有良好的脂肪酸比率，并富含 Ω-3FA，如菠菜、芒果、亚麻籽、西兰花和生菜中最佳可达到 3∶6 比率。

★ 椰子油几乎没有 ω-6FA 和 ω-3FA，且其中饱和脂肪酸（短链和中链脂肪酸）含量高。

★ 牛油果的 ω-6FA/ω-3FA 比率为 13∶1，但总 ω-6FA 含量总体上相当低。此外，其中 70% 为单不饱和脂肪酸（油酸），其中 12% 为饱和脂肪。

★ 沙丁鱼、鲑鱼（野生捕捞，而非养殖）、金枪鱼和鲱鱼含有高水平的 ω-3FA，其中大西洋鳕鱼、雪蟹、贻贝和金枪鱼最佳可达到 3∶6 比率。

★ 亚麻籽油包含 54% 的 ω-3FA，葵花籽油、葵花油和玉米油分别包含 75%、65% 和 54% 的 ω-6FA。

与 ω-3FA 高摄入相关的益处有很多：

★ 降低机体炎症。

★ 减轻关节疼痛、僵硬。

★ 有助于减轻体重。

★ 可能对眼睛有益（数据支撑力度不充分）。

★ 有利于皮肤健康，并可能减轻皮炎和牛皮癣。

★ 对于精神病、双相障碍等精神类疾患可能有益，同时还能维持大脑功能和活动"平衡"。

★ 降低心脏病、致死性心律失常的动脉粥样硬化斑块形成的风险（有充足的、已发表文献的支持）。

★ 降低总的血甘油三酯水平，升高 HDL 水平，降低血压（但似乎不改变 LDL 水平）。

关键是要最大程度地增加饮食中 ω-3FA 的摄入，并关注那些富含 ω-6 脂肪酸、ω-6 脂肪酸与 ω-3 脂肪酸比例较高的食物。这有助于维持适当的脂肪酸平衡，从而维护整体健康。

- ω 阿拉斯加深海鱼油（可持续资源）1 400 毫克：参阅上文，与 Ω-3 有关。

- 超级 C 免疫复合片，含有锌、维生素 A、维生素 C、维生素 D、维生素 E：这类似于综合维生素，但它结合了多种对优化免疫系统十分重要的维生素和矿物质。我不会详细介绍每种维生素，但这些维生素和矿物质可以帮助您增强基线免疫功能，对于抵抗感染（病毒和细菌）非常重要，有大量数据显示它们可以有效地预防多种癌症的发展。我建议每天（或至少每隔一天）服用这种补充剂。

- 多种维生素 / 多种矿物质补充剂（MVM）：我们的身体必须摄入至少 15 ~ 20 种维生素和矿物质以实现最佳功能，也是我们健康的必要条件，所以，每天应服用多种维生素 / 多种矿物质补充剂。其次，因为高度加工的食品几乎没有任何营养价值，西方饮食中许多食物都不包含维生素和矿物质的最佳来源。因此，您无法在常规饮食中获得这些维生素和矿物质，并有可能耗尽身体中某些必要的维生素和矿物质。关于每天服用多种维生素 / 多种矿物质补充剂的好处和风险的数据各有不同。一些研究表明，在女性中，至少连续服用 3 年的多种维生素 / 多种矿物质补充剂可以降低 35% 患心脏疾病死亡的概率，在男性中没有表现出这种特点（Bailey et al., *J Nutr* 2015; 145: 572-8）。

　　然而，服用多种维生素 / 多种矿物质补充剂似乎对癌症预防有明显的益处。加利福尼亚大学洛杉矶分校的一组研究人员回顾了多年来从可用的随机、对照临床试验中收集的证据，研究了每天服用多种维生素 / 多种矿物质补充剂的有效性。他们主要关注了已完成的"医生健康研究Ⅱ"（Physicians' Health Study Ⅱ，PHS-Ⅱ），该研究访视了一群一般健康的中老年男性（平均年龄为 64 岁），他们被随机分配服用每天多种维生素 / 多种矿物质补充剂，持续约 11 年，并发现，在这段时间内服用多种维生素 / 多种矿物质补充剂的人中患总癌症的发病率显著降低了 8%，且那些有强烈癌症家族史的男性获益最大，癌症发病率比安慰剂对照组降低了 27%。综合多种维生素 / 多种矿物质补充剂的数据，我的强烈建议是每天服用多种维生素 / 多种矿物质补充剂，因为无论是男性还是女性，您都很可能会从中获得一些益处。

- 苹果醋 -1 200 毫克：首先你应该知道这是什么。你可能会先把很多苹果压成泥，然后添加酵母发酵苹果中的糖分，将其转化为酒精，此后向其中添加一些细菌进一步将其发酵成醋酸（基本就是醋）。因此，苹果醋基本上由约 5%～7% 的醋酸组成。您在商店通常会看到它被标记为 "mother's"，这意味着它是有机的和未经过滤的，因此含有许多蛋白质、酶和其他"有益"细菌（并使液体呈浓稠、混浊的外观），也因此，关于苹果醋的益处并没有太多的数据，一些小型的已发表研究显示它在帮助减肥、降低血糖水平、杀灭有害细菌（如致病性大肠杆菌）、改善心脏健康（有争议）、改善皮肤健康等方面可能具有一定的益处，这可能是因为它有能力杀灭某些皮肤细菌。我认为这种补充剂完全是一种可选项。

- 姜黄（姜黄素）-1 000 毫克：这是一种流行千年的香料 / 草药，来自于姜黄的根茎，尤其在印度十分流行，可以用来做饭（使咖喱呈黄色），也可以药用。此外，人体对姜黄的吸收非常困难（默认是姜黄素），因此几乎不可能足量摄取以达到对健康有益的程度。正如您从标签上看到的，几乎所有出售的姜黄产品，无论是液体、粉末还是药片，都将包含一定比例的黑胡椒或胡椒碱。通过这种添加，姜黄素的吸收程度可提高 2 000%！姜黄素是脂溶性的，与富含脂肪的餐食一起摄入也有助于吸收。

姜黄是已知最强大的天然抗炎化合物之一，同时也是强力抗氧化剂。越来越多的证据表明，西方饮食导致了慢性、持续的低水平全身炎症，导致心脏病、糖尿病、代谢综合征、自身免疫性疾病、神经系统疾病（痴呆 / 阿尔茨海默病）和超过 12 种的癌症的发展。姜黄素在细胞水平对抗炎症的效果等效于非甾体抗炎药布洛芬。因此，姜黄的抗炎作用可能为抵抗癌症和预防其他慢性疾病状态提供了强大的自然机制。此外，姜黄也是强抗氧化剂，可以防止细胞受到的持续性的、和疾病状态以及衰老有关的氧化损伤。姜黄能够保护身体免受自由基的侵害，还能刺激机体产生抗氧化酶。姜黄的其他潜在益处包括其增加脑源性神经营养因子（brain-derived neurotrophic factor，BDNF）水平的能力，这对维持"正常"大脑功能非常重要。已经有研究表明 BDNF 水平降低与抑郁和阿尔茨海默病有关。

如前所述，姜黄可以降低患心脏病的风险，并已被证明可以预防癌症，特别是结肠癌。在一项研究中，给予 44 名结肠息肉患者（可能转变为癌症）每天 4 克姜黄素，结果发现该组息肉数量减少了 40%［Carroll et al., *Cancer Prev Res*. 2011 March; 4(3): 354-364］。2008 年，*Cancer Letters* 杂志的一篇评论很好地总结了姜黄素 / 姜黄的细胞活性和分子活性，揭示了其对多种肿瘤类型的广泛活性，如肉瘤、黑色素瘤、乳腺癌、肺癌、白血病和淋巴瘤、胃肠肿瘤、头颈癌、卵巢癌和神经系统肿瘤。所以我建议每天服用姜黄补充剂，它对减少体内炎症和自由基有很大帮助。

- 卵磷脂（高胆碱磷脂、磷脂酰胆碱）-1 200 毫克：卵磷脂是一种天然存在于机体组织中的物质，由脂肪酸组成，作为乳化剂。它存在于鸡蛋、大豆、葵花籽、鱼类和玉米中。其最为人熟知的益处在于降低胆固醇，并提高血高密度脂蛋白。一些其他研究表明，服用卵磷脂可能改善溃疡性结肠炎和可疑肠易激综合征患者的消化功能。卵磷脂的分子结构中包含胆碱，因此可能有助于改善整体脑功能。这是因为胆碱（如乙酰胆碱）是适当的脑功能的重要神经递质。尽管我确实在规律服用这种补充剂（每天或每隔一天），我认为它可以作为一个可选项。

- 小檗碱：这是一种在很多植物中存在的天然化合物，在传统中医药学中已应用千年。许多研究发现它在人体中作用的机制在于激活"长寿通路"的一部分（AMPK）从而调节细胞代谢的方方面面。从减轻胰岛素抵抗和降低血糖水平，到减少肝脏糖异生，再到促进糖酵解和增加肠道微生物群中有益细菌的数量，它在人体中有一系列让人印象深刻的益处。一些研究表明它可能和二甲双胍一样有效（与二甲双胍作用于同一AMPK 途径），并且，它还有一个优势在于它是一种非处方药。其他的优点包括：提高高密度脂蛋白水平，降低低密度脂蛋白水平，降低总胆固醇和甘油三酯的水平。它是一种强效的抗氧化剂和抗炎剂。

- 育亨宾：育亨宾树（*Pausinystalia johimbe*）是中非和西非的常青树，育亨宾由育亨宾树的树皮制成。它的作用机制似乎是选择性地阻断了一些细胞受体，尤其是抑制勃起中重要的 α-2 肾上腺能受体。它最常用于男性的勃起功能障碍，但在男女中都有其他健康益处。有一些混合的证据表明它可能有助于减肥和改善机体成分，主要是因为脂肪细胞上有相同的受体（因此可能导致体重下降和体脂减少）。可能会出现一些潜在的不良作用，如胃肠不适、焦虑、肾脏损伤，甚至心脏病发作。因此，谨慎服用该补充剂，并确保育亨宾的质量良好。

- 烟酰胺核糖［NAD（＋）前体］维生素 B_3 的替代形式＝烟酸：所有形式的维生素 B_3 一经摄入都会被分解成烟酰胺核糖，然后进一步分解成一种人体细胞的辅助分子或辅酶／催化剂，即烟酰胺腺嘌呤二核苷酸［nicotinamide adenine dinucleotide，NAD（＋）］。NAD（＋）的主要作用或功能是充当人体内关键细胞过程和生物过程的燃料源，如修复受损DNA（在人体中持续全天候进行），增强人体免疫应答并增强免疫系统，将食物转化为能源，并设置我们的生物钟／昼夜节律。

也有相当数量的研究表明，补充 NAD（＋）可以减少年龄相关疾病的发生，比如糖尿病，心脏病，阿尔茨海默病，痴呆和视力丧失。需要注意的是，大多数 NAD（＋）的研究都在小鼠而非人类中进行，因此，其在人体中的效用某种程度上仍有争议。我个人而言，我十分喜欢将粉状的烟酸混合到绿色饮品中服用（参见补充部分的 Riker 绿色饮料部分），这可能会导致身体因毛细血管扩张而泛红（也可能是因为线粒体解耦），但接下来就会进入冷静和宁静的状态。

- 烟酰胺 = 维生素 B$_3$：它是维生素 B$_3$ 的两种主要形式之一，另一种是烟酸。它在很多方面很有益处，比如增强免疫力，改善皮肤表现（外用以增厚角质层），减少痤疮并逆转一些年龄所致的色素斑，还能减少身体和皮肤的炎症。一篇 2004 年的文章综述了这些优点［*Cosmetic Dermatology*, by W. Gehring, 2004 April, 3(2), 88-93］。

有几种服用烟酰胺的方法。它是维生素 B 复合片中的几种 B 族维生素之一，对于大多数人来说也已经足够。值得注意的是，摄入更高剂量的粉状烟酸（添加 1 克到 Riker 绿色饮料中）的主要原因是其有助于改善血脂情况，特别是它能改善低密度脂蛋白（LDL）、高密度脂蛋白（HDL）和甘油三酯水平。追溯到 20 世纪 40 年代，有大量的数据显示服用烟酸具有一些非常显著的好处。

发表在 *American Journal of Medicine*［*American Journal of Medicine*, 2017, Feb. 130(2): 173-187］的一篇文章进行了一项系统性回顾，综述了 13 项随机对照临床试验，研究烟酸在当前临床实践中的作用（不仅作为简单的营养补充剂）。他们发现，烟酸会显著增加 HDL（这是有益的），降低 LDL 和甘油三酯（也非常有益），并可能预防与心脏相关的疾病，如卒中、心脏病发作，以及可能的冠状动脉疾病。

定期服用烟酸的还有其他健康益处包括用于治疗糙皮病。糙皮病是一种由烟酸缺乏引起的疾病，症状包括皮肤炎、腹泻和痴呆，在严重情况下可能导致死亡。并且，烟酸可能有助于减轻与关节炎和骨关节炎相关的关节疼痛，改善皮肤功能（通过保护细胞免受太阳损伤），降低患非黑色素皮肤癌的风险。烟酸还可以提升大脑功能，进一步导致"认知清晰"（与脑雾相反），这可能是通过其与辅酶 NAD/NADP 的功能有关。就重要性而言，我将这种补充剂列为我推荐的每天补充剂的前五名之一（或至少每隔一天服用一次）。

- NMN（β- 烟酰胺单核苷酸）：NMN 可以由人体细胞制造，也可以从许多食物中获取，如卷心菜、西蓝花和牛油果。其生成过程如下：烟酰胺核糖苷（维生素 B₃）在我们的身体内被转化为 NMN，然后进一步转化为 NAD。因此，NMN 被认为是 NAD 的"助推器"，且后者很可能延长人类寿命。购买到的 NMN 可以是多种形式和浓度的，有效剂量可能是每天 1 000 毫克。它可以每天与白藜芦醇（1 000 毫克）、二甲双胍（1 000 毫克）一同使用。关于这种组合以及为何考虑服用它的更多信息，请阅读 David Sinclair 的著作 *Lifespan: Why we age and why we don't have to*，这是一本很有意思的关于长寿和衰老的书。

- 二甲双胍：多年前就有研究人员注意到，正在服用抗糖尿病药物二甲双胍的患者似乎过着明显"更健康"的生活，而这似乎与其对糖尿病的影响无关。其作用机制似乎类似于其他药物，如西罗莫司、白藜芦醇（resveratrol）和其他 NAD 助推剂，二甲双胍限制并抑制线粒体中的代谢反应。这反过来导致特定细胞化合物 AMPK（一种酶）和 SIRT-1 的激活，从而产生众多正面的下游效应。有强有力的数据显示，二甲双胍可以显著降低患痴呆、心血管疾病、癌症、体弱以及抑郁的可能性，同时大幅提高整体寿命（请参见 David Sinclair 的著作 *Lifespan*）。是的，这种药物需要医生的处方，这对于那些从未阅读过或不愿了解这种药物的非说明书用途的医生来说可能会有些问题。

　　在我在新奥尔良与路易斯安那州立大学健康中心工作期间，我们撰写了一篇全面的综述，介绍了使用二甲双胍对癌症免疫产生多重影响[1]。已证明二甲双胍可以利用 David Sinclair 所描述的 AMPK 途径来降低癌症风险，干预与癌症的初期发展和后续进展有关的关键免疫途径。此外，二甲双胍可以增强免疫功能，同时靶向 AMPK 依赖性和 AMPK 独立通路。

- Riker 的绿色饮料：我每两周做一次这样的混合饮料。这都取决于我一天结束后回家时的感觉怎么样。我也经常在周末喝一杯。你需要关注自己的身体，它会告诉你，你是否需要一些绿色饮料。你可以试试从一包绿色粉末混合物开始，加入纯烟酸粉（1 克 =1 勺，使用提供的小勺），有机三重纤维粉（包括金合欢树、菊糖和洋车前子壳）-1 大勺，有机蓝绿藻粉，你还可以选择：有机胶原蛋白肽、有机姜黄粉、有机奇亚籽、有机亚麻籽。可以选择鲜榨柠檬汁或橙汁用于调味。

患者反馈和真实的故事

Mark Latham 的故事

黑色素瘤：你拥有这项权利……

2017 年 3 月，我被告知我的小腿后部患有ⅢB 期黑色素瘤。2018 年 7 月，我已经完成了所有的临床试验治疗，并以无癌的状态向前迈进。在我与癌症斗争的旅途中，我曾与许多病友们交流，有的是同样患有黑色素瘤的人，有的是他们的朋友或家人患有黑色素瘤。我坚信我现在很健康，10 年后也会很健康，因为我掌控了自己的身体健康，作出了改变生活方式的艰难决定。我拥有着掌控自身健康的能力，而你也一样。

当我说"你有能力……"，我的意思是你拥有自己的健康决定权，不应该让其他人（医生、家人、朋友）来替你自己作这些有关健康的决策。

每个人都可以给你建议或意见，但你必须有自己的主张。医生可能会犯错误，家人和朋友会基于他们自己的生活而不是你的生活作出假设，他们的决策不一定对你适用。作为背景，我想让你知道的是，我是一名并没有医学专业知识的 IT 经理。在这之前，我对癌症以及黑色素瘤一无所知。我一直认为自己是一个健康人，55 岁男性，过着周末跑步、骑自行车的平常生活，我从来没有考虑过可能的健康问题，也从没有过任何健康问题。

这个故事教导我，我有能力自己作决定，并且需要做自己的健康倡导者。我可以向别人询问信息，但我必须提炼和分析这些信息，然后作出最适合我的决定。故事要从 2005 年说起，那时候我做了一个额头上小黑色素瘤的切除术，切除后没有留下瘢痕，从那以后，我每年都去做皮肤检查。

2005 年，我没有对此做任何额外的研究，也没有对我的生活作出任何改变，我只是觉得随着我的年龄增长这些事情都会自然而然发生。

2016 年，皮肤科医生说一切都很好，"没有问题"，就和过去 11 年一样。2017 年 3 月，一个朋友跟在我身后骑车，对我说："你腿上的痣应该检查一下。"于是，我又去找了皮肤科医生。在我追问了更多问题之后，皮肤科医生说，我们需要对你小腿后面的痣进行活检。活检的结果令人担忧。ⅢB 期黑色素瘤，Clark 分级为 4 级，有溃疡，2.7 毫米厚，每 1 个高倍镜视野有 10 个核分裂象。皮肤科医生切除了黑色素瘤（我以为），并告诉我应该打电话给当地医院，安排与黑色素瘤专家会面，讨论治疗方案。那是一个周五，我给推荐的医院打了电话并留了言。在等候回电话的时候，我在网站上搜索了黑色素瘤、Clark 分级、溃疡和厚度相关的资料。在我自己阅读了几个小时后，我意识到这可能会威胁到我的生命，如果现在不进行妥善处理，我可能会在 2 ~ 5 年内死去。

周五那天，我并没有接到当地推荐医院给我打回的电话，在我的脑海里，我认为我得了癌症，可能会死，为什么他们不立即给我回电话！我利用等待的时间搜索擅长治疗黑色素瘤的外科医生。我的目标是找到最好的黑色素瘤外科医生，而不是离我最近的医生。我搜索并列举了一份优秀外科医生的名单，并与我的一位外科医生朋友交流。我告诉他名单上的名字，他说如果他得了黑色素瘤，他会去找 Adam Riker（我名单上的第一名）。我住在亚特兰大，我本可以选择当地的医院，但我想要有选择的余地。

我认为自己很幸运，因为我能在那个周六与 Adam Riker 成功取得联系，周日与里克的团队交谈，周一上午就可以在新奥尔良会面。在发现黑色素瘤的两周之后，我接受了淋巴结切除手术，在我的左小腿上进行了皮肤移植以修复整个被切除的黑色素瘤，并且为了保险起见，额外切除了边缘部分（由于皮肤科医生的失误导致当时没有完整切除）。3 周后，当地的医院终于给我回了电话，问他们能做些什么来帮助我治疗我的癌症。你的健康决策权掌握在你手中，你不能光靠等待医院或医生。如果你没有得到专业知识、答案或回应，你必须尝试做一些不同的事情。

我读到的所有关于黑色素瘤的研究都表明黑色素瘤会复发。现在我确信黑色素瘤和淋巴结已经被切除，最大限度地减少了未来的生长，我的目标是尽我所能防止黑色素瘤复发。Riker 医生告诉了我，如何改变生活方式、标准治疗、相关研究和一项新的基因检测。同样，没有其他医生告诉过我生活方式的改变或这项检测，这些信息有多"新"？这就是为什么你必须找到"专家"，不仅是合格的医生，而且是他们领域的专家。我在找排名前 1% 的医生或者排名第一的医生。

关于基因检测：Riker 和我谈过，如果检测结果提示复发的可能性小，我可以合理地选择不再接受进一步治疗。但是，检测结果显示，根据我的基因，我可能还会有更多的黑色素瘤，我们进一步讨论了可行的治疗方案。生活方式的改变：改变生活方式可能不像基因检测那样科学，但许多研究信息表明，更好的免疫系统将更有可能减轻任何用于对抗或预防黑色素瘤的药物的副作用。生活方式的改变是转向生酮的生活方式。吃健康的脂肪，减少碳水化合物的摄入，同时进行锻炼。

大多数研究表明，医生决定将"标准治疗"作为最佳治疗方法。在这种情况下，标准治疗是伊匹单抗治疗，但它有超过 60 个列出的副作用，包括死亡。这种标准治疗方案是医生们最常选择的，因为它是一个简单的答案，风险低，保险公司可以接受。你需要做你自己的拥护者。继续问问题。由于 Riker 的经验和研究，我们讨论了其他选择。经过研究之后，Riker 发现了一项临床试验，该试验使用的是一种较新的、攻击性较小的药物——纳武单抗。

为了尽一切可能减少药物的副作用和黑色素瘤的未来生长，我选择执行这两种策略：改变生活方式，参与临床试验，而不是标准的治疗方案。通过与 Riker 的合作以及一系列纳武单抗的临床试验，我决定在亚特兰大进行一个月后开始的试验。我在试验中获得了第一个名额。强烈的动机使改变变得更快。我知道即使在试验中也有 33% 的机会获得伊匹单抗（当时的标准治疗），所以我想在试验开始之前成为生酮者，以确保我的免疫系统处于最佳状态。Riker 在视频网站上录制了一个研讨会，我马上就看了，Riker 还列出了一份改变你生活方式的清单。

他把这份清单称为"Riker 养生"。我并没有花 60 天或 30 天来逐渐落实，而是立即按照这个生活法则来执行。立即戒掉所有的糖和人造甜味剂，立即戒掉所有的无糖汽水；把我的常量营养结构改成 75% 脂肪 /20% 蛋白质 /

5% 碳水化合物。这对我来说是一个巨大的改变，但我的动力十足——为了减少药物副作用，防止我的黑色素瘤在未来复发。Riker 养生改变了我的购物方式、烹饪方式和吃饭时间。在这个方法论中没有"作弊日"，它只是一种新的生活方式，一种纯净的生活方式。我仍在坚持以前所有的锻炼、铁人三项训练和比赛。尽管在 12 个月的临床试验输液和测试期间，我的比赛成绩比患病前的比赛成绩慢了 20%～30%。

现在，我已经完成了 12 个月的药物注射，并且在我身上没有出现任何副作用。我写这篇文章的原因之一是，Riker 和负责临床试验的医生都邀请我以此来帮助、激励其他人。许多人都有注射药物的一些或许多副作用。许多人在切除淋巴结手术后出现肿胀。我并没有对手术的副作用完全免疫。当我长时间处于静止状态时，比如看足球比赛、长途飞机旅行或开车的时候，我的确都会穿压力袜，但日复一日，在我正常的锻炼下，脚、脚踝、小腿或膝盖都没有肿胀。我知道我可能只是一个侥幸或一个例外，我很幸运，我没有副作用。也可能是因为我已经做了所有我能做的改变来获得更好的结果，其中一个或所有的改变都产生了积极的影响。我永远不会知道，但我更愿意认为是后者，并且我对会发生的事情具有一定的控制权。

我已经结束了临床试验的药物输注，但生活方式的改变一直保持着，并将继续生酮，因为这让我感觉更好、更健康。许多人告诉我生酮的生活方式是一时兴起的潮流，对许多人来说可能是，但我并不是为了减肥而改变自己的生活方式，也没有模仿别人的做法。我改变我的生活方式，旨在减少癌症药物治疗的副作用，并防止未来黑色素瘤的生长。它对我来说非常有效，我会推荐它作为每个人考虑的选择。生酮生活方式对我的副作用有：①降低胆固醇的数值；②减轻了几千克；③用 DEXA 扫描仪测量显示体脂率下降。

我有能力为自己的健康作决定。我应该早点质疑某一些医生给我的建议，这一切就都不会发生吗？我永远不会知道。但我知道的是，我再也不会盲目接受任何人的建议，即使是受过良好教育的专业人士也不能，因为他们不像我了解自己那样了解我。我会听取我调查过的专家的建议，我会听取朋友和家人的建议，但也会问他们为什么相信他们所告诉我的内容，这样可以为我的决策作为铺垫。但是，只有我自己才是健康的第一责任人。

最终，我得以找到一位更有经验的皮肤科医生，也是世界上最出色的黑色素瘤外科医生之一，并参加了世界上最好的临床试验之一，让我对自己未来的健康充满信心。我最近的磁共振和 CT 扫描结果显示我的身体从头到脚都没有肿瘤。

我写这些都是为了告诉你，你有权利，你应该在你广泛研究过的专家的帮助下，对你的健康作出自己的决定。

祝你好运。

Doug Risher

我是一名 60 岁的男性，在 36 岁时被诊断出患有巴雷特食管，从那以后我一直在服用奥美拉唑或埃索美拉唑。在过去的几个月里，我一直在实施 Riker 养生，它改变了我的生活。我不再服用任何治疗胃反流的药物，事实上，我再也没有胃灼热或反流了，并且有着婴儿般沉稳的睡眠。以前睡觉时我必须用 2~3 个枕头来保持头部抬高，而现在可以平躺睡眠，非常健康。我强烈推荐 Adam Riker 医生和他的 Riker 疗法。我按照他的指示去做，感觉很神奇，我现在可以说我没有服用任何药物，生活方式也健康得多。

Connie Machado

亲爱的 Riker 医生：

首先，我要感谢您给我这个机会来分享我的健康之旅，希望能对其他人有所帮助。大约 5 年前，那时我住在纽约，我开始注意到我有高血压。我一共拜访了 3 位不同的心脏病专家，做了很多测试，包括压力测试、颈动脉多普勒、24 小时心电图、压力监测器等等。医生告诉我应该每天服用一片小剂量阿司匹林，并给我开了利尿剂。这些药使我很不舒服。第二位医生给了我 50 毫克的氯沙坦，这种药确实对我有帮助，而且副作用很小。我询问了医生关于高血压的原因，最后，他说"他们"（医生）并不知道为什么人们会有高血压，他们只知道像低盐饮食、锻炼和减少压力这样的事情有助于降低血压。

于是，我改变了我的饮食，比如少吃垃圾食品，并且每周散步几次，改变了我生活的一些方面，这有助于减轻压力。这一切都有助于降低我的血压，我自己决定停止服用处方药物。大约 9 个月前，我们全家搬到了佛罗里达州，由于搬家带来的所有变化和事情，我的心理压力水平又上升了，饮食也开始越来越不健康，这导致我的血压再次升高。我的医生建议我服用一种叫作赖诺普利的药物，这种药我只吃了两天，因为它使我的血压立即上升到 200/100mmHg 左右。你可以想象我有多害怕。最后我又去看了医生，让他给我开了 50 毫克的氯沙坦。因为它在几年前效果相当好。他还开了胆固醇药物。

为了找出如何自然地降低血压，我开始在网上做一些认真的研究。我在视频网站上看了很多关于血压治疗的视频。最后，我产生了两个主要的想法：间歇性禁食和生酮饮食。这对于我和我的家人来说都是一次改变生活的经历。当然，减肥不仅重要，而且让人感觉很棒，但它只是健康的连带作用。就像 Riker 生活法则描述的那样，我实施了他描述的许多健康习惯，感觉好多了。虽然我没有服用主治医生给我开的降胆固醇药，但我的胆固醇水平下降了，我可以吃各种美味的蛋白质。一开始，我只禁食大约 16 个小时，然后逐渐养成每天只吃一次的习惯。你不仅可以真正享受这顿饭，还可以节省时间和金钱，因为你不必一天做 3 次饭，也可以减少购买必需品的时间和金钱。

而且，你也不需要经常上厕所。几个月前，我又来到了 Riker 医生那里，因为有一个肿块必须切除，虽然还没有完全确定，但有癌变的可能性。我的世界又一次被颠覆了……各种各样的想法在我的脑海里闪过，但最重要的一个问题是：谁会是最好的手术治疗医生？当我在 Riker 医生的办公室等待轮到我的时候，我注意到一张传单，上面详细介绍了 Riker 医生的健康养生法，这让我安心，我肯定是来对地方了，找对了医生。在办公室访问期间，我不断听到 Riker 医生是如何非常努力地帮助他的患者保持健康，并尽可能地远离药物。令我非常欣慰，这是一个真正关心我的医生。手术进行得很顺利，这是一个良性肿物。术后恢复得很顺利。我必须承认我仍在努力改善我的饮食习惯，但我迫不及待地想看到和感受我到达那里的结果。再次感谢 Riker 医生，您对患者的关心远远超过了患者的期望和要求。

Linda Vernon

实际上，这一切都始于我在一月一个寒冷的早晨醒来，穿上了一条裤子。完全出乎意料的是，我竟然扣不上扣子了，于是我作了一个果断的决定，我必须行动起来，而且要快！回想起几个月前 Adam Riker 医生告诉我的间歇性禁食的好处，我决定回顾他的信息。在那一刻，我决定试一试！我从 2023 年 1 月 4 日开始了我的间歇性断食之旅。

一开始，我履行"16+8"方案。我惊喜地发现这真的很容易。那时我一天只吃两顿饭，但并不觉得饿。很快，我就进阶到了"20+4"方案，再一次，我发现这对我来说也很容易。截至今日，2023 年 3 月 12 日，我每天只吃一顿饭，即使在进行了 5 天的游轮旅行后，我也减掉了 11 千克！我感觉很好，很高兴地说，这已经改变了我的生活方式。我强烈推荐，不仅是为了减肥，也是为了它提供的健康益处！谢谢你，Riker 医生，谢谢你的忠告和建议！

第二部分

Raymond 锻炼

健康生活的综合方法：
通过健身、力量、柔韧性和呼吸实现健康生活

引言

众所周知，保持活跃、保持力量和灵活性、减少压力，对我们的健康和幸福至关重要，但这就是问题所在。除非这些活动变得简单、方便、能令人乐在其中，否则人们总会缺乏投入其中的热情。这需要时间和持续性的努力才能取得积极的成果。要想在这个项目中取得成功，你必须乐于接受各种不同于传统健身方案的方法和练习。想想看，如果你只做其他人都在做的事情，那么你的结果也必然是一样的。增加功能性力量和瘦肌肉量、改善运动范围、减少压力或炎症只是你可以期待的其中一部分内容。

The Raymond Routine 着眼于"整个个体"，提供了达到健身和健康的最高标准所需的工具。提高血液含氧水平，利用人体的自然恢复能力，可以让你的头脑更加清醒，提高你的思维清晰度，让身体充满活力。

随着肌肉不平衡得到纠正，姿势得到改善，你的动作将变得更轻松流畅。就如世界上没有两片相同的树叶，每个人都是独一无二的，因此个性化的锻炼计划会考虑到这一点。这些锻炼都十分便捷，但又非常有效。运动、柔韧性和呼吸的独特组合将创造一种不可阻挡的力量，将你引导向更好的生活方式，迎来由内而外的身心健康。

李小龙的方法

李小龙令人难以置信的人生历程激励着我们不断努力提高自己，他的方法为人们提供了整合健身与健康关键要素的模板。经过广泛的研究，他将最有效的武打技术和动作（甚至剑术和舞蹈）与自己的想法融合在一起，形成了他的截拳道方法。他大刀阔斧地改变了武打的规则——攻守兼备，在进攻的同时，他会同时格挡；在防御时，也会同时进攻。当然，这样产生的结果是让动作变得更加简单，具有极高的速度与效率。李小龙的方法蕴含着阴阳哲学，即"世间万物都有不可分割的阴阳两面、是矛盾的对立统一"

（Cartwright，M. 2018）。

　　李小龙是等长训练的大力支持者，许多人认为这就是他拥有超人般的速度和力量的原因。标准训练往往会导致肌肉过度发达和肌肉失衡。创造平衡力量和机动性的简单方法也是发展肌腱强度的理想方法，而肌腱强度对于传递肌肉力量和提供关节稳定性至关重要。我们都被告知"感觉好不如好看"，但如果基础结构薄弱，每次运动都带来紧张和痛苦，那么"好看"又有什么意义呢？力量和活动能力应该同时得到最佳的发展。通过雷蒙德的练习，你会发现力量、肌肉质量和活动能力都有了显著改善，并且只需要最少的设备、时间和恢复过程。

健身的基本力量

　　一位著名的俄罗斯哲学家提出了"三法则"，即"发生的每一个行动或事件都是 3 种不同的、相反的力量同时作用的结果：积极的、消极的和中和的"（Gurdjieff，AZ Quotes）。这些力量的表现取决于它们为了完成某些特定任务而相互作用的方式。例如，如果你锻炼是为了增强肌肉力量，那么"锻炼"肯定代表了积极的一方。你的机动性代表了一个限制因素，它是对抗第一种力的阻力，所以它可以被视为是消极的一方。注重正确的呼吸可以让你在你的力量和机动性的限制下正确有效地运动。这就形成了中性力，将另外两种力结合在一起。将你的注意力转移到柔韧性或呼吸上，会导致每一种力量的所处位置发生变化，但这 3 种力量仍然是整体平衡的一部分。

　　身心感觉良好远远不仅仅是或这或那的零星几次锻炼所能带来的。在许多不同的途径上建立积极的习惯，是创造一种健康的生活方式所必需的，这种生活方式可以持续终生。把注意力集中在健身的 3 种基本体力上——力量、机动性和呼吸，是创造健康、体能和活力的关键。典型的训练计划如果只专注于其中的一两个要素，那就注定要失败。最终将造成失衡、效率低下和停滞不前。了解这 3 种力量的重要性以及它们之间的相互作用对你的健康来说是无价之宝。

第1章　力量、柔韧性和呼吸

为健康和长寿的力量训练

大多数人认为衰老是人体长期"磨损和撕裂"的必然结果，但这并不能解释为什么我们似乎随着年龄的增长，衰老速度会越来越快。如果你认为任何身体机能的衰退都是衰老过程中不可避免的结果，那么你可能会惊讶地发现，至少有一半与年龄相关的肌肉、骨骼和关节功能衰退都是由于缺乏运动造成的。经常锻炼可以帮助保持肌肉质量，让你能够在年龄增长过程中仍保持身体强壮、精力充沛、苗条和健康。人生长激素（human growth hormone，HGH）的水平在30岁前一直保持在较高水平，来帮助我们保持年轻——修复组织损伤，增强肌肉，燃烧脂肪。随着年龄的增长，HGH水平逐渐下降，导致明显的生理和心理衰老迹象。还记得印第安纳·琼斯对自己不再是过去的那个人的自鸣得意的回答吗："亲爱的，这不是日子久了，而是阅历多了。"有关衰老的研究表明，运动，即使是低到中等强度的运动，也能显著提高血液中的HGH和睾酮水平，最终减缓衰老过程，延长寿命。

中等到高强度的运动可以显著增加整体血流量，将更多的氧气和营养物质输送到需要的地方。甚至你的大脑也受益于血液循环的增加，创造新的血管和脑细胞，以获得更好的思维敏捷度，更敏锐的记忆力和更快的学习能力。运动还可以释放内啡肽和其他有益的激素（包括生长激素、血清素和睾酮），以支持多种功能。骨骼肌减少症指的是指与年龄有关的肌肉质量和力量的丧失，大约影响着1/3的人口，是体现死亡率的一个重要标志。这个过程在40岁左右开始，随着我们过了60岁而逐渐加速，并与体重指数（body mass index，BMI）、全身总脂肪量和慢性身体炎症的增加有关。阻力训练已被证明能有效地减少甚至逆转这些影响。

运动有多重益处

- 提高肌肉质量，减少（由于正常衰老）造成的肌肉流失。
- 有助于保持健康的体重。
- 提升睡眠质量，降低压力。
- 改善心脏健康和肾脏功能。
- 降低整体血压。
- 改善整体血脂状况，提高"好胆固醇"（高密度脂蛋白）的水平。
- 使血糖水平更加稳定，降低胰岛素峰值。
- 改善皮肤健康，减少痤疮，皮疹，酒渣鼻和湿疹。
- 降低全身炎症水平。
- 改善身体灵活性，提高基础代谢和能量水平。
- 提高细胞排毒功能，改善神经系统功能。
- 支持和增强免疫系统，以抵抗感染和疾病。
- 改善整体情绪，增加性欲和性冲动。

柔韧性 + 力量 = 机动性

柔韧性指的是关节在拉伸期间肌肉保持放松而不被激活的情况下，关节所能够活动的整个运动范围。被动或静态柔韧性是指外力施加在放松的肌肉上，使关节在其活动范围（range of motion，ROM）内移动。虽然柔韧性增加了，但肌肉力量没有增加。主动拉伸或运动，可以利用一个肌肉群来拉伸另一个肌肉群。这种方法在整个关节活动范围内能增强肌肉力量。活动度被认为是主动的柔韧性，因为被拉伸的肌肉被激活或启动从而协助运动。活动度使我们能够在你的活动范围内正确地移动。柔韧性则是活动度的先决条件。只追求力量而忽视柔韧性会导致肌肉紧绷，肌肉过度紧张，姿势不佳，形成不正确的运动模式。只有具有一定的柔韧度，我们的肌肉才能够有序地收缩和放松，从而有效地做出协调的动作。拉伸肌肉和结缔组织的方法多种多样。它还有助于保持活跃；你所做的每一个动作都包含着某种程度的拉伸。

你的身体需要一定的肌肉张力来支撑你的体重并保持良好的姿势。然而，过度的肌肉紧张可能是由于不活动、肌肉无力或衰老的影响。提高柔韧性很大程度上取决于在中枢神经系统和肌肉之间建立更好的沟通，以缓解过度的紧张。当中枢神经系统认为某个动作的幅度不稳定的时候，它会自动将你的动作抑制到它认为你的关节力量可以承受负荷而不会受伤的程度。这种"拉伸反射"可以保护你，防止关节活动范围过度从而造成伤害。提高柔韧性很大程度上取决于在中枢神经系统和肌肉之间建立更好的沟通，以释放过度的张力。如果仅仅是简单地增加运动的范围，而不给予对应范围所需要的拉伸，只会导致不正确的运动模式，甚至造成损伤。无论如何，提高活动度也会成为提高相应的关节活动范围所具有的力量。在你的极限范围内变得更强，从而提高活动性，比仅仅扩大范围要重要得多。

柔韧性通常会随着年龄的增长而下降。肌腱和韧带的力量来自胶原蛋白，柔韧性来自弹性蛋白。正常的衰老过程会导致胶原蛋白与弹性蛋白的比例增加，我们的关节和结缔组织变得更加缺水，从而导致柔韧性的丧失。除此之外，数以千计的微损伤也会形成瘢痕组织（也由胶原蛋白构成），它们会沉积在我们的肌肉，导致肌肉、肌腱和韧带紧绷。当你想到这幅可怕的画面时，你就会意识到，随着时间的流逝，感到肌肉僵硬和疼痛是有迹可循的。说起拉伸，几乎每个人都有着错误的认知，因为他们认为拉伸仅仅是拉伸肌肉而已。然而实际上，紧绷的肌肉和结缔组织并不是肌肉不灵活的主要原因，而是神经系统在应用拉伸反射时诠释紧张的方式。鉴于此，许多"与年龄有关"的柔韧性和力量下降以及关节和肌肉疼痛的增加，与其说是衰老的结果，不如说是久坐不动的生活习惯导致的。

你可以运动到面色发青、吃有益的食物、得到充分的休息，但如果你的结缔组织（筋膜）太紧，束缚着你的肌肉，它们就没有足够的空间生长。此外，肌肉紧绷和姿势不佳可能是由于整体肌肉无力和对立肌群（如股四头肌和腘绳肌，或肱二头肌和肱三头肌）之间的力量不平衡造成的。如果一个肌群（主动肌）弱于其对立肌群（拮抗肌），主动肌群的肌张力会增加，以弥补肌肉力量的不足，从而保持关节两侧的张力相等。

许多人大腿后侧的腘绳肌非常紧绷，这主要是因为大腿前侧的股四头肌要相对强壮得多。因此，加强腘绳肌将会使这两个肌肉群有更好的平衡，提高柔韧性。传统的放松拉伸并不是有效的解决方案，因为你增加了柔韧性，却没有在新拓展的范围加强力量，这会导致容易受伤。同时增强力量和柔韧性的拉伸方式具有双重功效，对实际的运动更加有效。使用等距（静态）收缩是增加机动性的有效方法，主要是因为力量和柔韧性可以同时发挥作用，重点加强关节末端的活动范围，有利于更快地提升柔韧性，同时增加力量。力量、柔韧性和机动性是相互依存的。要警惕过度的被动柔韧性训练，这种训练会让关节、肌腱和韧带处于一个不稳定的位置，肌肉无法提供支撑。如果在拉伸的同时肌肉没有进行等长收缩，那么相应范围的肌肉就不会增长与之匹配的力量，这可能会导致运动功能障碍、炎症和肌肉损伤的风险增加。

力量的多重益处

- 提高柔韧性，减少肌肉紧张，提高运动效率。
- 增加肌肉募集，增强力量。
- 让筋膜更加灵活，为肌肉增长提供额外的空间。
- 改善姿势，减少全身疼痛。
- 增加血流量，协助氧气和营养物质向组织输送。
- 形成更好的血液循环，意味着更多的能量和更快的恢复速度。
- 促进淋巴循环，有效清除毒素，提高免疫力。
- 找到肌肉、肌腱、关节的薄弱部位或不稳定、不平衡的部位。
- 改善关节稳定性，提高肢体协调性和平衡能力。
- 降低肌肉和关节损伤的风险。
- 提高精神幸福感，创造积极和放松的情绪，减少压力水平，提高睡眠质量。

生活中的呼吸

调节食物摄入量、充足饮水以及高质量睡眠，都是恢复精力和健康的重要组成部分，但你有没有停下来问过自己，你是否呼吸了足够的空气？作家James Nestor 曾阐述过用鼻子呼吸对健康的好处。

正常的呼吸很浅，氧气通过口腔进入肺部。在一次正常呼吸中，我们只用到了肺活量的其中一小部分，而我们的总肺活量要大得多。用口呼吸而不用鼻子呼吸，不仅会限制从空气中提取的氧气量（大约减少 20%），还会导致呼吸过度，也就是所谓的过度换气。这是疲劳和加速衰老的常见原因，因为你的呼吸方式与身体的其他器官系统有关。过度换气使我们的身体处于"高度警戒"状态，将含氧血液重新导向重要器官，类似于身体感觉到危险时的"战斗或逃跑"反应。这反而又会导致皮质醇分泌过多、肌肉紧张、消化不良和废物清除不畅，并且引起更大的精神压力和焦虑。显然，这种高强度状态不可能无限期地持续下去，否则就会导致其中某些系统的崩溃。

用鼻子呼吸会改变自然的呼吸节奏，将节奏转变为呼出二氧化碳，而不是吸入氧气，从而为身体提供更多的可用氧气。用舌头顶住上颚，使其正好在门牙上方，这样有利于空气通过鼻子。这两种方法都能让每分钟的呼吸次数减少，这是一件有益的事情，因为那些呼吸最慢的物种活得最长。用鼻子呼吸、减少呼吸次数这两种方式，可以减少呼吸过程中的能量消耗，并告诉你的身体一切都很好。增加肌肉的氧气为你做的每件事提供了更多的能量。这是一个简单的改变，但必须要将其养成一种习惯，才能获得所有提到的这些好处。体能和健康与你能够释放到细胞中的氧气量直接相关，而答案就在我们的鼻子底下。尽可能长时间屏住呼吸能让你的身体放松，同时增加你对二氧化碳的耐受性。更长、更深的呼吸技巧可以节省能量，因为呼气需要更少的力量、动用更少的肌肉。Wim Hof 描述了激活人类全部潜能所必需的基本呼吸技巧（Wim Hof，the Wim Hof Method，2020）。

优化呼吸技术的益处

- 通过鼻子呼吸增加肺活量，可以抵御与年龄相关的呼吸健康下降，并直接影响您的寿命。
- 提高人体重要基础系统的效率，包括免疫系统、神经系统、循环系统、淋巴系统和消化系统。
- 提高活力，减轻压力，缓解焦虑，提供更好的情绪状态和思维清晰度。
- 减少体内炎症，预防疾病。
- 有效过滤环境污染、病原体和过敏原。
- 显著减少过敏和哮喘症状。
- 提升多达 20%~30% 的血液氧合。
- 降低血压和心率。

- 增加一氧化氮（NO）的生成，NO 是一种有效的血管扩张剂，在运动过程中增加肌肉对氧气和营养物质的吸收。
- 增强免疫系统。
- 提供更大的放松感，缓解肌肉紧张。
- 改善快速动眼期睡眠质量。
- 增加肌肉力量和柔韧性。
- 稳定并增强呼吸中运用到的核心肌肉（如隔膜）。

最近的一项调查研究了运动时屏气的影响，为我们思考如何进行锻炼开辟了一个全新的领域。目前，高海拔训练的效果已经得到了很好充分的研究，它能显著提高人体血液中的含氧量。这就是为什么大多数为环法自行车赛训练的自行车手都在山区训练的原因。机体通过增加红细胞生成素水平，从而产生更多的红细胞，能够将更多的氧气转运至肌肉组织。低氧状态是指血液和组织中氧含量处于低水平，高碳酸血症则是指血液和组织中潴留有较大量的二氧化碳。

维姆霍夫呼吸法是一种强烈推荐的呼吸技术，可以训练你的身体适应低氧/高二氧化碳的条件，对你的整体健康有很多好处（Wim Hof, The Wim Hof Method，2020）。

在他的书中，他描述了一群训练呼吸技巧的人，并指出：

> "他们观察到这些人几分钟没有呼吸，肺里没有空气。监测仪显示他们的血氧水平急剧下降，达到 50% 的饱和水平，这通常是人们死亡的原因。但是这些人生活得很好。你知道为什么吗？这是因为他们体内的生化过程发生了变化。随着碱度的激增，大脑的肾上腺轴被激活。这将重置身体，使其超越原有的舒适区，并使其能够承受和克服压力。"

对于与运动相关的缺氧问题，标准的力量训练依靠大负荷来刺激肌肉力量和肌肉增长，而在运动中的屏住呼吸，即使在相对低负荷的情况下也会引起身体更大的代谢负担。与"正常"呼吸的标准运动相比，这种方法增加的压力和疲劳水平会让机体产生大量的合成代谢激素，并且提高肌肉对适应这一过程的反应。

低氧训练的好处

- 减少慢性全身炎症和疲劳。
- 减少认知能力下降、肌肉减少症、心血管疾病、糖尿病、高血压、肥胖和阿尔茨海默病的发病率。
- 增加整体肌肉力量，纠正低体重。
- 改善整体体能和功能、有氧能力和血液氧合水平。
- 排除代谢过程中产生的毒素，增强免疫系统，加快恢复和愈合的速度。
- 减少自由基的释放。
- 延缓细胞退化，从而减缓自然衰老过程。

第 **2** 章　开启健康生活

培养正确的心态

　　非常不幸的是，我们看到超重和肥胖的儿童人数显著增加，成年人也是如此。这种广泛流行原因很复杂，且没有简单的办法或者权宜之计来快速解决这种不健康的生活。现在有很多人都在经历困难时期。自我价值感降低会造成心理和生理的压力，从而降低 5- 羟色胺水平。这将会剥夺身体的能量，对你的免疫系统造成严重伤害。再加上一大堆不健康的食物、低质量的睡眠以及微不足道的锻炼，那么灾难就来了。我们的身体需要一个规律的日常时间表来保证高效，并保持 5- 羟色胺的水平。

　　对智能手机和电脑的过度依赖、深夜玩电子游戏或沉迷于网剧都会让我们无精打采，并出现身心脱节状态。工作或学习带来的精神疲劳是真实存在的，某种形式的体育活动是培养正确心态的"治疗"的一部分。运动可以通过增加大脑中的内啡肽来改善情绪，降低我们的压力水平，帮助我们回到正确的轨道上。

　　有效的训练是快速、简单、充满活力甚至有趣的！这会让你更健康，更有耐力去享受你喜欢的活动。如果你不经常锻炼并且不确定如何开始怎么办呢？很多人都从事久坐不动的工作，在电脑屏幕前坐了一整天之后，他们最不想做的事情就是去健身房锻炼。我很久以前就知道，治疗精神疲劳的方法就是进行某种形式的体育活动。一旦你开始感受到定期锻炼带来的能量激增，你就会找到方法在你的一天中安排更多的体育活动。"运动后"的放松和平静的感觉是非常显著的，你的精神和身体会从中受益最多。

　　即使你不经常锻炼，你也会发现在日常生活中进行简单的等长训练和伸展运动是很容易的。试着在日常工作中加入一些休息时间，这样你就不会一坐就是几个小时了，对你的日常活动做一些简单的改变，例如爬楼梯而不是坐电梯。你可能会惊讶地发现，甚至在你坐着的时候，也可以进行等长运动等锻炼。这意味着你几乎可以随时随地锻炼。

想找借口吗？

说你没有时间或设备去锻炼是不正确的，尤其是在这个项目中。绝大多数的等长和离心训练都可以在家里完成，几乎不需要器械。在我当高中体操教练时，我看到了书上的各种借口：

"我练习迟到的原因是我昨晚不小心睡着了"

"我不能在网上买握力器（我的体操学生），因为网被关了"

"我太老了，不能运动了，而且去健身房也要花很多钱"

"我年轻的时候膝盖受伤了，医生告诉我不能锻炼"

"我家有肥胖基因，我家的人都很胖"

"我是意大利人！我是吃着意大利面和面包长大的，这是我们的主食"

"女人的锻炼方式和男人不一样"

"我总是在工作，从来没有时间去锻炼"

"当我下班回家的时候，我太累了，不想锻炼"

这些借口我们都听过了。我们编造借口是为了使我们的"坏"行为合理化，无论是吃垃圾食品还是快餐，还是扑通一声坐在沙发上吃奥利奥饼干。最终的结果都是一样的，一个缺乏动力和自尊的恶性循环，一个令人沮丧的自我毁灭和不健康行为的过程。你可以找到借口永远继续下去，没关系！动力不会有一天突然打在你屁股上，把你从躺椅上撞下来。关键是要开始做点什么，哪怕只是一点点。一旦开始行动，那么动力本身就会建立起来，因为你现在把注意力集中在了重要的事情上，那就是你自己。这就产生了所谓的正反馈循环。你的积极结果会提供额外的动力，让你在更高的层次上继续这个过程。所以，你已经没有借口了，是时候开始过你最好的生活了，锻炼是这个过程的重要组成部分。

错误、谬见和误解

你（我们都）对锻炼有很多误解/错误。以下是一些最常见的锻炼错误：

- 进行了太多高强度的阻力训练，以及休息和恢复不足的高强度训练。
- 缺乏剧烈运动或过度进行有氧 / 低强度运动。
- 进行高强度或高重复训练。
- 选择了错误的训练方法，比如举重器械 vs. 自由举重、健美操和等长运动。
- 选择错误的运动，比如集中隔离运动而不是复合运动。
- 太多的有氧运动可能是最常见的错误，它不仅会消耗你的肌肉，还会让你太累，精疲力竭，减弱有效的举重。
- 训练不足或过度训练不同的肌肉群会造成力量不平衡。这可能导致不成比例的力量、不灵活和受伤。
- 可能是因为重量太重使用不好的姿势，或者因为重量太轻而没有逐渐使肌肉超负荷。
- 举重间隔之间没有足够的休息。每个力量组之间都需要好好休息 2 ~ 3 分钟以达到最大的努力。
- 举重间隔之间休息太久会让已热身激活的肌肉冷却下来。
- 你是否认为需要不断改变你的锻炼方式来刺激你的肌肉。
- 没有进行足够的高强度运动来推动你的身体适应，或者做了太多的高强度间歇训练。
- 你是否认为举重是危险的，或者它只会"让你变胖"。举重可以增强你的关节和结缔组织，燃烧脂肪的同时保留肌肉。只要你举起适当的重量，保持良好的姿势，并倾听你的身体，你应该能够避免受伤（特别是当你做缓慢的动作时）。
- 你是否认为保持身材太难或太复杂，或者你的锻炼肯定是漫长而乏味的。有些人认为，只要他们注意自己的饮食，就不需要调理。其他人认为，只要他们锻炼，他们可以吃任何他们想要的。除非你在饮食方面与锻炼相辅相成，否则你就无法达到获得显著效果所需的平衡。

信念、动力和设定目标

Napoleon Hill 教导人们将期望与成功联系起来，以获得积极心态。他意识到，一切都始于信念，这从来都不容易：

"只要你能想到并相信它就能实现……但是，力量和成长只有通过不断的努力和奋斗才能实现"（Hill，2022）

如果你能坚持不懈地努力，你最终会养成积极的习惯。体操运动员、导师和朋友 Kirk Mango 写道：

"唯一重要的是你相信什么是真实的，以及你为实现希望和梦想所做的选择"（Mango，2012，第 10 页）

Kirk 通过决心和勇气取得了伟大的成就：我很幸运在我的生命中认识了一些非凡的人，这些人能够通过纯粹的意志力和"永不放弃"的态度克服不可逾越的困难（感谢 Dave S. 和 Woody F.）。你对几个简单问题的回答可以帮助你找出那些阻碍你前进的自我限制的想法。运动和柔韧性训练能显著改变我的外表和感觉吗？有可能把锻炼塞进我疯狂的日程表吗？在最初的欢呼之后，当事情变得艰难时，我还能坚持下去吗？如果你正在读这篇文章，这意味着你相信这些事情是可能的。你有责任让自己活得长久、健康、幸福，所以要为之努力！

动力始于为自己设定目标。没有目标，你就无法形成坚定的承诺，因为你不知道自己要干什么。目标必须有一个时间参数，否则它们只是天上掉馅饼的白日梦。设定太大的目标会让这个过程看起来难以承受，并导致拖延，反而小的、现实的目标更有可能被实施和实现。根据斯坦福大学神经生物学教授安 Andrew Huberman 说：

"真正的关键是迈出第一步；只有你真正参与到这个过程中，才会有动力"（Huberman，2021）

所以，站起来，做点什么，任何事都可以，让自己向前走。心理学家 Jordan Peterson 将目标描述为反馈循环，每一个小小的成功都会进入这个正反馈循环系统中，让你更上一层台阶。为了帮助你在这个过程中前行，需要提供衡量和估计你力量和柔韧性提高的方法。这些可能会与其他目标相结合，如燃烧脂肪，增加肌肉含量，或提高你的能量水平和思维清晰度。逐渐适应日常锻炼将有助于形成连贯性，随着时间的推移，它将把你的日常锻炼塑造成一种积极的习惯。

Huberman 对动力有一些有趣的想法，可能与大多数人的看法背道而驰。他说，虽然设定目标很好，但如果有间歇的或随机的奖励，那就更有动力了。没有什么比在体操比赛和其他运动中给所有参赛者颁发"参与奖"更让我讨厌的了。Huberman 解释说他们削弱了整个奖励系统，破坏了激励过程。

"基于现实世界恐惧的激励更有效"（Huberman，2022）

我知道对我自己而言，失败的恐惧相对于成功的渴望是更强的激动剂。就在我第一次参加 ISU 的高杠比赛之前，我的老队友 Oz 给了我以下建议：

"放松，玩得开心，但无论你做什么，都不要搞砸了！"

如果你知道自己不想要什么，那么你就可以把这些了解用于推动自己朝着正确的方向前进。想象自己身材走样，坐在沙发上一边吃薯片一边看电视。Jordan Peterson 提出了双管齐下的激励方法：

"如果你真的想要有动力，你就朝着一个方向努力，而不是左顾右盼"（Peterson，2021）

每天设定一些小目标，并确保你能完成它们，并且时不时地强化自己。例如，每天早上整理床铺是一个很小但很容易实现的目标。看似微不足道，其实不然。从一个小目标开始你的一天，整理你的床，你已经开始了胜利的一天，尽管是一个小胜利。正是这种态度会让你实现任何你准备做的事情。这是培养积极习惯的途径。康复运动是锻炼的补充，不仅仅帮助你为下一轮锻炼做好准备，还可以显著提高你的整体健康和心理健康。

以锻炼开始你的一天并不总是实际的。身体和其他东西一样有惯性，一个静止的身体倾向于保持静止。在 COVID 隔离的几周内，我亲身经历了这一点。每天的训练使得保持健身锻炼和伸展训练变得很简单。然而，在家里坐了几个星期后，我感到难以置信的无精打采，无论是身体上还是精神上。

我不想锻炼，不管是剧烈运动还是其他类型的运动。然后我明白了，这可能就是那些不锻炼的人大多数时候的感受。我的第一个想法是补充水分和活动、喝水和伸展。那天晚些时候我做了一些轻的、低强度的运动后就感觉好多了。

在接下来的几天里，我逐渐增加了锻炼强度，精力和热情就又回来了。这提出了一个有效的观点。在进行真正的锻炼之前，首先有必要做一些简单的事情来给你一些"起床行动"的能量。我的前队友 Andy 和 Adrian 说：

"今天足够好的是有一个积极的期望和方向……就做点什么吧"

另一方面，东方神秘主义者 Sadguru 解释道：

"西方世界太沉迷于设定目标，而真正的目标应该是体验过程本身，因为如果你不喜欢你正在做的事情，你肯定不会坚持下去。沉浸在过程中才是获得动力的真正关键。"

在我的体操训练中我的好朋友 Stacy 总是强调"过程重于结果"的重要性。即便我可能没有达到所有的目标，但它促使我不断进步，永不放弃。塑造自己的性格和决心才是真正的目标，因为这样你就可以把你的目标应用到你生活中所做的每一件事上。

第**3**章 剖析

什么是力量？

　　肌肉力量通常是用你在一次最大努力中所能推或拉的重量的百分比来衡量的，称为 1 次最大负荷，或 1RM。重量是衡量你力量的一种简便的方法，因为它可以做到每个人的标准化。然而，你真正测量的是你的肌肉能够产生的力量。记住这个物理公式：力量 = 质量 × 加速度。力量的其他组成部分包括肌肉耐力，或在一段时间内保持紧张的能力，以及功率。功率可以定义为一个力在一定时间内施加的速度。不同运动和活动中这些构成元素的比例不同，同时针对各部分也有不同类型的训练方式。我们有时认为理所当然的事情，比如保持良好的姿势和无痛地进行日常活动，都是通过我们肌肉中的主动张力来实现的。力量不仅仅是拥有大块肌肉，比如总肌肉质量、肌肉效率和快肌纤维与慢肌纤维的比例。这些只会给你的身体提供力量的"潜力"。同样重要的是骨骼和结缔组织的完整性，比如关节、肌腱和韧带。其他关键因素包括中枢神经系统和肌肉之间的交流质量。所有器官系统之间恰当的协作对于肌肉纤维的激活和协调至关重要，以及更快地"收缩"以增加肌肉纤维可以产生的力量。

训练方法

阻力训练：举重

　　重量训练是使肌肉负荷过重以增强肌肉大小和力量的最有效方法。复合锻炼，如卧推、划船、深蹲、硬举，需要数百块肌肉协同工作。这些动作对整体力量尤其重要，在负重训练时应该始终是主要的焦点。肌肉负荷是长出更大、更强壮的肌肉和减少脂肪的关键因素。标准的举重训练需要做到最大的努力（达到肌肉衰竭的程度）。出于这个原因，他们必须少做，并有足够的休息，以做到充分恢复和防止过度训练。决定锻炼中肌肉群的适当数量取决于锻炼的类型、时间、每周锻炼的次数、健康水平和目标。在一次锻炼中覆盖所有的主要肌肉群可以确保你以一种平衡的方式锻炼你的整个身体。进行常规训练的划分——一天上推/上拉，另一天下推/下拉（和核心），这是建立最大肌肉疲劳的有效方法。根据功能区分锻炼是计划有效锻炼的重要第一步。通过加强关节两侧的力量确保肌肉的平衡发展（力量不平衡是造成关节不灵活和不稳定的主要原因之一）。

上半身：推胸、肩膀和三头肌

下半身：推股四头肌和小腿；拉腘绳肌和臀大肌

主要核心肌肉：前腹直肌（6块腹肌）；腹横肌；腹内外斜肌

体重训练：健美操

希腊斯巴达人使用术语"kalos（美）"和"stenos（力量）"来描述通过自然，体重练习和基本动作进行战斗所需的力量训练和敏捷性。徒手健身通过整合肌肉群的方式来发展比例力量和更好的协调性，增强本体感觉。在这个背景下，本体感觉被定义为对身体位置和运动的感知或意识。徒手健身是许多力量训练的基本组成部分。在现代运动器材被发明出来之前（被错误地作为"必需品"推销给大众），自由重量和徒手健身是增强力量和肌肉的主要手段。徒手健身逐渐被降级作为耐力训练的一种热身运动，但近年来，越来越多的健身专家放弃了举重运动，开始接受徒手健身。

渐进式超负荷原则可以在徒手健身中应用，降低损伤发生率，且可在许多方面得到加强，例如体重的变化、身体角度、运动平面或接触点的变化。它们是提高敏捷性、平衡性和力量的有效手段。它们的多功能性使它们成为许多不同锻炼类型的理想选择；由徒手健身的推拉、腿部和核心运动组成的自由体重锻炼是建立肌肉和脂肪的理想选择。跳跃式锻炼，比如俯卧撑、爬山和弓步跳，要远远优于在举重机上进行的锻炼，以及仅仅能让人看起来更健康的隔离锻炼。

需氧运动：有氧还是无氧

这两种类型的训练都有一个被忽略的重要好处，那就是它们都能让你出汗。通过运动排汗，加上适当的水化作用，是排除体内毒素的必要成分。多年来，持续稳定强度的有氧运动（steady-state cardio，SSC）一直是减肥和一般健身的传统方法，但自从 20 世纪 90 年代末高强度间歇训练（high intensity interval training，HIIT）的发展以来，这种思维方式已经发生了改变。HIIT 已经成为世界范围内最顶级的健身运动之一，而 SSC 活动，如慢跑和跑步，被认为是天然的有氧运动。有氧运动之所以能让你在低强度下锻炼更长时间，是因为你的身体能够利用氧气将储存的能量转化为所需的燃料。像 HIIT 这样的无氧运动，在剧烈的爆发性活动中需要付出多达 90% ~ 100% 的努力。这些类型的无氧活动直接由肌肉中可获得的碳水化合物供能，相比 SSC 可以同时提高有氧和无氧体能。那么，哪一个更好，你应该做哪一个？这个问题的答案并不像你想的那么简单。这通常取决于你的个人情况，以及锻炼的目的。

尽管与 HIIT 相比，SSC 已经失宠，但重要的是要了解每种方法的优点和局限性。不要指望只做有氧运动就能锻炼肌肉或燃烧脂肪。事实上，在某些情况下，你可能会丢失一些肌肉。这可能是这种方法的一个主要缺点。不过，你可以期待的是改善心血管和呼吸系统，降低心率。你的耐力会增加，使你能锻炼更长的时间。其他被忽略的重要好处包括减轻压力和更好的放松，这有助于从高强度的无氧锻炼中恢复。有氧系统负责提供日常生活中几乎所有身体机能所需的能量。即使是高强度的无氧训练最终也要依赖于有氧系统来让身体在每一轮运动后回到休息状态。

无氧训练对于燃烧体内储存的脂肪非常有效，但也要付出代价。这是非常苛刻的，不仅在努力方面，而且在恢复方面。随着时间的推移，这些快速的结果会导致精神和身体的倦怠，如果过度训练，会增加焦虑和压力。如今，许多运动员在无氧运动方面很强，但在有氧运动方面却很弱。他们开始都精力充沛，但很快在训练早期就失去了动力。一种平衡的方法就是通过不那么频繁地进行高强度的无氧训练，并在其中穿插低强度的训练，如有氧运动，那么随着时间的推移会产生更好的效果。

渐进式负荷

"渐进式负荷"是一个关键的原则，需要纳入到你的力量训练中。基本上，这意味着肌肉大小，力量和整体健康的持续改善取决于你如何有效地让你的肌肉随着时间的推移而适应。一旦你的身体习惯了这种训练，你就开始进入了平稳期。同心收缩力量训练通过增加负荷（重量）的同时减少重复次数来进行渐进式负重。用这种方法练习举重已经成为能够在肌肉力量和大小上获得最大收益的"黄金标准"。然而，在你的训练中加入缓慢的离心收缩运动和等长收缩锻炼已经被证明比这个或任何其他方法都要有效得多。

你收缩肌肉和控制运动的方式会显著增加肌肉的负担。通过增加紧张状态下的时间和／或收缩时的力度，你可以使用渐进式负荷原则来激活更多的肌肉纤维。等长和离心运动提供了远远超过传统方法的各种好处。这些练习是训练方法的基石，现在将详细讨论。低氧屏气是另一种方法，它将作为一种增强普通徒手健身锻炼的方式，以使你的身体超负荷，即使是在较低强度的情况下。

运动平面

我们的身体在三维空间中运动，但我们的大多数锻炼往往只依赖于一维或二维空间来发展力量。如果不包括矢状面、冠状面、横切面三个平面的运动，最终会导致肌肉发展不平衡，缺乏协调性，关节活动范围小和关节稳定性差。在标准的矢状运动中增加冠状或横向运动需要支撑的概念，在这种情况下，几个不同的肌肉群同时进行联合收缩。这有助于保持一个稳定的核心对抗旋转的力量。这种"对抗旋转"的技能要首先吸气，将膈肌向下推，同时收紧腹部肌肉。这种支撑运动使躯干更紧、更稳定（就像穿上紧身胸衣或戴上背部支撑）。增加稳定性则需要更困难的练习，如单臂平板支撑或俯卧撑。

矢状面

在我们大多数标准的力量练习中使用的，包括向前和向后的动作，也包括屈曲和伸展，如二头肌卷曲和蹲起。

冠状面

用于侧向运动，如侧弯和侧向抬起手臂／腿。

横切面

包括扭转动作所需要的脊柱旋转（内旋转朝向身体中心，外旋转远离身体中心）。有趣的是，当胳膊或腿与身体成 90° 时，它就变成了横向平面练习，所以甚至俯卧撑、卧推和飞鸟运动都是这种类型的练习。

训练师 Angelo Grinceri 将这一想法进一步升华，提出了正位旋转的概念，即在传统训练中身体沿着运动的横向平面旋转。脊椎本来应该随着正常的行走和普通的运动而弯曲。通过增加正位旋转，这个运动将增加你脊柱和核心的柔韧性和力量，挑战你的身体到达一个全新的水平。只要有可能就尝试包含更多的运动平面、反旋转和正旋转来整合更多种类的练习。最终结果是更强壮，更平衡的肌肉，以及更好的柔韧性，对称性和协调性。

肌肉收缩的类型

肌肉收缩有 3 种基本类型：等长收缩运动被认为肌肉在抵抗阻力的情况下保持恒定张力的静态运动。然而，这种类型的收缩是没有运动的。同心收缩和离心收缩被称为等张运动。等张收缩是指在进行全范围运动时肌肉对阻力保持恒定的张力。在这些情况下，肌肉的长度在收缩时实际上发生了变化。

按肌肉收缩类型分解力量训练是一种全面的健身方法：

等长收缩

没有移动的对抗阻力的肌肉收缩，肌肉长度和关节角度保持固定。等长收缩运动通过神经肌肉收缩形成静态力量，这对形成强壮的关节和肌腱很重要。

例如：握住一个杠铃在从胸部到全部伸展的一半距离处保持不动。

同心收缩

在运动中肌肉对抗阻力收缩，肌肉缩短，关节角度减小。

标准训练的主要重点在于进行锻炼时动作的同心部分。例如：推举杠铃从胸部向上的卧推动作。

离心收缩

在运动中肌肉对抗阻力收缩，肌肉延长，关节角度增加。通过进一步减慢运动，你可以提高对你的肌肉、肌腱和韧带的要求，使其高于同心收缩运动时的需求。

例如：在卧推的后半部分，将杠铃降收回到你的胸部。

肩部前伸和后缩

肩关节的位置决定了上半身所有运动和伸展的目的和效果。在举重练习中，保持正确的肩部位置至关重要，尤其在等长收缩运动中。拉伸姿势下收缩的强度和持续时间与收缩姿势下有本质上的不同，因为每一种姿势都有其特定的目的。因此，理解收缩（将肩胛骨挤压在一起）和拉伸（将肩胛骨分开）的本质，以及为什么这两者对平衡力量和有效运动是至关重要的。

推举训练

推举训练是将肩胛骨缩回、向下和挤压在一起，使肩胛骨处于一个伸展的位置，以帮助支撑身体进行许多标准的举重练习，比如卧推。肩胛骨伸展和肩膀向耳朵方向伸展的推举练习可以集中加强前锯肌。

拉力锻炼

最大力气的拉伸练习，比如划船，是在肩胛骨收缩的情况下进行的，这样可以增强肩胛骨肌肉。有趣的是，拉伸肩胛骨和抬高肩膀可以拉伸并加强锯齿肌和周围的肌肉群，比如胸大肌和三角肌。长时间的牵拉练习可以增强前锯肌末端的力量，防止受伤，并增加在头顶伸展活动的力量和柔韧性，例如投掷。

共收缩

当进行收缩时，被拉紧的肌肉称为主动肌，被拉伸和放松的肌肉称为拮抗肌。根据相互抑制定律，当中枢神经系统给主动肌下达收缩的命令时，与拮抗肌（对侧肌）——的通信受到抑制，从而导致它同时放松。主动肌和拮抗肌共同作用以移动和稳定特定的关节。如今，几乎所有的运动和伸展运动都利用了相互抑制定律，即每次只收缩关节的一侧（先是主动肌，然后是拮抗肌）。

相反，联合收缩是指在运动过程中同时绷紧对立的肌肉群（主动肌和拮抗肌）。这种方法最大限度地提高了筋膜的强度和肌腱的刚度，激活了更多的肌肉纺锤体，增强了力量和本体感觉。在慢速离心运动和等长收缩运动的过程中，进行相对的肌肉群的联合收缩，可以提高与力量成比例的柔韧性；这减少了过度拉伸的风险，消除了过多静态拉伸的需要。反复练习将提高你激活休眠肌肉群的能力，并对结果产生巨大的影响。

练习共收缩

使用联合收缩技术和仅使用主动肌收缩技术进行以下练习，以加强本体感觉：

- 空中下蹲 - 标准：从站立开始，以正确的姿势下蹲，保持身体垂直，背部挺直，胸部向上。保持这个姿势尽可能下沉，不要前倾，感觉双腿的紧张感。股四头肌将做大部分的工作，所以你很可能会感觉到大腿的紧张（如果你记得在下降之前支撑自己，你也会感受到核心肌肉的紧张）。最后站起来，回到站立的位置。
- 下蹲 - 联合收缩：除张力外其余同标准做法一致。在下蹲之前，除了收缩股四头肌外，还要收缩腿后肌和臀大肌。当你达到下蹲的极限时，感受两侧的紧张感。再试一次，增加其他肌肉群，如核心肌群、背部肌群、背阔肌群、小腿肌群、胫骨肌群。不断练习，直到你感觉到你可以同时强烈收缩主动肌和拮抗肌。
- 肱二头肌卷曲 - 标准：坐在桌子旁或站在桌子旁边，把手放在下面，掌心向上。收缩你的二头肌，就像在做弯曲一样。如果你尽你所能地用力卷曲，这被认为是克服等长训练。手臂弯曲 90°，感受二头肌的张力。
- 肱二头肌卷曲 - 联合收缩：所有动作同标准做法一致，除了在你弯曲之前，同时收缩你的三头肌和二头肌。再试着收缩其他肌肉群，比如背阔肌、核心肌群、背部和肩部。感受拉力与标准方法时的不同。

第4章 力量训练方法

等长力量训练

不像同心和离心运动，肌肉长度在等长收缩中没有变化，然而，这些静态收缩可以产生比这两种方法中的任何一种都更强的肌肉收缩和更大的肌肉纺锤纤维激活。另一种增加超负荷潜能的等长力量训练是延长疲劳肌肉保持工作的时间。那些体操运动员在吊环上表演十字架、平板、麦尔提斯和其他力量技巧时令人难以置信的力量展示与李小龙惊人的力量和闪电般的快速反应有相同的力量来源。等长训练超越了对健身的狭隘看法，比如追求更大的肌肉或者"剪裁"身材，增加肌腱和韧带的尺寸和"刚度"是释放一个人真正力量潜力的关键。肌腱将肌肉连接到骨头上，韧带将骨头连接在一起，协同工作，传递肌肉的力量以提供关节的稳定性。瞄准结缔组织和你的肌肉创造出"一条牢不可破的链条"，使你的潜能最大化以获得非凡的力量和动力。

等长力量训练可以发现和纠正全身力量和移动能力的不足和不平衡，从而获得更好的柔韧性和姿势。它们对愈合和预防受伤有很大的帮助，特别是对于那些有关节问题的人，因为没有相关的运动。通过等长运动增加肌腱的强度需要耐心，这主要是因为结缔组织接受的血液流量只有肌肉的一小部分。在等长锻炼时要注意屏住呼吸。那些有高血压或心脏问题的人在进行等长训练前应该咨询医生，因为屏住呼吸会导致血压升高。

等长收缩的好处

- 方便：节约时间，不需要设备，恢复速度快。
- 有效：力量最大化，肌肉生长，肌肉耐力，脂肪燃烧，柔韧性。
- 不同之处：短暂，强烈，吸引人。
- 有效：增强关节和结缔组织，增加与中枢神经系统的连接。

- **安全**：低冲击，降低血压。
- **姿势**：改善姿势，纠正运动模式，分离关键核心肌群。
- **稳定性**：改善平衡，增加肌腱硬度，帮助愈合和防止受伤。

等长锻炼技巧

强度、持续时间和角度的变化可以用于创建特定类型和目的的等长收缩。阻力是通过推或拉不动的物体、拿重物或用自己的体重产生的。非常重要的一点是，要紧紧地绷紧或支撑你所有使用到的肌肉，并且在维持时进行腹部呼吸；这提高了肌肉激活的质量和疲劳的程度。

克服等长锻炼

克服等长锻炼是对抗阻力进行最大收缩（大约90%~100% 1RM）。他们专注于快速收缩肌肉纤维和肌腱来发展原始的力量。这些练习非常简短，几乎可以在任何时间、任何地点进行，但由于保持的时间很短，对肌肉生长并不有效。马戏团大力士 Alexander Zass，创造了克服等长锻炼技术，并在世纪之交表演了超人的技艺。弯曲铁棒和折断铁链不仅是他表演的一部分，在第一次世界大战中，他还利用它们在四次不同的场合逃离战俘营！克服等长锻炼主要用于力量项目，另外的好处是可以强化肌腱和关节，建立强大的力量。

等长训练主要是在以特定角度的张力下加强力量（每边加大约15°）。它们通常在不同的关节角度进行，以确保在整个关节活动范围内获得平衡的力量。将一个人完整的运动范围（ROM）分为三部分并进行锻炼，并在开始（完全收缩），中间（90°）和结束（完全伸展）时进行保持，是克服大部分内在效率低下的有效方法。在中间位置加上中间收缩，90°，确保整个运动范围都关注到，并创造最大数量的对抗肌肉群的联合收缩。

负重拉伸

虽然这种等长收缩技能的好处就像座金矿一样，但实际上仍然是一个未知和未开发的资源。负重拉伸已经被科学证明是增加肌肉尺寸和力量的最佳方法之一。它刺激 mTOR 细胞通路，激活蛋白质合成，释放合成激素到肌肉中。它还针对快速收缩的肌肉纤维，拉伸筋膜，做负重拉伸是一种最有效和通用的方法之一，来形成快速收缩肌肉的力量，肌肉大小，肌腱和关节力量。其秘密在于它能够限制血液流动，从而限制氧气在紧张状态下流向肌肉，从而导致营养物质和乳酸盐的大量沉积。

这反过来又会提高生长激素的水平，增加蛋白质的合成速度（这就是你锻炼肌肉的方式）。肌肉可以拉伸和收缩，这两者都会限制血液流动。这些概念结合负重拉伸以不依赖氧气地快速收缩肌肉纤维为目标。当拉伸解除时，血液中会涌入新鲜的营养物质，促进修复和产生合成代谢的激素。当最大限度地收缩时，就是不仅要推一个不动的物体产生阻力，而且尽可能地绷紧你所有的肌肉，在你 ROM 的极限将产生爆发力和肌肉质量的快速增长。

负重拉伸可以在极限范围内或者你的最大柔韧性范围内增强力量。这对全身肌肉的伸缩性要求很重要，因为当你的身体感觉到在某个姿势时自己不够强壮且容易受伤时，它会限制你的 ROM。而等长拉伸法主要在选定的特定关节角度上增强强度，而负重拉伸法已被证明可以将整个运动范围增强75%。这样锻炼是最有效的，因为它会使肌肉更快地恢复。这是因为与传统的训练方法相比，使用的糖原能量更少，所需的皮质醇也更少。将这些锻炼结合到力量训练中，可以提高你的敏捷性，使动作更流畅、更有力。负重拉伸在一组动作结束时保持 45～60 秒效果最好。

弹性等长收缩

弹性等长收缩是一种次最大收缩（30%～70% 1RM），对抗阻力以促进肌肉生长、肌肉耐力和柔韧性。它包括用推或者拉来维持一个姿势，但不能移动。非常重要的一点是，要用力收缩或绷紧所有的肌肉，并且在屏气时通过腹部呼吸。这提高了肌肉激活和疲劳的水平，会获得更好的结果。弹性等长锻炼对身体的要求不像其他动作那样高，因此，每次屏住呼吸的时间可能会延长以造成更大的肌肉负荷。将弹性等长收缩和其他类型的训练结合起来，尤其是当你累得无法坚持时，这是一种非常有效的延长肌肉疲劳的方法。通过强迫肌肉去适应超负荷，去超越他们通常能做的程度，是渐进式提升的关键。

同心力量训练

标准的、使用同心训练的锻炼项目可以增强肌肉的大小和力量，但不会使肌腱发展到同样水平。如果一个人仅做举重锻炼的话，这对他来说通常是一个"薄弱环节"，是主要身体伤害的一个潜在来源。举重和徒手健身的一套标准规定是在运动的同心部分和离心部分交替进行时，重复动作的节奏要均匀。有好几种方法可以同时增强举重和徒手健身的效果，但是举重更精确的方法是将重量调整到特定重复次数所需的精确量。

较高的重复次数和较轻的重量组可以增加肌肉的耐力，而较低的重复次数和较重的重量组可以增强力量和肌肉大小。负重指的是你要举起的重量，通常用你的"一次最大负荷"或 1RM 的百分比来表示，1RM 是指你能举起的最大重量。这个数字只是你开始的一个估计值，如果你不习惯举重，也不知道这个数字是多少，没有关系。更重要的是，你能够在每组锻炼疲劳点附近（当你不能保持正确的姿势时）所推荐的负荷范围内举起那个重量。因此，在连续几组练习中增加举重量是在进行标准练习时增加肌肉超负荷的有效方法。重量应该是有挑战性的，但不应该太重，以至于你不能在整个重复过程中保持良好的姿势。每次运动三组标准练习，如果练习得当，会有效地耗竭你的肌肉。

同心运动的利弊

- 肌肉生长：有效促进肌肉肥大（大小）和增加力量。
- 骨密度：阻力运动有助于增强骨骼。
- 无效率：不如结合所有 3 种收缩的锻炼有效。
- 伤害：增加磨损和受伤的风险。
- 过度训练：过度使用会导致过度疼痛和精疲力竭。

同心低氧训练

同心低氧训练，也被称为间歇性低氧阻力训练，代表了一个新的和令人兴奋的以同心为基础的锻炼的进步。屏气以降低氧含量（缺氧），有效地增强身体对普通同心运动的应激反应，从而产生远超常规锻炼的对健康的益处。通常需要举重或不同方法来培养力量、大小、能量和耐力的训练，现在可以通过轻量举重和徒手健身来完成。

在完全呼气后屏住呼吸，然后进行锻炼，已经被证明可以通过增加身体上的代谢压力来模拟高海拔训练的效果。在中等低氧条件下反复进行低到中等强度的运动，并短暂休息，已经展示出可以在力量、能量、肌肉大小和耐力方面都有显著的提高。同时该训练方法已被证实是安全有效的，如有任何健康问题请咨询医生。不应在水边或开车时进行低氧阻力训练。到目前为止，研究已经确定了两种最有效的锻炼强度、低氧水平和休息间隔的方法：

- 低负荷（20%～30% 1RM）+ 中度缺氧和非常短暂的休息间隔（30秒）。
- 中等负荷（70% 1RM）+ 中度缺氧和相对短暂的休息间隔（60秒）。

在以上列出的时间间隔之外增加休息时间，可以抵消低氧屏气的叠加效应。负重或重量不是关键问题，轻的重量和徒手健身锻炼是低氧屏气的完美搭配。这意味着随着年龄的增长，你可以保持你的力量，而不必诉诸令人精疲力竭的健身房养生法。

离心力量训练

一个离心收缩发生在负向的，或降低部分的锻炼中，让处于紧张的肌肉进行拉伸。每次你在速度和敏捷运动中吸收和重新定向能量时，离心力是不造成伤害的关键组成部分。然而，与一个人的同心力量相比，离心力量通常是缺乏的。5～6秒的缓慢离心运动是最大限度地激活肌肉和增加柔韧性、稳定性和身体意识本体感觉的最佳范围。在同心训练中，我们必须增加负荷，以使肌肉逐渐超负荷。由于肌肉、肌腱和关节承受的压力增加，恢复变得越来越困难。慢速离心可以增加体重耐受量达1.75倍，因此，运动强度可以增加以建立更多的力量和能量。与其他类型的训练相比，肌肉损伤会显著增加，从而产生更大的肌肉锻炼。

使用慢的离心运动作为锻炼的"负荷"阶段已被证明可以显著提高后续运动的有效性，特别是当它是一个等长收缩（典型的克服等长或负荷拉伸）。结合克服等长运动和离心运动已经被证明可以增加肌肉的激活和激活后增强（postactivation potentiation，PAP），以获得最大的力量发展。使用这些技术可以使一个人的肌肉力量和质量达到与使用重物相似的程度，却需要更少的设备，有更少的伤害，更快的恢复时间。

它们也可以用来增加体重／轻重量锻炼的有效负荷，使它们更具挑战性。如果你大部分时间都待在沙发上，那么你很幸运。在一段时间不活动或久坐的生活方式后，慢速离心运动能够快速启动神经和肌肉系统。对于老年人来说，他们也是理想的选择，因为降低升降速度可以减轻关节、肌腱和韧带的负担。它们可以快速恢复因衰老而失去的肌肉柔韧性，并显著增加肌肉和肌腱的爆发力，恢复时间更短。

离心运动的好处

- **肌肉增大**：总的来说，缓慢的离心运动和负重拉伸对于建立爆发力、能量和肌肉质量是其他不能相比的。
- **渐进式超负荷**：在体重和举重运动中显著提高肌肉力量和疲劳水平，使力量和尺寸获得更大的增长。
- **生长因子**：是激活 mTOR 细胞通路和提高合成代谢激素水平的最佳方法，两者都能促进蛋白质合成和肌肉生长。
- **神经连接**：通过建立肌肉和中枢神经系统更强的连接来增强力量。
- **适当的运动**：提高柔韧性和运动模式，帮助恢复损伤。
- **恢复**：它们比传统的同心锻炼更少产生疲劳，从而减少了关节的压力，恢复时间也更快。

高强度间歇训练

这是你的锻炼计划中的另一种重要的训练类型，因为用高强度间歇训练（high intensity interval training，HIIT）来补充力量训练是燃烧脂肪储存的最有效的方式，同时增加肌肉的力量和质量。事实上，HIIT 已经被证明能显著提高人生长激素（human growth hormone，HGH）和睾酮的水平。与慢跑或骑自行车等传统的"有氧"运动相比，这些短时间的高强度运动能更有效地减少脂肪进行减肥（虽然这并不是主要目标）。在 HIIT 训练后的 24 小时以上，总的身体代谢和能量水平仍然保持升高，从而延长了燃烧脂肪和重建肌肉的时间。最近，HIIT 由于它的柔韧性、时间效率，尤其是它的快速效果而变得相当受欢迎。其有效性的关键在于在不同速率或努力水平的动作之间的交替。

例如，以 90%～100% 的强度（在无氧状态下）进行短时间的高强度运动（持续时间 20～90 秒），交替进行短时间的休息或低强度运动，如步行。以这种方式将阻力练习和徒手健身／增强式运动结合起来，是一种培养力量、心血管健康和燃烧脂肪的极好方法，因为它能最大限度地增加你能够进行的高强度运动的量。当你把力量训练和有氧运动／增强式运动结合起来，把你的身体推到接近极限的时候，这种方法将在时间投入方面给你带来最大的好处。它之后将提高你的总基础代谢率／身体代谢数小时（甚至数天），也会增加有益荷尔蒙的释放，如内啡肽、睾酮和生长激素。此外，它还有助于控制胰岛素水平，增加耐力，燃烧脂肪，锻炼肌肉，提高柔韧性和敏捷性。

这些锻炼可以在家里轻松进行，不需要昂贵的设备，只需要一些简单器材，如杠铃，壶铃或引体向上杠。要注意的是，对于有心脏问题的人，对 HIIT 要多加关注，延长休息时间可以降低有氧运动强度，从而减轻心脏的负担。为了提高力量部分还可以降低有氧部分的强度。这是通过提高运动阻力和两组之间的休息间隔来实现的。记住，HIIT 训练只需要进行小量的训练。一般来说，它们应该至少间隔 2～3 天，以确保恢复（如果几天后你仍然疼痛，那么你的身体还没有完全恢复！）

HIIT 训练的好处

- 改善胰岛素敏感性，降低血糖水平。
- 全身脂肪代谢显著增加（导致体重减轻）。
- 降低血压，胆固醇水平和压力。
- 改善多巴胺的分泌，从而改善整体情绪。
- 增加骨密度，预防骨质疏松和关节炎。

第5章 平衡恢复过程

关键的身体系统

心血管/循环系统

心脏将血液泵入血管，为全身细胞提供所需的氧气和营养物质，并清除多余的废物。保持身体活力，坚持有氧运动和阻力运动也可以增强你的心脏，降低血压。日常中加入这些活动可以帮助你保持最佳体重，保持健康的胆固醇和血糖水平。所有这些都对降低心脏病、中风甚至预防癌症非常重要。

淋巴系统

淋巴系统代表着人体组织和器官的巨大管道网络。它的体积是循环系统的两倍，由淋巴液提供动力，其工作是清除体内的有害毒素、病毒和有害细菌、有毒废物和多余的液体。它还负责吸收营养物质，并将它们分配给"饥饿"的细胞，以及参与我们的免疫细胞（T细胞和B细胞）的网络系统。一个健康的淋巴系统对你的免疫功能和整体健康至关重要。与循环系统不同，不存在外部泵来做功。淋巴由运动提供动力。

你可以通过安稳的睡眠、充足的水分和吃有营养的食物来帮助淋巴系统发挥作用。结合日常锻炼将大大有助于淋巴液在全身的流动。其他有益的活动可能包括伸展、调息呼吸和冥想。然而，如果不能坚持健康的生活方式，可能会减慢淋巴液的流动，导致无效淋巴引流的"倒流"，并抑制整体免疫功能，并且引发疾病。不良生活习惯的影响表现为炎症、多痰、便秘、疲劳、多病、免疫力下降、疼痛等。不幸的是，公众（和许多医疗服务提供者）没有意识到淋巴系统正常运转的重要性。

筋膜系统

筋膜是由胶原蛋白组成的纤维网络，它包裹着我们身体的每一部分，包括肌肉、器官和骨骼。它的作用是提供支撑、形成保护层和促进运动。这种有张力的液体系统可以让我们的肌肉纤维彼此平滑地滑动。例如，筋膜层可以让我们伸展肌肉，提供把我们的身体黏合在一起的"胶水"。它的黏性特性让它在缓慢移动时表现得像一个流体层，同时也是支撑我们关节的重要层。如果没有筋膜，你的肌肉和骨骼在任何剧烈运动中都会坍塌。肌腱和筋膜有一种固有的"弹性"，可以减轻肌肉的一些负担，因此在不消耗太多能量的情况下就能完成活动。现代运动训练才刚刚开始认识到筋膜系统是发展速度、力量和敏捷性的关键。

在很多方面，筋膜可以比作海绵。当你进行高强度的阻力训练时，水会从肌肉和筋膜中挤出来。然后，当你休息和身体恢复时，它们会再次吸收水分。当水充分饱和时，筋膜有弹性，有韧性，坚固而柔软。水分充足的筋膜可以被拉伸，但如果干燥，筋膜就会变得脆弱并可能撕裂。这是几乎所有受伤的原因。我们大多数的疼痛实际上是由筋膜引起的，筋膜由于反复的不良姿势、错误的运动模式和损伤而变得脱水和僵硬。筋膜可形成瘢痕组织，抑制正常运动和有限的运动范围、形成张力结或"触发点"。它还可以阻止新鲜血液和营养物质进入肌肉，造成大量的紧绷和疼痛，这主要与筋膜层"紧绷"或肌肉紧张有关，或可能两者都有。

保持水分充足是一个开始，但除非水能进入筋膜组织，否则它只能通过自然过程被排出。阻力拉伸和离心力量训练是筋膜组织重建、松弛和水化的有效方法。它们甚至可以用来重建有过度瘢痕组织的区域，消除外筋膜。在增强活动能力方面有无可比拟的效果，特别是当有创伤和损伤时。缓慢离心运动可以重新编程正确的运动模式，并帮助恢复不对齐的、被压缩的筋膜回到原始状态。一切都与筋膜相关，习惯性的运动模式能够形成代偿的姿势。最终的结果往往是你身体其他部位的功能失调，筋膜脱水和关节恶化。解决办法是，加入你不习惯做的动作，或者用不同的方式来做，这样就不会变得太习惯。许多损伤发生在那些刚开始锻炼的人身上，他们倾向于仓促的运动过程。你可以在几个月内迅速改善肌肉的大小和力量，但加强筋膜是一个缓慢的过程，可能需要几年的时间。

　　肌肉组织（人体最大的器官）和筋膜分别约占人体的 33%～39% 和 20%。早期对筋膜的研究仅仅认为它是一种"瘢痕组织"，你的身体用它来治愈伤口。然而，最近的研究表明，它代表了一个巨大的通信网络，与身体的许多其他器官系统相互连接。本体感觉是一种复杂的意识，用于在运动中导航我们的身体，筋膜系统包含的本体感受器比肌肉多 6～10 倍！总结到所有关于改善关节功能的研究，令人惊讶的是对筋膜的研究很少。我们现在所知道的是，筋膜与肌肉组织层一起工作，通过联合收缩训练被激活，产生巨大的刚度。这是减少能量吸收和发展最大速度和力量的关键因素，比你能举起多少重量更重要。李小龙可能举不起那么多的重量，但他寸拳可以把人向后推 5 米！

骨骼肌系统

　　骨骼肌通过肌腱连接到骨骼，通过意识控制移动你的身体。运动使身体紧张，破坏了构成肌肉纤维和结缔组织的蛋白质结构。它也会通过消耗肌肉的可用能量资源（糖原和 ATP）而产生代谢压力。从施加在身体的机械和代谢超负荷中恢复需要时间。这一过程涉及几个生理系统，包括神经系统、内分泌系统和心血管系统。肌肉酸痛是由正常的炎症引起的，这是你的肌肉变得更强壮的标志。在开始新的健身计划、增加新的锻炼项目、增加当前锻炼的强度或没有适当休息的锻炼时，肌肉更容易酸痛。正常的肌肉酸痛通常在锻炼后 6～8 小时开始，可持续 1～2 天。肌肉酸痛持续超过这个时间，或者在运动后立即出现的肌肉疼痛，是你可能运动过量的信号！

　　保持肌肉质量已经被证明是可以减缓衰老过程和延长寿命的最好方法之一。目前的研究表明，骨骼肌是人体最大的器官。肌肉收缩时会产生蛋白质和肌细胞因子（生物活性物质），这意味着它们像内分泌器官一样运作。这些肌细胞因子使细胞和器官能够相互沟通，以进一步预防疾病和保持健康。像炎症、糖尿病、心血管疾病，甚至癌症等疾病都可以通过锻炼来调节。然而，反过来也是正确的，肌肉的过度炎症会对身体造成许多负面影响，包括"微肠漏"和肠道炎症、自身免疫紊乱、疲劳和癌症的发展，主要是由于免疫系统受到了抑制。好消息是，通过正确的训练，我们可以大大减少体内的过度炎症和自由基，增强免疫系统，同时提高整体生活质量。

选择正确的运动方式

　　锻炼已经被证明是提高整体生活质量的重要组成部分。锻炼后的恢复作为任何锻炼项目的一个关键部分经常被忽视。通过运动分解肌肉蛋白，它通过一种被称为蛋白质合成的过程为肌肉生长扫清道路。高强度的日常锻炼只是成功的一半，你还需要进行适当的恢复活动，因为它们和锻炼本身一样重要。锻炼的类型和频率不仅对健身目标有直接的影响，比如变得更强壮，更大的肌肉或减掉多余的脂肪。它还决定了你的身体将遭受的肌肉损伤的数量和类型，以及肌肉需要多长时间才能恢复重建。

举重

　　重量训练是一种针对主要肌肉群的复合训练，对肌肉的生长和脂肪的燃烧非常有效。但是，过度的举重会对关节和结缔组织造成过度的压力，尤其是在姿势不佳、重量过重或恢复不充分的情况下。将缓慢和快速的离心运动与等长运动相结合，是一种非常有效和平衡的方法，可以形成更大的、强壮有力的肌肉，从而有效地移动。它们会同样加强结缔组织和增加肌肉硬度。这种类型的训练往往集中在一个运动的中心部分，相比大多数传统的训练也需要较少的密集恢复。

高强度间歇训练（HIIT）

　　高强度的力量和有氧的间歇训练，如HIIT包括短时间的增强式运动和阻力训练的爆发。它们已经成为非常受欢迎的运动，可以用来排汗和加快你的心率，以燃烧多余的脂肪和强健肌肉。一个典型的HIIT训练计划被设计成高强度的短时爆发，而不是在日常基础上进行。太多的HIIT训练很快就会让你感到乏力和疲惫。它们必须与其他类型的运动相平衡才能有效，并且应该只占你全部锻炼方法的一小部分。低强度的有氧运动，如慢跑，已经被证明会燃烧宝贵的肌肉组织，这是维持高代谢率所必需的，而这类有氧运动主要燃烧糖分。应该避免大量的这类有氧运动。相反，散步不会消耗肌肉组织，主要燃烧脂肪卡路里。

高重复

高重复和高容量的训练，如低水平的徒手健身循环训练，针对的是耐力活动中使用的较弱和较小的肌肉，这些肌肉能够快速恢复。你能在这些训练中取得较多成效的原因是，它们针对的是慢收缩的肌肉纤维，这些肌肉纤维需要更少的阻力就能被激活。这种类型的高重复训练已经被证明可以显著提高皮质醇水平。值得注意的是，过量的皮质醇会抑制睾酮和 HGH 的分泌，这些激素是用来分解我们的脂肪储存并增加肌肉质量的。此外，它还会造成过多的身体炎症，从而阻止额外的肌肉生长。由于快速收缩肌肉没有受到刺激而生长，它们被燃烧掉来为耐力纤维提供"燃料"。由于这些原因，高重复方法被认为是适得其反的，应该避免。但是低氧阻力训练是一个例外。低氧状态迫使无氧路径更努力地工作，以便肌肉适应它们所感知到的更强烈的刺激。这有助于肌肉的全面发展和更快地恢复，还有很多其他的好处。

非运动性活动产热（non-exercise activity thermogenesis，NEAT）

我们也可以通过日常运动锻炼肌肉和燃烧卡路里。"NEAT"代表非锻炼活动产热。它的意思是不断地移动、坐立不安、走路和执行日常任务可以燃烧大量的卡路里，并显著增加肾上腺素的产生。研究在轻度到中度缺氧状态下进行 NEAT 型运动的影响将是非常有趣的。如果你在锻炼后精疲力竭，以至于限制了你进行这些类型的活动，这就可能会破坏整个过程。养成在一天中不断参与活动并保持持续运动的习惯！你就在燃烧卡路里。

恢复的要素

水

水是许多人认为理所当然的东西之一，特别是因为它是我们整体健康的重要组成部分。据估计，世界上大约 75% 的人患有慢性脱水。我和其他人一样也有这样的过错，在不喝水的情况下训练了几个小时。多喝几杯咖啡只会加剧我的疲劳，经常导致头痛，这是脱水的征兆。我终于意识到需要多喝水。保持充足的水分可以增加我的能量，减少疲劳和疼痛。一定要记住，运动、出汗、摄入含咖啡因的饮料、增加蛋白质摄入量都会使身体脱水，从而增加对水分的需求。虽然循环系统有一个泵（心脏），但淋巴系统主要依靠运动和锻炼，水可以促进这一过程。筋膜、软骨、关节、肌腱和韧带等结缔组织不接受太多的血流量，相反，它们能够吸收大量的水。通过这样做，它们能够正常运作，以扩大和变得柔韧并润滑关节表面。

如果你不喝足够的水，你不仅不能达到你想要的结果，而且你可能会遭受许多有害的影响。仅仅通过喝更多的水（尤其是当你觉得冷的时候），你就可以显著地促进新陈代谢来燃烧更多的卡路里。口渴和饥饿的信号系统是非常不同的，我们常常是抓一份零食而不是一杯水。随着年龄的增长，这种情况会增加，导致许多成年人脱水。养成饭前至少喝1~2杯水的习惯，这会将你的两种感觉分开，从而降低你的食欲，所以一定要用水代替那些高热量的饮料。研究表明，餐前喝一杯水可以减少大约75卡路里的消耗，那是3.6千克。在一年之内！据估计，适当的补水大约是需要每天喝8~10杯水（如果你摄入咖啡因或大量蛋白质，则需要更多）。充足的饮水可以帮助你的身体保持适当的温度，pH值，血压，消化和电解质平衡，更不用说年轻的皮肤了。当你意识到自己口渴的时候，你的身体已经脱水了！

热量摄入

当你锻炼和分解肌肉时，对热量和蛋白质的需求会增加。少量增加你的食物摄入量会增加肌肉，同样减少食物摄入量来减少脂肪。在减少脂肪的同时，也要保持蛋白质水平，以帮助保持肌肉质量。倾听你的身体正在告诉你它需要什么。遵循"Riker养生"，在饮食和锻炼方面做一些小的、逐步的调整是一个很好的计划。

睡眠

睡眠应该被认为与饮食和锻炼同等重要，这不仅是为了恢复，也是为了整体的健康。艰苦的训练会增加你对睡眠的需求；肌肉需要时间来恢复，大部分恢复发生在你睡觉的时候（特别是在释放生长激素的深度睡眠期间）。令人惊讶的是，对于减肥来说，睡眠和饮食、锻炼一样重要。缺乏睡眠会减少脂肪燃烧量，阻碍肌肉生长。它会导致饥饿感和渴望感的增加，并刺激应激激素的分泌，同时压制人们需要锻炼的任何欲望。你的卧室应该被当作一个避难所，最大限度地限制蓝光和电子设备，以提高睡眠质量。每天早上在同一时间起床是非常重要的。一致的起床时间能让你养成稳定的生活习惯，从而减轻压力。在一天的早些时候晒晒太阳，不仅是保持身体健康的重要组成部分，也是保持精神健康的重要组成部分。它能提高肾上腺素和多巴胺的分泌，帮助你的睡眠 - 觉醒周期进入一个稳定的节奏。

有效地恢复

拉伸被认为是一种主动恢复运动，因为它不仅增加了力量，还提高了机动性——通过身体它推动水分以移动淋巴液，这对恢复过程至关重要。调息法呼吸练习也可以帮助移动淋巴液——它们可以单独进行，也可以与拉伸结合，为血液提供氧气，帮助向试图重建的肌肉输送新鲜营养。为了快速恢复，你要让你的身体尽可能多地运动——包括低强度的、积极地恢复锻炼和活动，这是锻炼并同时燃烧脂肪的好方法。有趣的休闲体育活动，如散步，骑自行车，游泳和椭圆机的强度正好适合这一目的。

例如，散步是一种低强度的运动，不像传统的有氧运动那样导致肌肉流失，而且燃烧的大部分卡路里来自储存脂肪。慢跑和 HIIT 训练肯定会燃烧更多的卡路里，但是在最初的 20～30 分钟的锻炼中，大部分消耗的热量来自储存在肝脏和肌肉中的糖原。即使你能够做最强的力量训练和间歇训练，你也需要每周将它们与这些类型的活动相平衡。离开办公桌在阳光下和新鲜空气中散步 15 分钟，可以让你精力充沛，而且 30～45 分钟的散步可以作为燃烧脂肪训练计划的一部分。

第 **6** 章　柔韧性训练

柔韧性是衡量关节活动范围和肌肉被动伸展能力的标准。在拉伸过程中施加肌肉张力可产生移动性，即利用力量在关节的整个活动范围内移动关节的能力。这两个相互关联的概念对于平衡、协调和柔韧性至关重要，不仅在体育运动中，而且对于日常动作中的正确运动和姿势也是如此。应尽可能关注所有三个运动平面的运动，以发展平衡的运动能力，这对自然运动至关重要。矢状面运动涉及前后伸展，冠状面运动涉及侧向伸展，而横向或旋转运动涉及扭转。内旋伸展朝向身体中心，而外旋伸展远离身体中心。在伸展时进行横膈膜呼吸会导致一种轻松、冥想的状态，它可以清理思绪，重建身体。它还产生有益的激素，如 5- 羟色胺、多巴胺、去甲肾上腺素和一些内源性内啡肽，降低压力水平、酸痛减轻和更加安稳的睡眠也是柔韧性训练带来的一些好处。

力量训练和结缔组织

柔韧性与力量密切相关，缺乏柔韧性应被视为柔弱的标志；中枢神经系统将采取限制和抑制运动来作为一种保护机制，而伸展运动可以帮助确定发现力量不足或不稳定的区域。为了有效，柔韧性训练必须与力量训练结合，并且肌肉的伸展不应超过其保持张力的能力。筋膜是一种坚韧的、类似网状的组织，与几乎一切相连，包括我们的肌肉，为其提供支持和结构。筋膜的僵硬可能会对肌肉的伸展能力产生负面影响，从而限制肌肉生长，产生不必要的肌肉紧张，使肌肉失去平衡。同心性抗阻训练对肌肉施加巨大的张力和压力，但对筋膜的影响较小。通过将同一肌肉置于其最伸展的位置下施加张力，筋膜就可以被拉伸，因为它已经被充分激活。

强健的肌腱至关重要，它们是施加肌肉力量的关键环节。过多的同心性训练，没有离心性或等长性训练，会导致肌肉和肌腱之间的力量失衡，导致缺乏柔韧性、疼痛和受伤。当受伤和外伤导致某些区域积累过多的筋膜（瘢痕组织）时，受损组织会因缺乏血液和淋巴流动而窒息。在没有适当营养和废物排泄的情况下，这些肌肉通常会变得虚弱和僵硬，需要比正常情况下更长的恢复时间。即使未直接受影响的区域也可能会受到压力，因为负担转移到它们身上来弥补受损的肌筋膜结构。过多的筋膜已知会阻碍正常的血液和淋巴流动。去除这些多余的组织可以极大地提高肌肉耐力，缩短恢复时间，并减轻受损组织的疼痛。这对于正常的关节功能和稳定性也非常有益。

缓慢的等长收缩

在肌肉被拉伸的同时保持张力（缓慢的等长收缩）是立即和显著提高机动性、力量和稳定性的关键。缓慢的等长收缩也几乎没有因拉伸过度而导致受伤。对于那些尽管尝试了各种伸展但肌肉仍然非常紧绷的人来说，缓慢的等长收缩练习可能会是他们的最佳选择。它具有恢复身体、提高运动范围、加快肌肉恢复和预防未来受伤的能力。它通过去除引起运动受限／疼痛的多余筋膜，并改善周围筋膜组织的水分含量来实现这一点。缓慢的等长收缩和负荷伸展不仅是获得力量、肌肉质量和力量的优越方法，它们还非常有效地促进了机动性的迅速提高。它们共同作用于通过加强不活跃肌肉、改善肌腱刚度以及释放多余筋膜和肌肉紧张来促进自然、无痛的运动。

负荷伸展

负荷伸展是指肌肉处于伸展位置进行的强烈等长收缩，用于增强力量和肌肉生长。通过在末端位置上强化肌肉和结缔组织，中枢神经系统将感知到在极端范围内的稳定性，并允许身体更自由地移动，而不用担心因力量不足而受伤。被动伸展增加了柔韧性，但没有伴随力量的增加，负荷伸展则增强了运动的末端范围（完全伸展）的部分，即身体处于最脆弱和最虚弱的位置。最好在一组训练结束时进行负荷伸展，以完全疲劳肌肉，使肌肉接近衰竭点。当在运动范围的中点进行时，负荷伸展在增强肌腱和关节稳定性、相关机动性问题以及完全伸展的运动范围时都非常有效。

本体促进技术

这种等长收缩的伸展方法非常有效，可减少肌肉紧张，增强力量，纠正肌肉/姿势不平衡。本体促进技术（proprioceptive neuromuscular facilitation，PNF）将静态力量和柔韧性与无运动的等长收缩相结合。相互抑制定律则对于所有类型的机动性和力量训练都是不可或缺的，特别是对于PNF。通过抑制伸展反射，PNF伸展增加了运动范围（ROM）并减少了肌肉紧张。这一概念对于适当增加关节活动范围以实现无痛运动非常重要。自20世纪40年代以来，PNF已被用作增加柔韧性和力量的手段（特别是在体操运动员中），并已被证明优于被动、静态和主动伸展方法。在锻炼后对目标肌肉群进行等长收缩可以消耗伸展反射，使肌肉松弛并延长。PNF伸展有两个部分，请将每个部分分开练习，直到你准备好按照第三个更复杂和有效的方案进行组合。

收缩 - 放松

- 肌肉伸展（15～30秒）：从放松的状态开始伸展目标肌肉（主动肌）。
- 肌肉收缩（5～15秒）：接下来，在伸展方向上强力收缩。
- 放松（1～2秒）：放松一两秒，然后再深入伸展。在收缩后有1～2秒的迟滞期，伸展反射作为一种保护机制开始启动。这是增加关节活动范围的机会。
- 重复主动肌伸展（15～30秒）：重复放松伸展阶段，专注于通过膈肌呼吸，等待紧张感减轻。

对抗肌肉收缩

- 对抗肌肉收缩（15～30秒）：利用相互抑制原理，收缩对抗（相对的）肌肉，从而放松主动肌肉（目标肌肉），以实现更有效的伸展。
- 主动肌伸展（5～10秒）：采用膈肌呼吸进行松弛伸展。
- 重复。

收缩 - 放松 - 对抗肌肉收缩：首选方法

将两种方法结合在一起可以获得最佳的柔韧性和力量效果。

- 对抗肌肉收缩（5~10 秒）：在对抗肌肉的收缩中慢慢进入主动肌肉的伸展。
- 对抗肌肉收缩（10~15 秒）：在保持对抗肌肉张力的同时，通过手动推拉自己来增加伸展的阻力。
- 主动肌肉收缩（5~10 秒）：在伸展时强烈收缩主动肌肉，继续向下推拉自己进一步伸展。
- 放松（5~10 秒）：深呼吸，呼气，放松所有张力，保持伸展姿势。
- 重复。

PNF 伸展计划

- 伸展和组数：使用以下"瑜伽姿势和基本伸展"列表中的伸展姿势，或者选择可以在伸展姿势中进行的"短时间练习清单"中的练习（例如深蹲）。选择的伸展数量将取决于整个训练的总体目标。若要针对特定区域进行伸展，可以进行更加深度的伸展，例如更多的伸展组数（2~4 组），姿势数量较少（2~4 个）。对于更普遍的伸展，可以减少伸展的数量。伸展的组数可选择（1~2 组），并增加姿势的数量（5~10 个）。如果时间不长，那么进行几个姿势的单组伸展仍然会有益处。

瑜伽

生活的节奏非常快（"如果你不停下来看看周围，你可能会错过它"），我们不断受到各种"背景噪声"和刺激的轰炸，这可能会让我们在精神和身体上感到疲惫不堪。瑜伽是一种通过将注意力集中在心灵、身体和精神内部来重新充电的美妙方法。瑜伽与重要的自主功能（如应激反应）相关联，它促进放松和缓解压力。瑜伽姿势侧重于扭转和倒立，结合膈肌呼吸（"腹式呼吸"）。

它们是挤压筋膜、排除缺氧血液，推动淋巴液和新鲜血液流遍全身的有效手段。倒立还可以逆转血液流动，增加循环和氧合作用。这不仅极大地改善了营养物质的输送和毒素的排除，还可以创造一种有益的心理有利于冥想的心理"高涨"（或者至少有一个美好的夜晚睡眠）。在瑜伽练习中进行膈肌呼吸已被证明是增加总肺活量的有效方法，已被证明可以减少因任何原因而死亡的概率。

为润滑关节、结缔组织和筋膜注入水分，有助于保持柔韧性和健康的关节功能。伸展和放松抑制应激反应，有助于增加关节运动范围，减轻肌肉紧张，产生有益的激素 - 血清素、多巴胺、去甲肾上腺素和内啡肽。瑜伽练习，结合膈肌呼吸和冥想，可以产生有益的脑波，可以使心灵集中，产生平和宁静的感觉。降低皮质醇产生、血压和有害废物物质，以及增加循环、新陈代谢和放松，可以增强身体的免疫力和整体健康。瑜伽是一种连接思维的心灵实践。瑜伽对身体的多重好处包括：减轻压力、增加放松、改善血氧含量、降低血压和心率、增强免疫系统，以及排除体内毒素。它改善了肺活量、力量、平衡、姿势和柔韧性。早晨的瑜伽将帮助您为一天注入能量，而晚上的瑜伽将促进一个宁静的夜晚的睡眠。

* 以下列表包含一些基本和重要的瑜伽姿势。请随时添加自己的姿势！

瑜伽锻炼计划

- 瑜伽套 / 锻炼协议：从以下列表中选择 5 ~ 10 个姿势。
- 姿势保持：在执行膈肌呼吸的同时，每个姿势保持 30 ~ 60 秒。
- 重复：缓慢进入和退出姿势，结合深呼吸，可以增加血液和淋巴的流动。盒状呼吸法的（4 个计数）是您在进入和退出姿势时呼吸节奏的完美节点。每次吸气和呼气时，进行 5 ~ 20 次进入和退出姿势的动作。可以按照这种方式一起执行的体位将按照相应的方式列出。

瑜伽姿势和基本伸展（还有许多其他姿势）

- 猫牛式、三角式、肩立式、犁式、低蹲式、坐式扭转、眼镜蛇式、下犬式、蛙式、弓式、桌子到螃蟹伸展、仰卧脊柱扭转、头立式、三脚架、蹲姿扭转、侧斜拉伸、新月式、开腿前屈、右侧和左侧劈叉、中间劈叉、跪姿到踝关节伸展（在视频网站上有许多出色的免费瑜伽锻炼计划）。

伸展的关键概念

- **热身伸展**：任何前期的伸展都需要是动态的或主动柔韧性的：比如轻微弹跳和踮脚尖，摆动手臂和腿部。当肌肉因运动而充血时，它们会更强烈地推动筋膜。进行一些轻度的有氧运动将使血液流动，并有效激活肌肉和筋膜。这是通过各种伸展技巧扩展筋膜的最佳机会。

- **锻炼后的伸展**：由于锻炼同时涉及机动性和力量，所以几乎不需要进行锻炼后的伸展。可以包括简短的、简单的伸展程序，这些程序可以在几分钟内完成，针对多个肌肉群，以通过将血液泵入肌肉来加快恢复，减少肌肉酸痛。

- **关节运动范围**：围绕特定关节或身体部位的移动程度。

- **中枢神经系统**：由大脑、脊髓和神经元组成。它是身体许多持续功能的主要信息和控制中心。

- **被动柔韧性**：当您的肌肉在外部力量的帮助下移动到一定范围内，比如靠静止物体或另一部分身体。

- **主动柔韧性（活动性）**：这是指您的肌肉在没有任何外部帮助的情况下的运动范围，它建立了运动和安全移动所需的末端力量。

- **拮抗肌**：拮抗肌协同工作以移动和稳定特定关节。在进行伸展或收缩时，被紧张的肌肉被称为主动肌，而被伸展和放松的肌肉被称为拮抗肌。

- **伸展反射和相互抑制法则**：伸展反射是一种自动的保护机制，它会发出信号，要求正在被拉伸的肌肉（拮抗肌）收缩，以防止可能的受伤。根据相互抑制定律，当中枢神经系统向主动肌下达收缩命令时，与拮抗肌（对侧肌肉）的通信就会受到抑制，从而使其同时放松。

- **本体感觉**：对身体在空间中的定位能力，或者感知身体运动的能力。全身的感觉受体（特别是筋膜）在不断交流，使我们能够适应关节位置、肌肉力量和运动的变化。

- **肌肉张力**：肌肉和肌腱需要保持一定的坚硬程度，以便有效吸收力量并避免受伤。这与肌肉紧张、不灵活不同。松弛的肌肉和肌腱，以及过度的运动范围，会导致不正确的运动模式和炎症。理想的肌肉张力是正确的运动模式的结果，并且受益于正确进行的等长和等张肌肉的锻炼。增加肌肉的硬度可以增强伸展反射，提高力量和爆发力。

- 共同收缩和共同激活：在缓慢的等长运动和等张运动期间，同时收缩主动肌和拮抗肌是增强肌肉硬度的理想方法。在等张保持期间同时收缩关节两侧的拮抗肌（最好在 90° 关节角度处），如果正确进行，可以帮助恢复正确的运动模式，并减少炎症。将这些方法引入您的力量训练中可以显著提高肌肉力量、机动性和爆发力。它们还可以加强关节稳定性，减少受伤，并有助于缓解一般性的疼痛和不适。

第 7 章　呼吸练习

膈肌是位于肺下方的大片扁平肌肉，充当了约 80% 的呼吸"泵"，但它的功能远不止于此。膈肌呼吸应被视为健康的基础，几乎是每种瑜伽呼吸技巧的基础。要进行膈肌呼吸，前腹肌需要放松，使得腹部、腹壁和膈肌完全参与进来。通过在每次吸气时有意地将膈肌向下拉，并在呼气时返回，可以增强呼吸的效率。

有意识地控制通常无意中进行的动作可以使您进行更深、更完整的呼吸。呼吸的节奏也可以通过延长吸气、呼气和屏息的持续时间来减慢。核心力量是由呼吸中所使用的肌肉，如膈肌、横腹肌、骨盆底肌、多裂肌等来锚定的。激活这些肌肉可使身体其他肌肉具备进行有效运动所需的稳定性及协调性。

体操训练使我学会通过膈肌呼吸以保持正确的形体和肌肉张力。可以在坐位或俯卧位时将双手放在髋部正上方，同时放松前腹肌。通过鼻子深呼吸，吸气进入下腹部。当你吸气时，感觉你的腹部向两侧和脐点延伸，但注意不要激活前腹肌。不要用任何方式推或抬起胸部。屏住呼吸几秒钟，然后通过鼻子释放出来。在呼气前停顿几秒钟，然后再次吸气。

保持轻松的呼吸，感受膈肌的运动，它的运动将增强膈肌和与呼吸有关的所有核心肌肉。习惯性的浅呼吸可能导致膈肌虚弱和身体氧气供应不足。一种简单而有效的增强膈肌的方法是将 2.3 ~ 13.6 千克的圆盘状重物放在下腹部。以这种方式增强你的膈肌将提高呼吸的效率，并使你更加意识到它的作用。呼吸是锻炼和机动性训练的重要组成部分，也是与你的精神集中和情感状态直接相关的纽带。有意识地控制通常被认为是无意的领域，将为你的心理和身体健康增加另一个层面。

膈肌呼吸

你的呼吸质量对丁身体的自我净化和再生能力至关重要。养成健康的呼吸习惯对于排毒和激活身体将具有巨大的价值。通过鼻子和膈肌呼吸应该在持续不断的基础上进行，以获得最大的益处——在一天中的任何时候都有意识地努力呼吸正常将有助于确定你容易陷入质量差的呼吸模式的关键时刻和情况。特定形式的需要更多注意力的膈肌呼吸应每次进行至少5~10分钟。盒状呼吸法是一种出色的呼吸技巧，可以与锻炼、伸展或仅仅为了让你的呼吸保持轻松的节奏而结合使用。一旦你进入良好的节奏，你可以根据自己的需要进行调整。这将扩大任何活动在身体和心灵中的积极影响。呼吸是一种美妙的身心活动，可以帮助你与内心连接，所以要注意你的呼吸！

BUTHYKO 呼吸法

这种简单的膈肌呼吸和屏息的方法可以在一天的任何时候练习，以确保你的身体获得最佳水平的氧合。通常我们每分钟呼吸大约8~12次，但许多人无意中呼吸频率是这个速度的两倍，导致他们的身体和心理产生不必要的压力和焦虑。定期练习可以改善哮喘的症状，减轻焦虑，促进宁静地睡眠。关键的关注点在于只通过鼻子呼吸，使用膈肌呼吸，不要吸入太大的气息。像这样的方法延长呼吸保持时间（最长可达1~2分钟）还带来额外的好处，比如保持健康的干细胞（可以延长寿命）和增强免疫力。

执行方法：坐姿端正，通过鼻子吸气，感觉腹部膨胀。不要吸气过于强烈，保持平静和轻松。通过膈肌完全通过鼻子呼气（在吸气和呼气时胸部不应有任何运动）。

- 吸气时呼吸较短。
- 呼气时呼吸较长。
- 在呼气后屏住呼吸，然后再吸气5秒钟或更长时间。

盒状呼吸法

盒状呼吸法是一种简单但非常有效的深呼吸技巧，可以机械地减慢呼吸速度。这会产生一种放松和专注的状态，有益于力量和柔韧性训练以及运动表现。海豹突击队利用这种方法来准备他们的思维，以便在压力下采取极端注意和行动的条件下使用。一如既往，要膈肌呼吸，只通过鼻子吸气和呼气。

吸气：4 秒   屏住呼吸：4 秒   呼气：4 秒   屏住呼吸：4 秒   肺部排空

火之呼吸法

一种瑜伽呼吸技巧，利用膈肌呼吸的极快版本（类似嗅气），通过快速有力的腹部肌肉收缩来驱动。坐姿端正，胸部放松，嘴巴闭合。先吸气到腹部，然后开始迅速均匀地收缩太阳神经丛（脐点）以呼出气体。在释放每次收缩时，空气会自动涌入你的腹部，以供下一次呼吸，每秒 2～3 次的速度。从火之呼吸法开始只需要几分钟，随着熟练度的提高，逐渐增加到 5～15 分钟。这种呼吸法非常振奋人心，具有许多好处，包括通过供氧来清洁血液和器官，促进消化。它可以平衡和增强中枢神经系统，甚至身体的磁场或光环。更多的能量和耐力、更积极的心态，以及根据许多练习者的说法，通往更高意识水平的门户，都是这项技术值得期待的好处。

瑜伽调息法

瑜伽调息法的技巧用于调节和净化呼吸，然后将其引导到净化血液、肌肉和器官，同时建立我们的生命能量供应，即普拉那。将瑜伽调息法作为锻炼恢复活动可以促进康复和更多。测试表明，"在三部分呼吸中，您可以吸入和呼出的空气量最多可以是浅而基于胸部的呼吸的 7 倍。"学会完全呼吸将给您的组织供氧，减少紧张和担忧的感觉。它将使身体、精神和精神等健康组成部分得以振兴和平衡，从而减少渴望和成瘾，打开您的思维以接受新的想法和抱负，并将你与内在自我联系起来，找到意义。通过瑜伽调息法来增强和平衡普拉纳，以保护身体免受疾病侵害并延长寿命。

三部分呼吸法

瑜伽三部分呼吸法是一种易于学习的入门方法，教导您如何自然而完整地呼吸。保持腹部放松，通过鼻子缓慢吸气，首先进入腹部（脐下）。然后将呼吸扩展到肋骨，最后到上胸部。呼气也是通过鼻子以相反的顺序进行，从胸部、肋骨，然后到腹部。将双手放在腹部和肋骨上将帮助您感受它们在吸气和呼气过程中上升和下降的正确方式。姿势很重要，无论坐姿还是平躺，都要保持直背（可以在膝盖下放一个垫子以保持它们呈弯曲状态）。开始时，吸气和呼气的时间应相等，随着您的进步，尝试将呼气时间延长到吸气时间的两倍。最好在空腹时练习任何呼吸练习。在临睡前，它们可以与冥想或渐进性放松方法结合使用，并提高睡眠质量。在伸展或瑜伽期间进行控制呼吸是您为自己做得最愉快和最健康的活动之一。

　　*屏住呼吸：在您的普拉纳亚玛呼吸中，每隔几个周期，进行一个保持呼吸的轮回，即在吸气和呼气结束时都屏住呼吸（在屏住时收紧下腹部）。这为您的呼吸增加了一种静止的元素，这将反映在您的思想中。它还引入了一种缺氧元素，已被研究为治疗多种疾病的记录疗法（见威姆·霍夫方法）。

冰人呼吸法（Wim Hof Method，2020）

　　冰人呼吸法不仅是一种呼吸锻炼，它还是一种注重思维的生活方式，包括呼吸、冷水浸泡、正念和许多其他重要工具，直到现在都被忽视（或未被认识到）。Wim Hof 是一位独特而启发人的个体，他的故事非常引人注目，Wim Hof 之所以被称为"冰人"，是因为他的故事令人印象深刻，他说：

> "你可以真正做到不可能的事情。你可以克服疾病，改善你的心理健康和身体表现，甚至可以控制你的生理机能，使你能够在任何压力情况下茁壮成长。"

　　这是一种非常有效的方法，可以增加氧气水平，提高免疫力并抵抗感染。这种特定的呼吸方法应该被视为您日常生活的一个重要部分。冰人呼吸法训练您的身体逐渐适应较低的氧气水平和较高的二氧化碳水平，同时出现在您的血液和组织中。增加能量水平，降低压力和炎症，以及增强免疫系统只是冰人呼吸法带来的一些好处，因为您的身体被氧化和碱化。之后，您将处于一种平静和放松的状态，拥有极大的清晰度和专注力，这对冥想非常有帮助。以下的 3 个步骤代表了一轮呼吸；可以从坐姿或平躺姿势开始，连续执行 3 ~ 4 次而不间断：

- 充分而迅速地吸气（30~40次）：深吸一口气（最好通过鼻子），将其传到腹部然后上升到胸部，然后立即通过嘴巴呼气，不需要用力。连续重复 30~40 次轻松地呼吸。
- 充分缓慢地呼气（1次）：在最后一次呼气后，深深吸气，然后将空气排出。尽量不要再次吸气，直到无法为止。
- 充分而长的吸气（1次）：当您需要吸气时，进行一次单独的长吸气，完全填满您的腹部和胸部。屏住呼吸约 15 秒（或更长时间），然后呼出空气。

交替鼻孔呼吸

我已经修改了标准技术，包括在提高或降低肘部时倾斜躯干的部分。这一额外的步骤允许肺部区域更完全地充满空气，正如我的朋友斯科特所描述的（他是一位藏传佛教僧侣）。专注于减缓呼吸的流动并增加呼吸保持的时间。从呼出所有的空气开始，然后用左手食指捏住右鼻孔。开始进行生命之气呼吸，抬起左肘并向右倾斜，当你通过左鼻孔吸气时，立即用右手伸过去，用食指关闭左鼻孔。拉下右肘并向右倾斜，通过右鼻孔呼气。抬起右肘并向左倾斜，当你通过右鼻孔吸气时，立即用左手伸过去，用食指关闭右鼻孔。拉下左肘并向左倾斜，通过左鼻孔呼出。这代表一个完整的周期。尽量进行至少 10 轮交替鼻孔呼吸。好处包括改善血压和心血管健康，减轻压力，以及更好地连接大脑左右半球。

气功

这种类型的调息法"按摩"内脏器官并用氧气洗浴，以进行解毒，从而增强对身体内部过程的敏感度。通过呼吸，练习者可以培养对其内部和外部身体更广泛感知的能力。结合放松和重力的作用，一个人可以学会检测和引导生命力通过特定的通道和能量门，从而增强健康、延年益寿和提高表现。我最好的朋友 John 多年来一直作为武术训练的一部分练习气功。正如他所解释的：

"许多东方修行方法教导修行者如何获取和发展更高层次的生物电能或生命力。大多数流派在站立或坐姿中开始培训，利用下腹部呼吸。一个人能够将下腹部向外扩张（最终向侧面和向后）会导致更大的肺活量和呼吸减缓。"

冥想

冥想始于正念呼吸。特殊的呼吸技巧，如布特科（Buteyko）、普兰雅玛（pranayama）等在轻松的坐姿或躺姿中执行，可以轻松转化为冥想。将注意力集中在呼吸的流入和流出上，排除杂念，教导我们如何保持在当下。基本的正念冥想增强了我们集中注意力和保持专注的能力。当错误的念头进入你的脑海时（它们会的！），轻轻将它们排除在脑海之外，然后重新将注意力集中在呼吸上。

除了你的思绪杂乱之外，为什么事情会不断浮现在你的脑海中，通常是因为有一些你需要解决的事情。在你解决之后，回到专注于呼吸的状态。你最有创造力的时刻可能确实源自冥想呼吸的时刻。每天花时间冥想将极大地帮助你中和生活中的过多压力，打开你的头脑，看到新的可能性。将音乐疗法（如"双耳节拍"）融入你的冥想会话中是一种引人入胜的技巧，它提供了许多好处，包括减轻压力、放松和提高精神集中度。

到目前为止，慢性压力的危险应该是非常明显的。随着时间的推移，持续不断的压力会重塑大脑的电路，直到它过于敏感，无法正确地自我调节。你应该尽量尝试一些活动，包括锻炼、伸展和正确呼吸，这些当然有帮助，但每天冥想只需 10 分钟，这绝对是减少长期压力所能做的最好的事情。它可以通过神经可塑性的过程重塑大脑的结构，使其能够以更超然和不那么反应过度的方式应对压力。据说我们 95% 的行为是无意识的思维模式和习惯的结合，旨在简化我们思维的负担。

当这些自动反应推翻了我们的有意识的思维模式时，我们就成了机械人，生活只是一种例行公事。思维就像一块肌肉，需要不断地刺激才能变得更强大，以便在整个身体中提供有意识的行动。每次冥想，你都在进行精神的重复和锻炼，这将增加你的大脑神经可塑性。持续进行冥想练习将让你的思维得到有益的休息，远离外部世界不断存在的刺激，同时为你创造一个空间，让你想象自己希望成为的样子。

第 8 章 不懒散、不要发牢骚

我们经常保持身体姿势的方式，如行走、站立或坐下，可能是导致我们感到整体不适的原因之一。如今的工作场所，人们被限制在一个隔间里，在整天的时间里弯腰并盯着电脑屏幕为特点。随着时间的推移，肌肉将特别容易受到这种日常压力的影响，肌肉紧张甚至在休息时也会增加。这些更紧绷的肌肉会限制血液（包括氧气）进入的量。因此，身体不能再有效地清除废物，乳酸水平增加。

每天重复进行的日常动作，比如低头使用手机，是另一种引起不适和疼痛的原因。有研究指出：以这种日常动作会将头部的有效重量放大 5~6 倍，使颈、背和肩承受巨大的压力。缺乏足够锻炼和运动的久坐生活方式会导致肌肉虚弱、不平衡和收缩异常。这增加了将来出现问题的风险，包括慢性疼痛和关节损伤。

定期进行拉伸、锻炼和正确的呼吸可以帮助减轻或逆转这些影响，并使血液水平正常化。改善你的姿势在这方面也有帮助，这是你需要随时关注的另一个方面，不仅仅是在锻炼或伸展时。心灵和身体是相互关联的。姿势影响呼吸的质量和心态。站得笔直，挺胸抬肩会让你立刻感到更自信、更有力量。你的身体语言传达了你对自己的感觉，并影响了他人对你的看法。像僵尸一样四肢僵硬、肩膀低垂、背部弯曲、头部垂下和胸部凹陷地四处走动会让你看起来"失败"。从今天开始，养成挺直身姿的习惯，这会极大地提升你的自信和心理状态！

力量 + 机动性 = 正确的姿势

核心肌群的弱点和互补肌肉之间力量的不平衡造成结构效率低下和不平衡。疲劳的肌肉被迫加班工作，以补偿其他不做工作的肌肉，导致不正确的运动模式、紧绷和痛苦。随着对脊柱的支撑减少，背部疼痛和关节损伤的发生率趋于上升。加强核心肌群和恢复肌肉平衡是习惯性驼背和慢性腰痛的首要补救措施。

核心肌群

核心肌群连接了你身体的两半，并为站稳或精确控制移动提供了基础力量。虽然我们一直在使用肌肉，比如大腿肌肉，但除非有意识地和有目的地激活，否则许多核心肌肉很少被使用。随着年龄的增长，这些肌肉会退化，除非我们特意包括各种核心锻炼和专注于等长肌训练方法。当提到核心时，大多数人立刻想到的是"六块腹肌"，或者腹直肌，但我们已经知道那些用于呼吸的肌肉对于稳定和支撑身体运动最为重要。

膈式呼吸激活了关键的核心肌肉，并且始终是正确锻炼和拉伸的起点，这一点对于姿势来说也同样适用。薄弱的核心肌肉，尤其是无法有效支撑脊柱的横腹肌和斜肌，会把负担转移到下背部。这可能导致脊柱过度弯曲，形成"前倾骨盆"的情况，下背部肌肉变得紧绷和收缩。如果不加以纠正，脊柱前凸最终可能会导致椎间盘退化。核心实际上是由位于躯干两侧的复杂肌肉群组成，以提供稳定和运动。在维持正常姿势和减少慢性腰痛方面，关键的肌肉群和力量平衡至关重要。以下是一些练习核心肌肉的简单方法：

- **腹横肌锻炼**：这是一种加强腹部深层肌肉的练习，可以通过像平板支撑这样的动作进行。
- **骨盆底部锻炼**：骨盆底部肌肉是支撑核心的关键，可以通过凯格尔锻炼进行训练。
- **腹外斜肌锻炼**：这些肌肉帮助维持侧身平衡，可以通过侧平板支撑和侧弯练习来锻炼。
- **多关节练习**：练习多关节动作，如深蹲和硬拉，可以激活核心肌肉。

保持强壮的核心肌肉和平衡的力量将有助于改善姿势，减少背部疼痛，并提高身体的整体稳定性。这将使你能够更轻松地保持正确的姿势，减少了不正确的运动模式，让你的身体感到更轻松和舒适。

上半身姿势

除了核心肌肉，上半身的力量和机动性也对保持正确的姿势至关重要。以下是一些改善上半身姿势的方法：

- **胸部拉伸**：每天进行胸部伸展，以防止肩部前倾和圆肩。
- **肩部锻炼**：进行强化肩部肌肉的练习，以改善肩胛骨的位置。
- **颈部伸展**：进行颈部伸展以减轻颈部紧张和疼痛。

通过练习这些方法，你可以增强上半身肌肉，减少姿势不正确造成的不适和疼痛，从而改善整体姿势和身体健康。在办公室和日常生活中保持正确的姿势至关重要，这将有助于预防姿势问题和相关的健康问题。

呼吸中的核心肌群对于稳定身体并为运动作好准备非常重要。横膈膜呼吸激活了关键的核心肌肉，始终是正确锻炼和伸展的起点，姿势也是如此。弱的核心肌肉，尤其是横腹肌和斜方肌，如果不能有效地支撑脊柱，将把负担转移到腰部下背部。这可能导致腰椎前凸，即脊柱出现过度弯曲或"骨盆前倾"，下背部肌紧张，收缩。如不纠正，腰椎前凸最终会导致脊椎盘的退化。核心实际上由位于躯干两侧的一组肌肉组成，提供了稳定性和运动能力。

- **腹直肌**：最显著的腹部肌肉，或称"六块腹肌"，有助于弯曲脊柱和稳定躯干。
- **横腹肌**：横腹肌参与横膈膜呼吸，像一条腰带一样包裹在你的腰部，以稳定骨盆和脊柱。这是脊柱稳定和防止背部疼痛最深层次和最重要的肌肉之一。
- **内斜方肌 / 外斜方肌**：内斜方肌（向内拉）和外斜方肌（向外拉）位于你的腰部两侧，负责扭转和旋转躯干以及稳定（防止旋转）。由于不活动和不正确的运动模式，超过 90% 的人的斜方肌松弛并收缩。
- **膈肌**：位于肺下方的一个大型圆顶状肌肉，用于呼吸和维持腹部压力。
- **腰椎多肌**：与呼吸有关，这块肌肉沿着脊柱延伸，提供静态和动态运动的支持，防止背部疼痛。

- **盆底肌**：参与膀胱控制和呼吸。凯格尔锻炼可以帮助治疗尿失禁。
- **臀部屈肌**：由 5 块肌肉组成，它们协同工作将你的腿和躯干聚集在一起，并进行髋关节的弯曲。臀部屈肌的力量对于脊柱稳定姿势至关重要。坐在办公桌前，尤其是开车，会使臀部屈肌处于缩短的位置。除非努力伸展和加强紧张的臀部屈肌，否则可能会导致腰背疼痛和不良姿势。
- **脊柱伸肌**：深层肌肉，沿着脊柱向下延伸，侧弯以使背部挺直或旋转到一侧。
- **腰大肌**：这块肌肉连接自下脊椎到股骨，用于屈髋来抬起大腿并使我们站得直立。稳定躯干，防止腰背疼痛。
- **背阔肌**：大型的 V 形肌肉，将你的手臂与脊柱连接在一起，提供多方向的肩部运动和躯干伸展。

核心肌群的背链

实际上，核心肌群包括你身体背部的所有肌肉，从颈部到脚踝。这些是下背部、腿后肌肉和臀部的主要肌肉。加强这些肌肉对姿势有积极影响，减轻下背部的疼痛。我们大多数人每天都花很多时间坐着和开车，臀大肌（臀部肌肉）通常会变得虚弱，导致臀部屈肌和腿后肌收紧。为了弥补不正确的对齐，下背部会弯曲，对背部造成不必要的压力。旨在加强臀部肌肉的锻炼将使臀部屈肌和腿后肌释放紧张，并返回正确的位置。仅仅伸展腿后肌或背部不会纠正问题，也不会在柔韧性方面取得突破，除非还包括加强锻炼。

肩部的伸展与收缩

肩部是一个非常复杂的关节，由 19 块不同的肌肉协同作用，提供稳定性和复杂的运动能力。这些肌肉作为拮抗肌肉相互协同工作，提供了稳定性和复杂的运动。这些肌肉中的任何一块的弱点都可能导致力量不平衡，从而引发疼痛和紧张。由于过度耸肩引起的圆肩非常有害于正确的姿势，因为它倾向于在尝试补偿时过度发展小胸肌，从而导致颈部疼痛和肩部夹击。收缩肩胛骨，首先要将肩胛骨挤在一起，然后将肩膀和背部向下拉。强健的肩胛骨对于进行卧推、划船、深蹲、硬拉和许多"负重伸展"姿势等锻炼的正确支撑非常重要。

前锯肌（serratus anterior）从肋骨的两侧延伸出来，将肩胛骨平贴在背部，并可以通过将肩胛骨伸展开，使它们远离彼此来激活。当你用力推击物体时，你的肩膀会自然地向耳朵方向伸展。这得益于锯齿肌与肩胛骨相对抵抗的肌肉收缩。令人惊讶的是，这组肌肉很少被关注，事实上，它们往往非常不发达。锯齿肌不仅可以使腹部肌肉看起来更加坚挺，更具锥形，有益于核心稳定性，而且它的存在对于保持头部在中立位置至关重要。这块肌肉的弱点可能导致头部向前倾斜和肩部圆肩。在你的锻炼中包括伸展和收缩俯卧撑和深蹲，并在等长收缩锻炼中包括这两个姿势，将平衡你的训练，提高肩部的柔韧性和稳定性，所有这些都将对你的姿势产生巨大影响。

姿势练习

虽然不良姿势和肌肉疼痛通常是肌肉羸弱的结果，但单纯的不正确姿势也可能导致肌肉弱化和紧张。解决办法是在培养正确的姿势习惯的同时，建立关键肌肉的力量和柔韧性。

抬头练习

这些练习将增强脊柱、颈部和肩部的力量和柔韧性，减少紧张，改善姿势，减少疼痛性运动。

- 站在面朝前的墙前，让上背紧贴在墙上。抬起下颌，将头拉回直到紧贴在墙上。保持 30～60 秒。
- 在伸展和收缩的肩膀姿势下进行。
- 在肩膀伸展和收缩的情况下进行，同时在头部姿势上进行前后和横向的变化。
- 在将头向左和向右拉动（看向左和向右）的情况下保持。

斜方肌二头肌练习

上斜方肌和下斜方肌之间的肌肉失衡可能导致肩膀夹击和颈部疼痛。在平行杆或并排放置的两把椅子上进行"耸肩"或伸直手臂的二头肌锻炼可以增强下斜方肌的力量，纠正这种不平衡。首先将膝盖向后弯曲并保持在后方。专注于仅使用下斜方肌，并将肩胛骨向下和向后，然后耸肩并尽量下降，在底部停顿，通过下斜方肌推起并在顶部再次停顿。重复 5 ~ 10 次。

斜方肌

这些肌肉在核心稳定性中起着巨大的作用，特别是与姿势和背部疼痛有关。俄罗斯旋转和侧平板抬腿是锻炼外斜方肌的练习，外斜方肌可以将你的躯干拉向相反的一侧。同样重要但被严重忽视的是内斜方肌，它们的设计是将你的躯干拉向同一侧。鲸鱼式（Whale-Ups）和企鹅式（Penguins）是内斜方肌的完美锻炼，将纠正这些肌肉强度上的不平衡。

侧平板抬腿（外斜方肌）

这是一个出色的单侧核心锻炼，针对外斜方肌、臀部和后腹肌，为预防腰部疼痛提供了关键支持。侧卧，臀部稍微接触地面，用肘部和脚的一侧支撑身体。保持腿伸直和并拢，肩膀位于肘部正上方，你可以将顶部手臂向天花板伸直或放在臀部上提供支撑。紧绷腿部和核心的所有肌肉，将身体从头到脚抬成一条笔直的侧平板。在这个最高点停顿，然后将臀部轻轻触地，再次停顿。在整个动作和停顿期间保持紧绷，专注于正确的形态（不要让臀部下垂或扭曲）。切换到另一侧之前完成所有的重复。

鲸鱼式（内斜方肌）

侧卧在地板上，将底臂伸直过头，掌心朝天花板，将顶臂放在腹部前面以提供支撑。紧绷腿部和腹部，侧身将腿和躯干向上卷曲，靠腰部支撑。在顶部停顿并收紧，然后慢慢返回地板。每侧进行 10 ~ 15 次重复。

企鹅步（内斜方肌）

仰卧，膝盖弯曲，双脚平放，与肩同宽。双手放在臀部，伸展到两侧，触碰对侧脚跟。每次重复都要触碰对侧脚跟。以这种"企鹅步"的方式继续行走，持续 30 ~ 60 秒。

肩部

涉及下斜方肌和菱形肌的后缩动作可以改善肩部、背部和胸部的力量和活动性，有助于纠正头部前倾和垂垮的肩部。

交替俯卧伸展

平躺，下颌靠在地上，双臂伸展在地板上，正好在头顶上方。将一只手向一侧拉动并横跨背部，不要让它触碰地面。尽量伸展，停顿，然后返回起始位置。然后在对侧手臂上重复。每只手臂交替进行 8～10 次重复。

练习技巧

亚历山大技术

这种姿势训练是在 19 世纪 90 年代初由一位演员开发的，当时他观察到他的舞台声音如何受到姿势的影响。自那时以来，它一直被用来帮助人们更加警觉不良的姿势习惯，并缓解持续的紧张和压力。专注于将下颌"向内"推，并不允许它突出前方，通常可以缓解颈部和背部的紧张。肩膀应该放松，不应该垂垮向前，但是过分用力将它们向后收缩并将胸部抬得太高可能会对肌肉紧张造成同样不好的影响。请谨记。您的膝盖没有完全伸直，因为这样（或髋部屈曲过紧）可能会使下背部弧度增加，并导致不正确的身体对齐。

- 坐下：从站立姿势开始，轻轻将臀部向后推，将膝盖向前推，确保不紧张颈部或下背部。重复，直到感到动作自如。
- 站立：从坐姿开始，放松颈部和背部的所有紧张（头部自然会稍微向前倾斜，这没关系）。将双脚靠拢，然后从髋部轻轻向前摇动。确保双脚平放在地面上，同时将自己推起至站立，确保不紧张颈部或背部的肌肉。如前所述，重复动作直到没有紧张感。拉伸和瑜伽是很好的方法，但如果您立刻回到相同受限的动作和姿势模式，它们将基本无效。

提高重心

更加注意您的重心并学会克服重力将增加您在一切活动中的稳定性和平衡性。您的重心位于脐下几厘米处（有趣的是，这个"脐点"在膈肌呼吸中也被收缩），在那里保持轻微的张力将有助于支撑您的下背部。此外，通过重新训练常见的动作，我们可以释放紧张并鼓励放松（将呼吸技巧与动作结合起来会有帮助）。如果您能想象一条线从脐点前部穿过腹部到后部，然后轻轻抬起（使用膈肌），它将稳定并延长您的脊柱。如果您曾看过体操运动员多次翻转或扭转以完美控制地着地，那就是他们掌握这个概念的表现。

- 行走和站立：站立或行走时，有意识地拉起肚脐点，放松胸部，改变身体分配紧张的方式。想象一条从您的重心抬起的虚拟线，指向您指定的方向。
- 坐姿：学会正确坐姿对我们的健康尤为关键。我们不仅在屁股上花费了大量的时间坐着，而且我们以最糟糕的姿势坐着。坐下时，重心移至胸骨下方的水平。尝试在坐着时拉长脊柱，减轻胸部的压力。这个简单的动作可以极大地影响您的整体健康和幸福感。

胸椎脊柱旋转

胸椎脊柱从颈部一直延伸到下背部，占据了脊柱的一半。正确的姿势会导致脊柱处于中立的对齐状态，保持脊柱的活动性，使颈部、肩膀和上背部的肌肉能够轻松、无痛地移动。不良的姿势习惯会使脊柱脱离正确的对齐，导致上脊柱出现过度弯曲。由此产生的脊柱僵硬会将头部向前推，并使前部骨盆（腰椎前倾）进行补偿。然后伴随着颈部、肩部和背部的疼痛和僵硬。

通过机动性训练练习创造中立的脊柱对齐，可以拉长颈部、肩胛骨和旋转袖口的肌肉，并恢复自然、无痛的运动。强壮的斜肌对脊柱的正确旋转至关重要，但某些常见的习惯可能会导致这些肌肉由于不使用而不知不觉地萎缩。斜肌的松弛将支撑脊柱的负担转移到下背部，导致肌肉过度紧张，可能会导致前部骨盆倾斜、脊柱前凸和椎间盘退行。疼痛不是自然的，而是身体告诉你某些事情出了问题的信号！

坐姿和扭动

当今一个普遍问题是长时间坐在办公桌前不正确地扭曲和转动身体。斜肌旨在启动脊柱的任何旋转／扭动动作，但是如果在没有首先从肋骨处收缩和移动的情况下就从肩膀或臀部开始扭动，它们就会失去活性。如果没有特定的锻炼来针对内部和外部斜肌，它们将失去为脊柱提供足够支撑的能力。正确发展脊柱的扭动动作可以增加中上背部的柔韧性，缓解颈部和肩部区域的紧张和疼痛。尽量坐得挺拔，均匀地分布体重在臀部，同时将臀部均匀地支撑在两侧。

你还必须记住要正确呼吸。转向右边，将肋骨的左侧向前拉，将肋骨的右侧向后拉。这听起来很容易，但请尝试在不移动头部、肩膀或臀部的情况下这样做。在肋骨启动转动后，然后可以一起移动身体的其他部分。适当地收缩后，向左转。练习这个简单的纠正动作可以在几分钟内缓解背部紧张，为许多遭受腰背疼痛的人带来缓解。

第 **9** 章　压力与炎症

我们都希望尽可能地保持健康，但人类天性使然，我们常常参与一些我们知道对自己不好的事情。目标并非成为坐在雪山巅峰的佛教僧侣，远离任何可能被认为不良的事物。我们所能争取的是培养积极的习惯，并试图在某种程度上改善自己。我们为自己做的大多数事情都是出于善意，这些身体和心理行为被认为是我们生活中的积极之举。增加血液和淋巴流动，同时进行筋膜伸展，对于奠定"健康生活"的坚实基础至关重要。您应该尝试参与更全面的活动，摒弃明显的不健康习惯，这一切都将有助于提升您的心理健康。花时间真实地评估自己的生活方式可以找出一些简单的改变领域，这些变化将显著提高您的生活质量，这才是最重要的。从小的变化开始，逐一解决它们，这将使您朝着积极变化的正确方向迈出第一步，为在准备好时迎接更大变革建立了积极的动力。

急性压力 vs 慢性压力

压力和炎症本质上并非坏事。运动是一种压力形式，通过康复过程迫使肌肉适应。工作或学校的压力激励我们在早晨起来活动。谁不想成为电影《上班一条虫》中整天躺在床上按贪睡按钮的那个人呢？听起来很不错，但一两天后，你实际上会对它感到厌倦。急性压力，或"战斗或逃跑"反应，是指短暂干扰身体自然平衡状态的应激事件。这种短期反应发生得非常迅速，涉及身体和大脑的协同作用。它立即向自主（非自主）神经系统发出信号，释放大量"压力"激素——肾上腺素和皮质醇，传递到身体的特定部位。这就是我们旧石器时代的祖先通过逃离试图吃掉他们的剑齿虎而生存下来的方式！

肾上腺素导致心率、血压和能量水平显著增加，这是进行快速运动和果断行动所需的功能。皮质醇提高了可用的血糖水平，以供能量使用，增强免疫力，修复组织，并提高心理专注力，同时抑制其他功能，如消化和生殖。肾上腺素水平的飙升加剧了炎症，并加强了免疫系统，帮助身体抵抗病毒和细菌感染，从剧烈锻炼中恢复或从有害的心理状态中恢复。当您处于压力下时，您不会生病。当压力结束并且您的水平恢复正常时，才会发生。

那么，压力什么时候会变坏呢？通常，我们的压力机制会在应激事件过去后关闭，恢复平衡。然而，当我们不断受到各种压力因素的困扰时，压力反应可能会持续激活。如果我们无法关闭压力反应，那么压力将变成慢性的，这对身体非常有害。习惯性进行浅呼吸通过口呼吸会迫使您的身体进入慢性压力状态。深层次的、腹式的鼻呼吸，慢速呼气和屏住呼吸是我们对抗慢性压力的最好的保护措施。急性压力是激活免疫系统的一种强有力的方式，但慢性压力过度刺激免疫系统并引发炎症。身体必须处理施加在各个生理系统上的压力，而这需要时间。如果累积的心理和生理压力超过了身体处理的能力，它们可能会变得不堪一击。Bruce Lee 曾说过"健康是一种平衡状态"。当我们无法再维持稳态或平衡时，压力可能会导致皮质醇和肾上腺素的过度（和慢性）释放，从而导致慢性炎症。几乎每种疾病，包括癌症，在某种程度上都与全身慢性炎症密切相关。当由于担心或过度活跃的思维而无法得到宁静的睡眠时，这是压力反应没有被关闭的一个迹象。除非有所改变，否则存在压力反应变得慢性化的风险。肌肉紧张和疼痛、消化问题、体重增加、思维和记忆力差、高血压以及低质量的睡眠等健康问题是压力反应过度刺激的迹象。由于慢性压力引起的过度炎症会损害免疫系统，并与一系列毁灭性疾病，包括关节炎、心脏病、癌症、糖尿病和阿尔茨海默病有关。

放松反应

"清洁"、健康的生活对于长期压力和炎症有着巨大的影响，但也有方法可以在它们产生影响之前抵消压力反应及其影响。斯坦福大学神经生物学和眼科学教授 Andrew Huberman 对压力反应及其控制方法有一些见解。他将压力反应描述为一种简单的调节压力机制，与压力因素的类型无关。事实上，压力因素可能同时来自生理或心理反应。你可能因期末考试而精神紧张，也可能因穿越沙漠而身体疲劳，但身体对每种压力的反应都是相同的。

在你的孩子感到激动不安时，如果你曾告诉他们冷静下来，那会有什么效果？如果有的话，这可能只会让他们更加紧张。通过学会如何调节副交感神经系统，你可以激活放松反应，缓解压力反应，使其不至于产生。激活放松反应已被证明是一种极为有效的方法，通过膈肌进行呼吸，并利用其与身体和大脑的连接，迅速安定下来并放松。我们经常在无意识的情况下做到这一点，但在紧张时却不知道如何有意识地进行呼吸。

激活放松反应

这一技巧基于当我们吸气时，膈肌下降将更多空气推入肺部。这为心脏创造了更多的空间，使其能够瞬间扩张，因此，心脏中任何剩余的血液都能够更慢地泵送。当我们感到紧张时，肺部的微小气泡会坍塌，导致二氧化碳积聚，迫使我们呼吸更快以获取更多氧气。通过鼻子进行快速的双吸气或"双嗅气"将有效地重新充气肺泡，以吸入更多氧气。接着进行一次长而缓慢的呼气（最好通过嘴巴）将提示心脏减慢。快速连续进行 1～3 次生理性的叹息将对抗压力反应，清除体内多余的二氧化碳，并引入额外的新鲜氧气。这将帮助你即使在最紧张的情况下也能保持专注和放松。要记住，如果你想减缓心率，那就强调缓慢呼气。有时，激活压力反应可能非常有用，以促使身体作出反应。强调有力的吸气和膈肌的迅速运动可以加快心率并释放肾上腺素。这可以显著增强免疫力，以抵抗感染。较长的吸气可以使你更加警觉，并在需要时保持清醒。

管理长期压力

中期压力通常持续几天到几周。考试、演讲和繁重的工作负担可能会对我们造成压力，使我们有时感到不堪重负。管理中期压力的关键是学会适应它。压力阈值指的是我们一次能够处理的压力量。只要我们保持在我们的阈值范围内，我们就能够从容处理日常的烦恼和压力。你是否记得有过这样的时候，一些微不足道的事件，比如掉了一只袜子，让你暴怒不已？这意味着你已经超过了处理压力的容忍阈值。你可以通过在进行高强度运动时放松大脑来提高抵抗压力的阈值。你需要一些真正能让心脏跳动并加深呼吸的活动，比如短跑或高强度间歇训练（HIIT）。下一步是扩大你的视线范围，延伸你的视野。你应该能够远远地看到周围的事物——上方、下方和两侧。

　　这种视觉模式释放了与警觉和注意力有关的机制，从而创造出一个冷静、集中的大脑。在进行强烈运动时，通过鼻子呼吸而不是嘴巴呼吸是另一种诱导冷静以及提高锻炼效率的方法。采用这些策略可以提高你的训练效率，并有助于在压力下保持冷静。长期压力通过不断向体内释放大量的肾上腺素和皮质醇而使身体负担沉重。慢性压力的特征是血管收缩、高血压以及与炎症相关的许多疾病。将腹式呼吸（以及 Wim Hof 呼吸法）作为日常呼吸习惯是慢性压力的最佳物理疗法。

　　建立社交联系可以减少孤独和隔离感，养成健康的习惯也很重要，但如果你有真正喜欢的事情，它对长期压力可能会产生巨大影响。也许是园艺、在车库里摆弄东西，或者与朋友一起玩桥牌。真的并不重要，只要它让你的思绪有机会放松，享受做一些让你放松的事情。衰老的影响也是压力方程的一部分。衰老与慢性低级别的炎症有关，导致疾病风险增加，生活质量降低。

　　许多机制与"炎症衰老"相关，如免疫力下降、氧化应激增加、关节炎及其他炎症性疾病、缺乏体育活动和肥胖。有趣的是，在健康的老年人中没有炎症生物标志物增加的迹象。事实上，很难确定这些情况是否是老年人过度炎症的原因或后果。我们所知道的是，即使是定期进行适度的运动也可以减少老年人的炎症标志物。锻炼不仅对于保持肌肉质量至关重要，而且对于减少一般炎症和炎症性疾病的发病率也至关重要。

第 **10** 章 总体训练计划

你不能指望通过随机地进行一堆低强度练习走过场或进行过量的高强度练习来获得高质量的结果。锻炼选择和锻炼方法的变化将给你带来平衡、对称的力量，使得你不再费力地完成那些典型的、陈旧的锻炼。我们一直相信昂贵的家用设备、健身房会员资格、举重和过量的高强度间歇训练是导致肌肉撕裂的关键。不是这样的！几乎所有的举重练习都可以通过简单的技巧和较低的负荷以某种方式进行重复和改进。等距训练可以在家里轻松进行，只要有基本的家具，例如地板、墙壁、门口、楼梯、椅子甚至厨房水槽！如果您可以使用引体向上杆、轻重量器械或瑜伽带，那就更好了。

当开始新的、不同类型的训练计划时，请记住少即是多。即使是由几项练习组成的单组锻炼也可能非常具有挑战性且有益，而且做一点比什么都不做更好。我的朋友 Quinn 理解了这个概念，因为有一天他正在相当缓慢而有条不紊地行动。他的教练问他是否计划锻炼。他不好意思地回答道："有一点。"他的教练反驳道："一点点，该死的一点点是多少！"在开始之前，请客观真实地评估您所处的位置以及想要实现的简单目标，评估您当前的身体活动／健身水平、训练目标和时间投入。

强度水平则取决于您的个人努力程度。衡量和评估每周的表现目标并定期检查个人锻炼结果将有助于跟踪你的进度。学习如何执行不同的组并集中练习毫无疑问是整个训练计划中最关键的部分。如果你能做到这一点，那么付出的努力是值得的。通过"Riker 养生"和"Raymond 锻炼"将"休息和恢复"（Rest and Recovery，R&R）结合在一起是成功的秘诀，也是一个新的开始，有助于迈向更好的身心健康、健身和长寿的旅程。那么，让我们一起开始吧！

训练计划的组成

等距 - 同心 - 离心

每次锻炼都侧重于特定类型的肌肉收缩 - 等长收缩、同心收缩或离心收缩，并在每周计划中列为"等距 - 同心 - 离心（isometric-concentric-eccentric，ICE）"。每种类型的 ICE 锻炼应每周至少进行 1 次（按任意顺序）。在连续的锻炼中轮换设定的方案和练习，并尽可能地改变它们，可以在一次批量训练中完成，或分成几个部分并全天完成。单个 Tabata 就可以，也可以将 2 ~ 3 个 Tabata 串在一起以获得更大的负载。

- 等距训练程序：等距训练程序基于 3 种类型的等长收缩，并按保持时间进行分类：短距 + 高强度和长距 + 高强度 / 中等强度。将这些锻炼纳入每周计划时的替代方法。
- 克服等距：快速且高强度的。
- 负载拉伸和屈服等距：两种类型的保持时间较长且张力不同。

- 同心低氧训练：普通的同心健美操和轻重量练习与等距训练相结合，通过特定的呼吸模式在低氧条件下进行。

- 离心训练：通过缓慢或快速离心并结合等距训练来进行各种负荷的健美操和举重练习。

HIIT/Tabata

Tabata 是 HIIT 的缩写形式，将阻力训练与短暂的高强度无氧训练结合起来。

行动能力训练

简单地通过离心和等距训练本身就可以显著改善运动范围，但是通过添加 PNF 拉伸和瑜伽可以更大程度地提高柔韧性 / 活动性。伸展运动可以在休息 / 恢复日或锻炼结束时进行，以帮助加速恢复，或在睡前进行，以促进睡眠。每周使用 PNF 或瑜伽进行 1 ~ 3 次 10 ~ 20 分钟的伸展运动。

呼吸调整

呼吸练习不仅对您的健康有巨大的好处，而且还能加速康复过程。每周至少进行 1 ~ 3 次、每次至少 10 ~ 20 分钟的特定呼吸练习。此外，全天要更加注意自己的呼吸：定期检查是否通过鼻子呼吸并使用膈膜呼吸，同时保持腹部放松。积极尝试通过延长吸气和呼气时间来减慢呼吸频率并在吸气和呼气时增加屏气，检查您的姿势是否无精打采。当您发现自己陷入不良的呼吸或姿势模式时，请轻轻地将自己调整到您需要的位置。主要呼吸方法：冰人呼吸法、膈肌呼吸、调息法、冥想。

训练安排与评估

设定时间长度

每次锻炼都应该有一个适合您训练的总体范围或主要目的的具体目标。首先计划您希望在某一天锻炼多长时间。标准锻炼通常认为是 12 ~ 24 组之间，但没有具体要求。锻炼总是比不锻炼要好！您愿意做更少的组数还是更多组数更少的练习内容，以专注于这些位置的更大的超负荷潜力？选择锻炼中要包含的练习时，请参阅下面的设定时间表。进行的练习数量取决于您想要执行的组数和总锻炼时间：

- 短时锻炼：1 组 12 项练习、2 组 6 项练习或 3 组 4 项练习，总共 12 组；
- 长时训练：3 组，每组 6 项练习（18 组）；2 组，每组 10 项（20 组）；4 组，每组 6 项（24 组）。

每周锻炼计划

每周锻炼计划可作为指导，帮助您确定每周适当的锻炼次数和休息天数。与短时间锻炼和全身训练相比，长时间锻炼和分体训练通常需要更多的休息和恢复。对一些人来说，进行高强度锻炼然后花更多时间进行恢复效果很好，而另一些人则喜欢强度较低但频率较高的锻炼。选择每周计划时请考虑这些因素，并根据需要进行调整。如果您觉得自己可以承受更多，请尝试增加运动量、强度或增加锻炼天数。如果您感觉过度酸痛和疲劳，请考虑降低训练量、强度或增加休息天数。锻炼周的实际开始日期并不重要，您可以在任何一天开始训练计划。

- 对于 ICE 锻炼，可以选择等距、同心缺氧和离心方法。每周至少进行一次每种类型的锻炼。
- Tabata：您可以进行 1 组 Tabata，或连续 2~3 组（组间休息 1 分钟）。
- 呼吸练习：每周进行 2~3 次、每次 10~20 分钟的呼吸练习，维姆霍夫和冥想是很好的选择。
- 伸展运动：包括但不限于 PNF、瑜伽、热身伸展运动和姿势训练。每周 2~3 次，每次 10~20 分钟。
- 休息和恢复（R&R）：包括完全休息、伸展运动和其他您喜欢的活动，如呼吸练习、冥想、按摩和散步都是不错的选择。

Riker 法则

	初级	中级	高级
周一	ICE	ICE	ICE（上肢）
周二	R&R	ICE	R&R
周三	ICE	R&R	ICE（下肢）
周四	R&R	ICE/Tabata	R&R
周五	ICE	R&R	ICE（全身/Tabata）
周六	R&R	ICE	ICE（全身）
周日	R&R	R&R	R&R

注：你可以在一周中的任何一天用 ICE 锻炼代替 R&R。

锻炼程序

简短的全身锻炼程序和分体锻炼程序可在附录中找到。除了在等距和同心部分之后提供的补充步骤之外，这些锻炼还适用于所有等距、同心和离心方法。

简短的练习清单

包含 ICE 和 Tabata 的所有等距、同心和离心方法都可以根据附录中的"简短练习列表"构建。

热身 / 放松

热身很大程度上取决于个人对喜欢做的事情的喜好。3 ~ 5 分钟的热身将确保您的身体做好充分准备，可以进行更剧烈的活动。它将有助于增加您即将进行的锻炼的强度，从而提高锻炼效果，并且还会减少受伤的机会。对于 ICE 训练，除了第一次练习时 3 ~ 4 秒的初始轻微收缩外，不需要热身。对于大重量训练，一组 10 次，强度为 30% ~ 50%，1RM（repetition maximum，强度）是理想的热身。

对于 Tabata 和 ICER 全身锻炼来说，任何能够提高核心体温并激活肌肉的全身运动都可以。经验是热身与实际锻炼相似，但强度较低。快速伸展运动是完成锻炼的好方法，可以提高你的柔韧性并减少恢复时间。当您有更多时间时，可以在休息日单独进行更长、更密集的伸展运动。请参阅 PNF 内容中有关柔韧性训练的部分。

目标设定和紧张时间（time under tension，TUT）

虽然这看起来很乏味，但量化你的锻炼是实现有效目标设定的重要一步。如果没有办法衡量您的进度，您的锻炼将无法获得预期效果所需的专注和强度。锻炼目标应包括力量和耐力，以确保全面地训练。了解您在每个单独组中的目标将有助于适当地引导您的注意力。

主要关注力量的训练组采用较重的负荷或增加强度的方法，通常会导致重复次数减少和保持时间缩短。更注重肌肉耐力的训练通常使用较轻的负荷来降低运动强度，重复次数通常会更高，保持时间也会更长。使用 TUT 为您的组数和锻炼计时，是跟踪锻炼进度的简单而有效的方法。它还表明您的身体可能承受的超负荷，身体必须适应并恢复。增加重复次数、组数、练习次数或保持时间都是提高锻炼量和每组最大力量的方法。

记录改进并监控进展

同心低氧训练是独特的，因为它使用氧气限制和较短的休息间隔来提高通常被认为是低强度的运动的强度。它是许多层面上整体健康状况的极佳指标，例如力量、耐力和有氧运动能力。通过每周记录您的总时间和完成的组数，这将让您能够衡量您的进度：俯卧撑、V形挺举、弓步、上拉或龙旗式拉伸。这些涵盖推拉腿核心的功能也将帮助您识别任何薄弱环节。

训练循环、休息评估和调整计划

完成6～8周的训练周期后，重新评估您的训练和进展，看看您是否实现了目标。评估自己的优势和劣势并相应地调整训练计划对于保持积极性至关重要。您可能需要通过调整强度水平或将注意力转移到有效的方法来调整即将到来的周期。每2～3个月，给自己一个"恢复周"。这是一整周没有常规锻炼的时间，您可以自行决定只进行低强度恢复活动。

第 **11** 章　等距训练

克服等长收缩、产生等长收缩和负重拉伸的组合用于产生等长张力下时间（time-under-isometric-tension，TUIT）和运动强度的变化，以最大限度地提高整体肌肉激活和适应反应。

等距训练计划

记录每次锻炼的保持时间，并跟踪每个类别的 TUIT 和总锻炼时间。每个类别完成至少 3 分钟的等长张力就足以实现有效的肌肉负荷。

- 组数：执行的组数取决于运动选择和总锻炼时长，范围从每次锻炼 1~4 组到 12~24 组。
- 设定计划：选择一套计划以达到锻炼力量和耐力的目标。
- 休息间隔：以最大强度为目标，在组间休息 3~4 分钟，以确保您产生强烈的肌肉收缩，完成给定类别的所有练习，然后再进行下一个类别。为了专注于耐力和锻炼效率，请将组间恢复时间缩短至 1 分钟或更短，并在类别之间交替进行练习。
- 练习选择：通过从基本等长位置列表中选择练习来达到平衡，其中包含所有 4 个类别（上推、上拉、下推、下拉 / 核心）。阻力 / 张力可以通过以下方式应用：自我阻力、锚定阻力、体重、重量或阻力（瑜伽）带。
- 锻炼技巧：练习相对肌肉群的共同收缩、支撑斜肌和其他核心肌肉，并熟练地进行肩部收缩和伸展，所有这些都将提高效率和效果。当进行单侧练习后（握住一只手臂或一条腿）记得立即进行另一侧。

等距训练步骤

克服等距

　　组数短且强度大——在锁定 / 轻微弯曲的位置进行高强度收缩以产生最大的力量，并在 90° 弯曲的位置保持关节稳定性。这些是最强烈的肌肉收缩类型，在锻炼的第一组中进行时最有效。

- 较短保持时间 - 最大强度：以 90% ~ 100% 的力度进行 3 ~ 6 次最大收缩，持续 6 ~ 10 秒。
  - ★ 修改：+ 成长和耐力：在最后一次重复之后立即继续保持姿势 15 ~ 60 秒。
- 短暂保持时间 - 爆发力：以 100% 的力度进行 6 ~ 10 次极其强烈和快速地收缩，持续 2 ~ 3 秒。
  - ★ 修改：+ 成长和耐力：在最后一次重复之后立即继续保持姿势 15 ~ 60 秒。

负重拉伸

　　这种方法包括更长时间的保持 / 伸展姿势，并且其在锻炼力量、爆发力、尺寸和柔韧性方面非常有效。当你可以产生最大的肌肉张力时，收缩是最有效的。在伸展关节的位置获得最大的活动性和 90° 弯曲时保证肌腱的稳定性。如果你感到痛苦，那么你就做对了！

- 长时间保持——力量、爆发力、尺寸和柔韧性：单次长时间持续剧烈收缩（80% ~ 90% 的力度）至少 30 秒，最佳 45 ~ 60 秒，目标肌肉完全伸展或关节弯曲 90°。

屈服等距

　　屈服等长收缩是中等程度的次最大收缩，使用 TUIT 来锻炼处理疲劳和继续运动的能力。从完全锁定到 90° 弯曲的保持动作都是促进肌肉生长和增强耐力的有效方法。

- 长时间保持——尺寸和耐力：以 30%～70% 的力度保持该姿势 30～60 秒，同时保持共同收缩和膈式呼吸。

屈服等距训练步骤：对于初学者或那些寻求从针对耐力、柔韧性和肌肉生长的高强度训练中休息的人来说，这是一种有趣但具有挑战性的锻炼。每个类别选择 1 个使用轻重量或自重的练习。每个姿势保持 30～60 秒，然后不休息地进入下一个类别，总共 12～24 组（3～6 轮）。练习可以每轮重复进行，也可以换成该类别的另一练习，但是，在切换到另一练习之前，应连续几组交替保持一只手臂 / 腿的动作。

等距训练

等距练习可能需要支撑 / 锚定来施加阻力，这起初可能会令人困惑或感觉与您习惯的不同。当您专注于呼吸和感受收缩的强度时，您的每次练习都会有所进步。记录重复次数和组数中保持的持续时间。

- 短时间保持——最大强度：以 90%～100% 的力度进行 3～6 次剧烈收缩，持续 6～10 秒；1～2 组 / 练习。

  上推：肩膀伸直
  - ◎ 直臂水平推：身体支撑（推墙）。
  - ◎ 单臂水平推：用手支撑（下沉推）。
  - ◎ 直臂垂直推：身体支撑（推墙）。

  上拉：肩膀缩回
  - ◎ 直臂拉：水平下拉。
  - ◎ 单臂下拉：用手支撑的水平下拉。
  - ◎ 划船：弯曲肘部并向自己方向拉（下沉），蹲下并用膝盖支撑。
  - ◎ 单臂划船：弯曲肘部并向自己拉（下沉），用手支撑。

  下推
  - ◎ 单腿推举：躺在台阶上，将脚踩在墙上，膝盖弯曲 90°。
  - ◎ 单腿推举：躺在台阶上，将脚趾推向墙壁，膝盖稍微弯曲。
  - ◎ 蹲下：躺在地板上，将脚推到墙上，膝盖弯曲 90°。

下拉

◎ 单腿下拉：躺在地板上，脚后跟放在台阶上，膝盖弯曲 90°。

◎ 单腿罗马尼亚硬拉：拉起锚定底座。

- **长时间保持 - 力量、大小、耐力和柔韧性：**单次长时间连续收缩，持续至少 30 秒，最佳 45~60 秒。80%~90% 的力量 / 爆发力 / 大小和 30%~70% 的肌肉耐力 / 大小；每次练习 2~3 组。

    上推：肩膀缩回

◎ 曲臂推：水平推墙。

◎ 单臂曲臂推：用手支撑水平推（下沉）。

◎ 上拉：（肩膀伸展）。

◎ 下拉：手臂伸直（下沉）。

◎ 划船：双臂伸直（下沉）。

    下推 / 拉

◎ 蹲下：仰卧，将脚压在墙上，膝盖弯曲 90°（走廊）。

◎ 分腿深蹲：将脚踩在墙上，膝盖弯曲 90°（走廊）。

◎ 楼梯桥：下降桥，手放在第 3~5 级台阶上，脚放在地板上（楼梯）。

- **长时间保持——力量、耐力、大小：**单次长时间连续收缩，时间至少 30 秒，最佳 45~60 秒：80%~90% 的力量 / 爆发力 / 大小，30%~70% 的肌肉耐力 / 大小；每次练习 1~2 组。

    上推：肩膀缩回

◎ 指尖 / 爪俯卧撑：手臂弯曲 90° 以上（也可以在膝盖上完成）。

◎ 扭转俯卧撑：手臂弯曲 90° 以上，双腿分开。

◎ 仰卧臂屈伸：手臂弯曲 90° 以上，肘部向内（楼梯 / 水槽）。

◎ 俯卧撑：手臂弯曲 90° 以上（楼梯、长凳）。

    上拉

◎ 划船：仰卧，将肘部推向地板，肘部向内（肩膀缩回）。

◎ 超人：1 或 2 只手臂，伸直手臂，伸直身体（肩膀伸展）。

◎ 硬拉：带子、台阶、杠铃架（肩膀缩回）。

◎ 高位下拉：手臂稍微弯曲向外压，肩膀内缩（门框）。

下推 / 拉

◎ 手枪深蹲：膝盖弯曲 90° 以上（地板、楼梯、箱子）。

◎ 保加利亚分腿深蹲：前膝弯曲 90° 以上，后脚踩在台阶上。

◎ 跪姿髋部降低：双手和膝盖着地，臀部与地面接触，另一条腿抬高。

◎ 单腿臀桥：膝盖弯曲，肩膀放在体块上（地板 / 体块）。

• 长时间保持——力量、耐力、大小：单次长时间连续收缩，时间至少 30 秒，最佳 45 ~ 60 秒；80% ~ 90% 的力量 / 爆发力 / 大小，30% ~ 70% 的肌肉耐力 / 大小；每次练习 1 ~ 2 组。

上推：除非另有说明，肩膀缩回

◎ 指关节俯卧撑：握拳，手臂伸直，肩膀伸展。

◎ 不均匀俯卧撑：单臂弯曲 90° 以上，双腿并拢（踏步 / 球）。

◎ 不均匀尖刺俯卧撑：单臂弯曲 90° 以上（台阶 / 球）。

◎ 三角肌提升：手臂伸直，向外压（门框）。

上拉

◎ Y 形下拉：向后倾斜，手臂靠在门框上，肩膀缩回（门框 / 带子）。

◎ 二头肌弯举：手臂弯曲 90°，肘部内收，肩膀内缩（面向下沉）。

◎ 龙旗：双臂直、身体挺直、肩膀伸直。

◎ Jefferson Curl：中空、长矛架、肩膀伸展（带子、台阶、杠铃架）。

下推 / 拉和核心

◎ 哥萨克深蹲：膝盖弯曲 90° 以上（地板、楼梯、箱式）。

◎ 西斯深蹲：膝盖向前，身体向后倾斜，躯干伸直（桌子 / 杠）。

◎ 腘绳肌俯卧撑：脚后跟固定并向前倾斜至可以保持姿势的位置。

◎ 单臂肘支撑：可以在肩膀收缩或伸展的情况下进行，不要让你的躯干扭曲。

• SR brief 保持爆发力：6 ~ 10 次极其强烈、快速地收缩，持续 2 ~ 3 秒，每次练习 1 ~ 2 组。

上推

◎ 髋部推：双手放在臀部上向内推——肩膀伸展、中立和缩回。

◎ 水平推：从弯曲的膝盖坐姿向前推膝盖。

◎ 飞翔：向内推膝盖，手掌向上，手臂弯曲，肩膀从弯曲的膝盖坐姿收回。

上拉

◎ 水平拉动：向后拉，保持小腿，肩膀从弯曲的膝盖坐姿缩回。

◎ 二头肌弯举：将手臂弯曲 90°，并从弯曲的膝盖坐姿将其拉至膝盖下方。

◎ 三角肌拉动：双臂交叉并拉到一起，保持对侧膝盖呈弯曲膝盖坐姿。

下推 / 拉和核心

◎ 大腿外侧推：将腿从弯曲的膝盖坐位上向外拉，用手臂支撑。

◎ 大腿内侧拉动：从弯曲的膝盖坐姿，用手臂支撑腿向内拉动。

◎ 四头推：弯曲膝盖坐姿，用手支撑膝盖向上推。

◎ 腿筋拉力：弯曲膝盖坐姿，双手将腿支撑在膝盖下方，向下拉动双腿。

◎ 卷腹：在弯曲膝盖的坐姿中，通过收缩腹肌并将前臂支撑在膝盖上来将胸部向下拉。

• 使用带子进行长距离保持，以提高力量、爆发力和大小：单次长时间连续收缩，持续时间至少 30 秒，最佳 45 ~ 60 秒：80% ~ 90% 的力量 / 爆发力 / 大小，30% ~ 70% 的肌肉耐力，每次练习 1 ~ 2 组。

上推

◎ 垂直推：坐在带子上推过头顶。

◎ 水平推：将带子缠绕在背部并向前推。

◎ 单臂弓步推：将支撑带放在脚下，然后用另一只手臂推过头顶。

上拉

◎ 二头肌弯举：站在带子上，手臂弯曲 90°，肘部向内。

◎ 水平拉动：站在带子上，向上拉动，同时缩回肩部。

◎ 硬拉：以低硬拉姿势站在带子上，将躯干向上拉。

下推 / 拉

◎ 深蹲：将带子交叉缠绕在臀部并支撑在脚下，然后蹲下。

◎ 腿筋拉动：将带子缠绕在脚上，并将腿拉向自己，仰卧，双腿伸直。

◎ 相扑硬拉 + 划船：大幅深蹲，将带子拉至下颌，肘部向上。

术语和性能标准

- **共同收缩和渐进超负荷**：在进行任何类型的重复和保持时，始终专注于同时收缩相应的肌肉群和周围的肌肉。收缩正在工作的关节两侧的肌肉可以增强肌肉激活和超负荷潜力，从而获得更大的力量增益。练习最大共同收缩和增加保持时间是应用渐进式超负荷的实用方法。进行健美操和举重训练时，将注意力集中在收缩的强度上。当你变得更强时，次数、组数、负荷和保持时间也会增加。

- **负载**：负载是指您举起的重量，通常以 1RM 的百分比表示，即您可以举起的最大重量。

- **重量阻力**：使用哑铃或仅使用您自己的体重是通过外部负载产生阻力的方法。也可以通过观察员的帮助来推或拉进行练习的人来施加阻力。

- **自我抵抗**：使用身体的一个部位支撑另一部位并提供抵抗力进行的练习。

- **锚定阻力**：通过推、拉或支撑身体部位对抗不可移动物体来进行的练习。除了日常家居固定装置之外，这些不需要任何设备：墙壁、地板、门口、楼梯和厨房水槽！

- **阻力带**：瑜伽带、短绳，甚至腰带是实现许多等距姿势的有效方法。

- **单臂或双臂**：除非另有说明，假定练习在双臂上进行。单 / 双臂表示可以选择在单或双臂上进行的练习。仅对一侧肢体进行锻炼称为单侧锻炼，它对核心施加更大的强度有助于创造平衡的力量。当锻炼一侧手臂或一条腿时，请确保两侧都执行组数。组间交替进行会减少组间的休息时间。

- **锁定位置（直）**：在目标肢体伸直或轻微弯曲的情况下进行的练习，例如用于推和支撑练习的顶部或最高位置或用于拉和悬挂的底部位置。在锁定或接近锁定的关节下进行较长持续时间、较低强度（产生等距）的保持对于增强肌肉耐力、大小和力量是有效的。在此位置进行短持续时间、最大强度（克服等长收缩）的保持是发展最大力量的理想选择。

- **弯曲位置（90°）**：保持肢体半弯曲，关节角度大约为 90°。这是您最强的位置，可应用于所有 3 种等距方法，以提高关节的完整性和稳定性以及整体力量。

- **伸展位置（负载伸展）：** 在目标肌肉完全伸展的情况下进行的保持，例如俯卧撑或引体向上的底部，称为负载伸展。这种等距训练需要长时间高强度进行，以形成最大的力量、爆发力和活动性。负重伸展是最痛苦的等距保持，之后可能会造成肌肉酸痛，但它是一种非常有效的方法，可以大大提高活动能力以及力量和质量。
- **俯卧位：** 表示身体平躺、面朝下、背对天花板的位置。
- **仰卧位：** 表示身体平躺、背部贴着地板、面部朝上的位置。
- **斜位：** 身体面向侧面（垂直）施加阻力的练习。
- **肩胛骨后缩：** 一种进行推拉练习的姿势，肩胛骨挤压在一起，肩膀向下拉，以进行适当的运动和肩胛骨的激活。
- **肩胛骨前伸：** 用于进行推拉练习的姿势，肩胛骨移动得更远，肩膀向前和向上伸展，以激活前锯肌进行某些练习。

第**12**章 同心训练

标准同心训练是指传统举重，同心（肌肉缩短）和离心（肌肉延长）阶段以大致相同的速度进行。这不是最佳的训练方法，但它是大多数人所习惯的，并且仍然非常有效。如果您是重量训练新手，或者只是尝试一项新运动，同心训练是一个很好的开始。呼气时快速进行同心运动，吸气时离心运动返回到起始位置。降低重量时应始终保持身体紧张并展示控制能力，从较轻的重量组和基本练习开始。这不仅可以为您提供适应和进步的时间，还可以让您了解如何学习每个训练的正确方式。

同心训练计划

标准的同心训练可以使用从体重到极重的重量进行。选择一个能够挑战你重复次数的重量。较轻的重量强调肌肉耐力，而较重的重量则侧重于爆发力和大小。进行 1 ~ 2 组接近精疲力竭 / 技术故障的情况最终将导致 3 ~ 4 组。随着您的熟练程度提高，可以通过多种方式维持渐进式超负荷——增加高级练习、更大的阻力或更大的训练量。考虑一下您的主要改进目标是什么，最大力量或肌肉耐力或两者的组合，并相应地计划您的训练。专注于相对肌肉群的共同收缩将提高该方法的功效。快速同心组是标准组的轻微变化，其中练习的同心（肌肉缩短）部分在 1 秒或更短的时间内快速进行，以提高速度和力量。

热身

在此类训练中热身肌肉的最简单、最有效的方法是进行 1 组，每组 10 次，与您打算进行训练的运动相同，但使用较轻的重量，例如重量约为 30% 1RM 的杠铃。

代表结构

对于举重和健美操训练，请在大部分锻炼中使用以下代表方案。始终关注主要肌肉群。对于健美操练习，可以通过外部阻力或轻重量来调整强度，使次数达到所需的范围。

同心训练组计划

- 基础肌肉耐力：轻重量、高次数——15~20次，30%~50% 的 1RM。
- 中等力量、大小、耐力：中等重量、中等次数——8~12次，70%~75% 的 1RM。
- 高级力量、大小、耐力：大重量、低次数——4~6次，80%~85% 的 1RM。
  *进行可变/单次练习时，使用较轻的重量/阻力，将次数增加到 8~12 次或 20~25 次。

同心低氧训练计划

重要的不是你举起的重量，而是你付出的努力，以及在一组结束时你感觉自己已经全力以赴。这些短暂但激烈的锻炼很容易恢复，应该经常进行。低氧训练本身就很好，或者可以与其他类型的训练相结合，作为混合训练的第一组或作为其他类型"热身"组的替代。呼吸模式应足以使您的身体在每组持续时间内处于中度缺氧状态（相当气喘吁吁），并且下一组应在您完全恢复之前开始。

锻炼量
通过所选练习的数量调整总锻炼量。
短，3~4个练习；中，5~8个练习；长，9~12个练习

同心低氧组计划

允许自己完成每组所需的多次吸气，每次练习最多 5 组。保留每次练习的所有重复次数的累积总数。争取总重复次数为 50~100 次，每次锻炼时间为 2.5~5 分钟。

- 屏气＋锻炼：首先进行 5~10 次冰人呼吸法式深吸气（非强迫）：通过

鼻子吸气，向上至腹部、胸部和头部。最后一口气完全呼气，然后立即开始锻炼。

- **停止＋呼吸＋屏住并继续**：当您无法再屏住呼吸时，停止锻炼并通过鼻子深呼吸 1～2 次，同时保持姿势。完全呼气后立即再次开始锻炼。
- **完整组**：以此类推，直到因肌肉疲劳而无法继续为止。这样就完成了 1 组练习。
- **为下一组做准备**：调整你的呼吸，以便您在开始一组时有足够的时间喘口气。继续以这种方式，直到达到最大肌肉疲劳度或 5 组。

休息间隔

组间休息间隔是关键。它必须定时并基于对运动强度的估计：

- 低负荷（20%～30% 1RM）＋中度缺氧和非常短的组间休息间隔（30 秒）。
- 中等负荷（40%～60% 1RM）＋中度缺氧和较短的组间休息间隔（45 秒）。
- 平均负荷（70% 1RM）＋中度缺氧和相当短的组间休息间隔（60 秒）。

同心低氧程序

下面列出的锻炼将帮助您开始使用同心低氧方案，但也可以使用标准同心组进行。在尝试同心低氧组方案之前，请执行标准的同心热身组。你应该注意到了很大的不同！

低负荷（体重）程序

- 俯卧撑（倾斜）；龙旗式拉伸；分腿深蹲（两侧）；V 形挺举。
- 箱式双杠臂屈伸；划船（杠铃）；西斯深蹲；侧平板支撑。
- 手臂旋转；单腿蹲；上半身卷腹；上半身拱起。
- 肩胛骨俯卧撑；划船（BW）；消防栓；捕鲸。

低／中／平均体重训练

- 直臂举升（KB）；拉力（DB）；保加利亚分腿深蹲（KB）；硬拉（KB）。
- 深蹲 - 推举（DB）；相扑深蹲划船（KB）；腿筋俯卧撑；俄罗斯转体。

第13章 离心训练

离心训练计划

慢离心

缓慢的离心运动（负面影响）通过在肌肉伸展回运动起点时延长运动来增加 TUT。这种超负荷方法对于快速、显著地增加力量、体型和活动能力非常有效，并且提供了克服/预防伤害的有效方法。离心训练本质上是对神经系统进行重新编程，使其反应更加灵敏，并带来一系列非凡的潜在健康益处。在尝试将其与离心动作结合起来之前，练习在等距动作中正确执行保持动作。

快速离心等距

这是一种通过改善本体感觉反应和适当的运动模式来发展增强式力量和敏捷性的强大技术。以最大速度进行离心训练可以训练肌肉快速激活，以吸收快速移动的重量的力量。这不仅可以增强（速度）力量，还可以增强活动范围和关节稳定性。快速离心最大限度地提高负运动的速度，以训练肌腱的刚度、力量和稳定性。

组数

您完成的组数只是衡量锻炼量或锻炼强度的因素之一。总锻炼量必须考虑强度，这取决于许多因素：完成的锻炼和组数、负荷（重量）、锻炼难度、保持持续时间、重复次数和设定方案的难度级别都是相互关联的。进行 2~3 组接近技术失败的离心训练能够促进肌肉生长和力量增长，但如果有必要，这个数字可以增加到 4~5 组。值得注意的是，进行 1~2 组是完全可以接受的，尤其是对于初学者来说，并且会带来进步。争取总组数12~24组。

休息间隔

同心 / 离心训练的休息时间通常为组间 1 分钟，但对于较重的重量训练或需要最大力量的等距训练，您可能需要将该数字提高到 2 ~ 3 分钟以确保恢复。对于肌肉耐力和减肥来说，30 ~ 60 秒的较短休息时间比较合适。减少休息间隔的有效方法是将补充练习作为超级组连续进行，并在完成每组组合后休息。

离心训练组计划

离心训练者利用锻炼中的肌肉拉长或降低部分，通过多种机制来提高强度和适应能力。缓慢的离心阶段应该持续 3 ~ 6 秒，在底部暂停，然后继续完成同心（肌肉缩短）运动。短距离等距保持可以在练习的顶部、中间或较低范围内添加。自重练习将允许更长的保持时间，而较重的举重则需要更短的保持时间。收缩的质量是对力量、肌肉生长和柔韧性的最大刺激！

慢离心训练组——力量、耐力、敏捷性组

5 ~ 10 次 3 ~ 6 秒的慢速离心重复 + 长时间慢速离心（在最后一次重复）。

* 在出现技术故障（极度疲劳）时，开始 15 ~ 45 秒的长时间缓慢离心运动：从顶部开始，降低到中等范围，最后下降到接近完全伸展的位置；保持每个位置 5 ~ 10 秒。

慢速隔离离心组——力量、大小、爆发力组

5 ~ 10 次慢速孤立离心重复，每次 3 ~ 6 秒。

* 仅关注练习的离心阶段可以增加重量或扩大范围，从而带来更大的肌肉压力。单侧练习是该方案的理想选择，因为您可以用两肢进行同心运动。

慢速离心等距组——力量、大小、耐力

3 ~ 8 次慢速离心重复，每次 3 ~ 6 秒 + 短暂保持 3 ~ 6 秒（从第二次重复开始）

* 短暂保持可以在动作的顶部、中部或底部执行，也可以混合在一起执行。

慢速离心等距倒计时组——力量、大小、耐力

每轮结束后短暂保持倒计时。

3 ~ 5 次缓慢离心（3 ~ 6 秒）重复，短时屏气（3 ~ 6 秒），第二轮 2 ~ 4 次重复，如果可以的话，继续第三轮重复！

快速离心＋等距组——力量、爆发力、稳定性组

5～10次快速离心等距重复。

* 以最大速度下降，停在90°弯曲或完全伸展位置；短暂保持该位置（2～3秒），
　　然后返回起始位置并重复。

慢速离心＋快速离心等距组：力量、爆发力、耐力、敏捷性

3～6次交替慢速离心次数（3～6秒）到快速离心等距训练（2～3秒
保持）

* 执行缓慢离心，然后执行快速离心等距。重复这对练习3～6次。

第**14**章　高强度间歇训练（Tabata 训练）

　　Tabata 训练是高强度间歇训练（HIIT）的简化版，它是一种将力量与有氧运动相结合的极其有效的方法，可以燃烧脂肪，同时增加有氧能力。与所有锻炼一样，强度是关键，但 HIIT 通过心血管和阻力锻炼的结合来实现这一目标。短时间的剧烈运动与短暂的休息间隔可以显著提高新陈代谢，使 HIIT 对力量、耐力和减脂极其有效。一次短短 4 分钟的有氧运动相当于45 分钟的中等速度慢跑，可以在 24 小时内提高新陈代谢率。

　　在全力以赴之前完成 3 ~ 5 分钟的动态热身非常重要。参加 Tabata 训练，为高强度训练做准备。在常规锻炼结束时保留 Tabata 可以增强其脂肪燃烧能力。我发现 Tabata 训练是一项令人耳目一新的挑战，而较长时间的HIIT 训练则更胜一筹。它们还可以以不同的强度组合在一起，为您提供更精确的锻炼程序。10 秒的休息确实让它们脱颖而出，有趣的是它们与低氧阻力训练有多么相似。

Tabata 训练计划

　　Tabata 因其柔韧性而成为 HIIT 的理想选择。结合 2 ~ 3 个 Tabata 是延长锻炼持续时间的理想方法，因为每个 Tabata 可以使用不同的训练与休息比率、负荷和组数进行。始终以更高的阻力、更长的 Tabata 休息时间开始，并以更高的有氧运动、更短的 Tabata 休息时间结束。您会发现这种方法的好处更全面，也更有趣。从提供的锻炼开始，但尝试您自己的锻炼组合。检查简短列表中的增强式 / 力量练习，并参阅主练习列表以获取更详细的说明。如果你正确地做到了这些，你就会进步得很快；不要让这导致你失去正确的形式并变得马虎！

　　锻炼列表将 Tabata 分为 3 类，每一类都有不同的有氧运动与阻力训练的半衡。一般来说，有氧运动越高，休息间隔越短，阻力成分越高，休息间隔越长。

在一项练习中尽最大努力持续 20 秒，休息 10 秒、20 秒或 40 秒，然后进行下一项练习并重复。完成列出的 4 个练习中的 2 轮。每周的锻炼程序结合了 Tabata 较长的 HIIT 训练和每次 Tabata 训练之间 1 分钟的休息。对于单臂或单腿的练习，请在第二轮中换边。

Tabata 训练规程

标准 Tabata 是一种有效应用 HIIT 原理的简单方法。它由 2 轮连续进行的 4 个练习组成。每项练习均以最大努力进行 20 秒，然后休息 10 秒。下面列出的 Tabata 提供了 3 种不同的休息间隔选项，以适应不同的强度级别。锻炼清单包含 3 种 Tabata 锻炼方式：无氧健身的标准、力量和有氧运动的平衡，以及高阻力少有氧的力量 / 爆发力运动。有氧运动和力量训练都是有效的脂肪燃烧剂；选择适合您能力和目标的锻炼方式。选择适当的休息间隔是最关键的决定，因为它决定了锻炼的强度。您选择的时间间隔应该促使您努力工作，让您感到气喘吁吁，提供足够的休息以开始喘口气，然后再次开始锻炼。

标准 Tabata（20/10）

标准 Tabata 锻炼由 4 项针对耐力和脂肪燃烧的练习组成。每项练习均以最大努力（快节奏）进行 20 秒，然后休息 10 秒。完成两轮，总锻炼时间为 4 分钟（可以在手机上下载免费的 Tabata 计时器应用程序）

平均休息 Tabata（20/20）

通过增加休息部分，可以稍微降低总体锻炼强度，同时保持耐力和脂肪燃烧的目标。延长休息时间也是引入较重阻力练习的有效方法。

长休息 Tabata（20/40）

休息间隔的大幅增加可以让我们更加关注力量和爆发力，并且仍然可以很好地燃烧脂肪。

Tabata 常规安排

*重量选项：BB= 杠铃，DB= 哑铃，KB= 壶铃、WB= 重量棒，SR= 自抗力，BW= 体重。

高有氧运动和低阻力

- 手持实心球原地跑；深蹲推力跳；杰克跳；俄罗斯转体。
- 波比跳；蜘蛛攀爬；弓步跳。
- 波比跳＋拍手俯卧撑；团身跳高；登山者；侧弓步。
- 下蹲推力跳跃；KB 俄罗斯转体；KB 摆动和跳跃。
- 短跑运动员弓步；拍膝俯卧撑；杰克跳；蜘蛛攀爬。

中等有氧运动和中等阻力

- 相扑深蹲跳；蜘蛛攀爬；跳箱。
- 俯卧撑至单臂深蹲划船；保加利亚分腿深蹲至单臂卧推；单 - 双臂挺举；提拉哑铃（脚踝）。
- HD scap 俯卧撑（墙）；拿着球原地跑；scap 上拉（栏）；青蛙跳。
- 深蹲至过头卧推；KB 摆动和跳跃；登山者（墙）；DB 俄罗斯转体。
- KB 悬吊抓举；跳箱；波比跳＋拍手俯卧撑；烛台滚动跳跃。

低有氧运动和高阻力

- 相扑深蹲 DB 划船；DB 罗马尼亚硬拉；站立单臂 DB 过头推举；球投掷。
- 分腿深蹲到过头卧推推举；单臂悬挂抓举；下降；方块跳到塔身跳。
- 深蹲至单臂卧推；单臂清洁；对抗俯卧撑；DB 分腿深蹲。
- 下蹲推力倒立（墙壁）；体重划行（栏杆）；拍手俯卧撑；深蹲和跳跃。
- 单腿 DB/KB 罗马尼亚硬拉；深蹲；BB 髋部推进器。

附录

训练常规安排

全身训练

这些简短的多用途锻炼可用于执行任何 ICE、方法和方案：仅需 3 项练习，并且可以选择添加您的任何选择：

全身基本 / 扩展形式

- 基础：上推 / 连击；上拉 / 组合；腿部 / 组合。
- 扩展：添加以下任意练习（附加上 / 下、推 / 拉、隔离、力量或核心）。

6 项锻炼例程示例：俯卧撑；划船；高脚杯深蹲；单臂飞；小腿提升；折起 / 卷起。

- 简短的全身锻炼：这些锻炼可以使用等距、同心（缺氧）或离心方法和方案进行。

体重与轻量体重健美操

*在进行基本练习或修改列出的练习时，您可以选择任何您喜欢的运动变化和重量类型。

1. 卧推；拉起；单腿深蹲。
2. 头顶俯卧撑；龙旗拉动；单腿深蹲。
3. 哥萨克深蹲 + 单臂推举；直臂向前倾斜；scap 引体向上。
4. 屈体俯卧撑；龙旗拉动；反向哥萨克深蹲。
5. 扭转俯卧撑；振奋起来；西斯蹲。
6. 指关节 / 指尖俯卧撑；相扑深蹲 + 直立划船；单腿臀桥。
7. 扭转引体向上；桌子向后倾斜；消防栓。

8. 直臂向后桌靠；风车；分腿深蹲 + 单臂翻举。

9. scap 引体向上；前蹲。

10. 分腿深蹲 + 单臂推举；单臂挺举；腘绳肌俯卧撑。

11. 倒立俯卧撑；平板支撑；单腿罗马尼亚硬拉。

12. 单臂碎颅机；跨腿拉杆；桥式俯卧撑。

13. 俯卧撑；拱形引体向上；深蹲：前蹲、单腿深蹲、哥萨克深蹲、反向哥萨克深蹲。

14. 三头肌俯卧撑；单臂引体向上；杰斐逊卷曲。

负荷和重量提升

> *希望在进行基本练习或修改列出的练习时，您可以选择任何您喜欢的运动变化和重量类型。

1. 卧推；弯腰行；蹲。

2. 深蹲推举；套衫；髋部推进器。

3. 双杠臂屈伸；抓举；硬拉。

4. 保加利亚分腿深蹲 + 单臂推举；反向飞行；早安式。

5. 上斜卧推；相扑深蹲 + 划船；单腿罗马尼亚硬拉。

6. 农夫走 + 单臂推举；彭德利划船；单臂悬挂抓举。

7. 保加利亚分腿深蹲 + 单臂推举；马耳他向前倾；深蹲抓举。

8. 下斜卧推；杰斐逊卷曲；单腿前蹲。

9. 阿诺德推；膝板伸展；单臂挺举。

10. 坐式过头推举；单 - 双臂引体向上；髋部推进器。

11. 站立单臂推举；单臂抓举；过头深蹲。

12. 器械：纬度；拉下；缆绳硬拉；压腿。

13. 器械：卧推；划船；蹲。

14. 器械：过头推举机；三头肌伸展；哈克深蹲（腿举）。

分体训练

将训练日分为上半身和下半身，可以进行更密集的超负荷训练和深度训练，以执行 I.C.E. 方法。套路分为上半身、下半身，以举重为主，每次 5～6 次。除了全身锻炼之外，每周完成 1 次上半身训练 +1 次下半身训练。

分体式：上下分体

上半身：上推 1&2；上拉 1&2；第一个变量 / 辅助项：单侧推 / 拉、孤立或爆发力训练；第二个变量为可选，如有需要可选择编号 7 和 8 的动作；训练安排为 2～4 组。

训练动作

- 卧推；上斜推举；硬拉；弯腰行；单臂飞翔；变量 / 辅助项。
- 卧推；过头推举（站立或坐着）；套衫；三角肌举升；三头肌伸展；变量 / 辅助项。
- 上斜卧推；阿诺德推；硬拉；面拉或 Y 拉；交替二头肌弯举；变量 / 辅助项。
- 单臂过头推举（站立或分腿深蹲）；下斜卧推；单臂划船；单或双臂套头衫；单或双臂抓举。
- 卧推；上斜推举；单臂弯腰划船；套衫；单臂挺举；变量 / 辅助项。

下半身：下推 1&2；下拉 1；第一个变量 / 辅助项：较低的推 / 拉单侧、隔离、力量或核心（每次锻炼仅选择 1 个核心）；第二和第三变量可选，2～4 组。

训练动作

- 后蹲；分腿深蹲；髋部推进器；单脚或双脚提踵；抬腿；变量 / 辅助项。
- 前蹲；保加利亚分腿深蹲；卧式腿筋弯举；反向提踵；膝板伸展；变量 / 辅助项。
- 过头深蹲；分腿深蹲；髋部推进器；硬拉；仰卧起坐；变量 / 辅助项。
- 哥萨克深蹲；保加利亚分腿深蹲；单腿臀桥举升；单腿小腿抬高（双腿伸直或弯曲）；俄罗斯转体或侧平板支撑；变量 / 辅助项。
- 相扑深蹲 + 推举；西斯深蹲；卧式腿筋弯举；消防栓；深蹲抓举；变量 / 辅助项。

简短版训练列表

　　本列表包括 ICE 训练大纲和 Tabata 训练中的所有等长、同心和偏心训练方法。你可通过快速浏览这些训练找到适合您的训练内容，这些训练分为 3 类——等长训练、健美操和举重，并细分为上推、上拉、下推、下拉、力量 / 爆发力训练以及核心训练。针对特定区域的单关节训练（标注星号），单侧变式（单臂 / 单腿）可以提高稳定性和平衡力量发展（通常在双侧进行）。有关训练和变式的详细说明，请参阅详 "细版训练列表"。

> *注：等长运动主要用于短期、高强度收缩练习（克服性等长）；较长时间保持等长和在向心 / 偏心运动（负重拉伸和克服等长）中保持等长，通常使用健美操和举重进行练习。
>
> *重量选项：BB，杠铃，DB，哑铃，KB，壶铃，WB，重量杆，SR，自我阻力，BW，体重。

上推：胸部、肩部和三头肌

高强度等长训练

- 臂内屈臀推：（伸展和收缩），SR。
- 内直臂臀推：（伸展和收缩），SR。
- 臂内屈过头推：（收缩），SR。
- 内直臂过头推：（伸展）SR。
- 屈单 - 双臂水平推：（收缩）浴缸，墙，走廊，拉力带。
- 屈单 - 双臂垂直推：（收缩）浴缸，墙，走廊，拉力带。
- 直单 - 双臂水平推举：浴缸，走廊，拉力带。
- 直单 - 双臂垂直推举：（伸展）浴缸，坐立 / 弓步，走廊。
- 直单 - 双臂三角肌拉伸：前（伸展）/ 侧 / 后（收缩）浴缸，墙，门框，拉力带。

- 单臂飞鸟：（肘部上提）SR，门框，墙。

健美操和等长训练

- 单 - 双臂俯卧撑：不对称，扭转，直立，倒立，支撑，上斜 / 下斜，三头肌，俯冲俯卧撑，指尖 / 指关节。
- 单 - 双臂拉力带俯卧撑：（直臂 - 伸直 - 弯曲 - 收缩）上斜 / 下倾，派克式，扭转，支撑，马耳他式，倒立。
- 前倾：（伸展）支撑，马耳他式，肘端平。
- 后倾：（收缩）桌子，肘部支撑。
- 臂屈伸：（手臂伸直 - 弯曲缩回）平行杠，椅子，板凳。
- 斜方肌臂屈伸：（手臂伸直 - 弯曲缩回）平行杠，椅子，板凳。
- * 单 - 双臂三头肌伸展：（伸展）SR，墙，浴缸。
- 倒立：（伸展）墙，杠，自由站立。

举重和等长训练

- 单 - 双臂卧推：DB/BB- 平板，上斜，下斜。
- 直臂卧推：（弯曲到伸直）DB 过头举或举过大腿。
- 单 - 双臂过头举：DB 阿诺德弯举，坐姿，站立，分腿蹲。
- * 直单 - 双臂提三角肌：（站立）DB/KB 前（伸展），侧面 / 后（收缩）。
- * 直臂提三角肌：（俯卧）DB/KB 前（延长），侧面和后部（收缩）。
- * 肱三头肌屈伸 / 下压：（伸展）DB，缆绳，弹力带。
- * 单 - 双臂三头肌伸展：（伸展）DB，墙壁，洗手池。
- * 单臂飞鸟：（肘部向上收缩）弹力带 / 缆绳 - 上斜，下斜，收缩。
- 风车：BW 或 KB：低位手，高位手，双手。

引体向上：背部和二头肌

高强度等长训练

- 屈臂过头拉：（收缩），SR。
- 直臂过头拉：（伸展），SR。

- 单 - 双屈臂水平引:（收缩）洗手池。
- 单 - 双直臂水平下拉:（伸展）洗手池。
- 单 - 双屈臂垂直拉:（收缩）洗手池，下沉。
- 单 - 双直臂垂直下拉:（延长）墙，洗手池。
- 单 - 双直臂下拉:（收缩）墙，洗手池。
- 单 - 双臂胸前弯举:（肘部内收）自我阻力，面向洗手池，拉力带。
- 伸直单 - 双臂俯卧两头起:（伸展）手臂伸展过头。
- 反飞鸟: SR，墙壁。
- 弯曲 / 伸直单 - 双臂单杠悬垂: DB，毛巾，握住手腕。

健美操和等长训练

- 引体向上:（收缩）扭转，宽握，窄握，拱背。
- 悬挂肩胛上拉:（收缩）。
- 正握引体向上:（收缩）窄握，握住手腕或毛巾。
- 单 - 双臂反向划船:（引体向上杆 - 缩回）BW- 平板或上斜。
- 龙旗式:（伸展）手臂垂直 / 水平，腿伸直，俯卧，弯腰。
- * 正面拉绳训练:（收缩）门框，弹力带。
- 单杠推举 / 转体:（俯卧收缩）重量杆。
- 行走 - 起立:（收缩）BW/DB。
- 早安体操:（收缩）BW，DB。

举重和等长训练

- 硬拉:（收缩）DB/BB，罗马尼亚硬拉，单腿，直腿硬拉。
- 单 - 双臂仰卧哑铃上拉:（收缩）DB 或缆绳。
- * 二头肌弯举:（肘部内收）DB 弯举，耶茨式，锤式，上斜。
- 单 - 双臂俯身划船:（收缩）DB/BB。
- * 直立划船: 向下拉至下颌（收缩）DB/KB。
- 反飞鸟 / 后飞鸟:（收缩）DB。
- * 面拉 /Y 字下拉:（收缩）弹力带 / 缆绳。
- 杰弗逊卷曲:（伸展）DB/BB。

- 罗马尼亚硬拉：（收缩）DB/KB。
- 单 - 双臂仰卧哑铃上拉：（收缩）DB/KB。

低位推：股四头肌和小腿

高强度等长训练

- 深蹲：门框，拉力带。
- 分腿蹲：门框，拉力带。
- 保加利亚跨步深蹲：楼梯，拉力带。
- 臀外推：SR，BW。
- 单腿股四头肌屈伸：SR，楼梯，拉力带。
- 单 - 双腿靠墙静蹲：BW。

健美操和等长训练

- 深蹲：相扑式，分腿式，保加利亚式，弓步行走。
- 西斯深蹲 / 跪姿架桥：地板，轻度支撑。
- 胫前深蹲：地面，木块，楼梯，滑杆。
- 手枪式深蹲：地面，木块，楼梯，滑杆。
- 哥萨克深蹲：地面，木块，楼梯，滑杆。
- 反向哥萨克式深蹲：地面，木块，楼梯，滑杆。
- * 单 - 双脚抬腿：BW/DB，直腿，屈膝，后倾。
- 消防栓式：（臀低位）BW 置于手里和膝盖上。

举重和等长训练

- 深蹲：BB 前深蹲，后深蹲，过头深蹲。
- 分腿蹲：DB/KB 过肩或过头深蹲。
- 保加利亚深蹲：DB/KB 过肩或头。
- 负重深蹲：DB/KB 胸前。
- 相扑蹲：DB/KB。

低位拉：大肌腱和臀大肌（臀部肌肉）

高强度等长训练

- 大腿内侧拉：SR- 从坐姿开始。
- 单腿腘绳肌拉伸：SR 拉力带。
- 硬拉：（收缩）固定 / 拉力带。
- 单 - 双腿罗马尼亚式硬拉：（收缩）拉力带。
- 杰弗逊卷曲：（伸展）拉力带，固定。
- 早安体操：拉力带。
- 桥式：楼梯，木块，地板。
- 胫骨拉伸：SR。

健美操和等长训练

- 行走 - 起立：BW，DB。
- 腘绳肌俯卧撑：BW- 脚固定。
- 单 - 双腿臀拉伸：BW，DB，滑块，稳定球。
- 单腿踏步：（BW）。
- 桥式俯卧撑：BW- 木块 - 上斜，地板。
- 墙步。
- 反向提踵。
- 背向滑步：以平板姿势滑动。

举重和等长训练

- 臀桥：BB。
- 腘绳肌弯举：DB。
- 硬拉：（收缩）DB/KB。
- 杰弗逊卷曲：（伸展）DB/KB。
- 早安体操：BB。

力量和组合力量训练：全身主要肌群

高强度等长训练

- 深蹲 + 推举：（收缩）拉力带，支撑。
- 相扑蹲 + 划船：（收缩）拉力带。

健美操和等长训练

- 击掌俯卧撑 / 膝盖俯卧撑。
- 1/2 波比跳 / 负重深蹲。
- 波比跳：结合俯卧撑。
- 登山者式 / 蜘蛛侠式。
- 进出式：俯卧撑姿势到低蹲和后蹲。
- 交替弓步跳。
- 塔克跳。
- 深蹲 / 相扑深蹲 + 直 / 塔克跳。
- 1/2 倒立波比：墙。
- 蜘蛛侠式倒立：墙。

举重和等长训练

- 深蹲 + 单 - 双臂推举：（收缩）DB。
- 分腿蹲 + 单 - 双臂推举：（收缩）DB。
- 保加利亚式分腿深蹲推举：（DB）单臂。
- 农夫行走和单臂推举：DB。
- 相扑蹲 + 划船：（收缩）DB/KB。
- 高翻：（收缩）DB/KB/BB。
- 高翻 & 下蹲挺：（收缩）DB/KB/BB。
- 抓举：（收缩）DB/KB/BB。

核心肌群：腹肌（腹前侧肌、腹横肌、腹斜肌）

高强度等长训练

- 单 - 双臂平板支撑：地板，木块 - 上斜 / 下斜。
- 斜板支撑：楼梯，木块。
- 侧平板支撑：地板，楼梯 / 上斜木块。
- 仰卧起坐：SR，拉力带。

健美操和等长训练

- 塔克式 / 派克式起坐。
- 上半身卷腹：背屈伸开始，卷腹停止。
- 上半身仰卧起坐：木块。
- 单手支撑侧抬肩：（伸展到收缩）地板，楼梯。
- 鲸鱼式：BW，DB。
- 仰卧起坐：SR，DB。
- 半手倒立：站姿，坐姿。

举重和等长训练

- 悬垂抬腿：引体向上，帕克动作，跨立。
- 平板撑滚轮：AB 滑轮 / 滑块放平，倾斜。
- 平板撑爬行：滑块。
- 俄罗斯转体：DB/KB。

详细版训练列表

> 运动按功能 / 主要肌肉群分类：上推，上拉，下推，下拉，变量 / 辅助动作：核心，增强式训练，力量。

　　每组训练又进一步分为健美操训练和举重训练。以下内容是一份详细而全面的训练清单，有助于理解正确的动作。灵活地选择和调整锻炼和训练的方式有助于满足您的需求，提升您的能力。我们都有不一样的喜好去选择不同类型的训练项目。您只需要做对您来说适合的训练。当找到适合的训练组合和训练类型时，既能挑战您，又能让您保持动力继续前行。

　　以下是所有训练的综合清单，包括健美操、重量训练、等长、力量和超等长训练。当结合全身健美操或 HIIT 训练的功能性训练时，应更换肌肉群，这样就不会连续重复做同一类型的训练。这将增加训练强度，减少各组训练之间的恢复时间，并提高整体效率。从简单训练做起，从示例训练开始，随着您对这些训练越来越熟悉，逐渐尝试替换为其他锻炼动作。应常进行强化全身的复合训练，并确保每周做 1~2 次。

　　无论是重量训练还是自重力量训练，在整个训练过程中都应尽量保持张力，并减慢偏心训练（降低）部分动作。即使是静态的等长收缩，只收缩肌肉，而没有真正推拉任何东西，也会增强力量和柔韧性。应注意收紧稳定肌群，如臀大肌、髋内收肌（大腿内侧）和核心肌群。对于肩部收缩训练，记住挤压肩胛骨，然后沉肩。

　　这些动作将有助于整合肌肉，使其作为一个整体共同维持正确姿势。在降低重量或训练偏心训练部分时吸气，在举重或训练同心训练部分时呼气。在每次重复动作的底部和顶部暂停 1~2 秒，同时保持最大程度的肌肉收缩。如果你只注重缓慢、可控的动作并维持良好的形态，而不是迅速的、不稳定的动作，说明你是正确的。强烈建议您加入一些仅用单臂或单腿进行变式训练。像这样的单侧训练需要至少 2~3 个训练平面，以避免脊椎发生侧向和横向旋转；而基础训练可能只在一维平面进行。

其他单侧训练增加了脊柱旋转部分（体位旋转），以增强腰部扭转训练的核心力量和稳定性。这些类型的训练可以更强地刺激肌肉活化，并强化全身力量，有助于识别和纠正不稳定或力量薄弱的肌肉。一些训练可分为"初级""中级"和"高级"。我用"初级"代替了"初学者"，因为许多类型的训练，比如需多次重复的训练，都必须使用低强度的训练来完成所需的重复次数。低强度训练不仅适用于初学者，而且对所有不同健身水平的人都很重要。

上肢推：胸部，肩膀，三头肌：有很多优秀的上推训练可供选择，所以不要禁锢自己。在你熟悉的基础上进行拓展，并尝试一些其他可用的训练。

健美操：上推

俯卧撑：俯卧撑不仅是一项便捷的训练，还可增强全身力量，其适合几乎所有类型的日常训练，并且变化形式多，以不同的方式给你带来挑战。自重平板卧推可以增强胸部、肩膀、三头肌、背部和背阔肌，但在整个训练过程中保持收紧的平板支撑姿势也可以训练腿部肌肉和核心肌肉。俯卧撑变式：由于俯卧撑是一项十分重要且用途广泛的健美操动作（有多种方法可以彻底改变练习的目的），所以提供了多种选择。当你适应了日常锻炼，试着把其中一些变式融入你的日常锻炼中。

不要被各种变式吓退，因为它们在你训练时给予你想要的提升。训练提示：双手撑地，双手放置略窄于肩宽（双手距离与肩齐宽是在"欺骗"训练），覆盖腹肌、臀大肌和肩胛骨。保持头朝上，就像做平板支撑时那样，不要低头。开始时，手臂和肩部伸直，背部挺直或弯曲，然后下降胸部，直到手臂弯曲 90°（或更多，以增加强度）。保持手肘在身体两侧（如果肘部太过突出，会对肩关节造成过度压力）。整个动作期间保持身体紧绷，在向上推之前将挤压肩胛骨底部。

增加阻力俯卧撑——协助员，重量板，阻力弹力带：提高俯卧撑难度最简单、最有效的方法之一是增加外部阻力。可在背部放置一个重量板，在背部周围拉一个阻力带并用手将其固定到位，或者雇用一个协助员。在整个动作过程中，用双手将压力均匀分配到上背部和下背部。

负重划船式俯卧撑：举哑铃：每次俯卧撑动作后手臂做划船动作，两边交替进行。上提哑铃和肩部以增加 ROM，而划船动作可以训练牵拉力量，兼顾了俯卧撑训练部位另一侧的肌肉，使其成为一项平衡全身的训练。

横向 - 转体 / 单侧（扭转）

我认为这是不同类型的运动中最重要的变式。

结合在横断面训练和通常只在矢状面训练的训练，可显著增强全身肌肉和软组织（肌腱、韧带、筋膜）所需的力量，以保持稳定和协调。在整个扭转训练中，抗扭转训练是为了抗阻训练，而顺扭转训练是为了保持张力。应尽量考虑进行此项变式训练，以便更好地让全身参与训练。

- 转体俯卧撑：摆出俯卧撑起始动作，双手和双脚分开与肩同宽。将头和身体向侧方转体，同时做一个俯卧撑。回到起始位置后，将头部和身体向另一侧转体并重复该动作。这种转体方式适用于任何类型的俯卧撑，以增强单边力量。
- 单腿转体俯卧撑：与转体俯卧撑类似，不同之处在于当向下俯身时，一条腿撑地，另一条腿伸直并向上抬起，然后回到起始位置。另一侧交替重复相同动作。
- 上升 - 下降：摆出俯卧撑起始动作，一次向下弯曲一只手臂后撑起。尽量保持身体挺直，不要扭动臀部。
- 不均匀俯卧撑：举高一只手（举健身球效果最好）将重量转移到支撑地板的手，需要更多核心力量，这是学习单臂俯卧撑良好的基础。每组交替向前移动一侧手臂，每次重复进行。
- 单臂俯卧撑：减少一个支撑点，不仅单臂需要支撑双倍的重量，并且核心肌团需要紧绷，以抵抗横向旋转力。保持推臂在胸部正下方，肘向内，另一只手臂向外或置于背后。从双腿分开与肩同宽开始，逐渐尝试完全并拢双腿，以增强核心部分。另一个难度较大的变式是在做俯卧撑时举起一只手臂并抬起对侧腿。

支撑点 / 姿势变化

- **肱三头肌俯卧撑**：三角或钻石俯卧撑双手为窄距，主要训练肱三头肌。肱三头肌伸展变式的开始动作类似普通俯卧撑，双臂分开与肩同宽，手指向前。保持肘部在两侧收紧，俯身向下手肘几乎接触到地面后向上推起。

- **俯冲俯卧撑**：两种瑜伽姿势结合的俯卧撑以增加全身力量和机动性。从俯卧撑姿势开始（身体屈曲形成一个三角形），双手和双脚分开与肩同宽，手臂齐两侧耳朵（下犬式）。以横扫的动作，屈臂，胸部向前拉伸过双手，然后伸直手臂，把臀部下沉成弓形支撑（眼镜蛇）的姿势。逆向动作回到起始位置并重复。

- **宽臂（马耳他俄挺）俯卧撑**：双手放在与肩齐平或更低的地面上，手指指向两侧，双臂分开宽于肩（为了增强对胸肌的强化）。手距越宽，双手越往后放，训练难度越大。

- **平板俯卧撑**：这项高级训练需将肩膀向双手前方倾斜；该动作需要十分强大的核心力量、全身力量和平衡力。

- **地板冲肩**：俯卧，双手放于髋部，手指略微往后侧指。将背部拱起（空心），用核心力量将背前推至前伸拱背姿势，肩部抬高（肩部应该在双手前方），脚撑地。训练提示：稍抬头来帮助"锁定"上半身，挤压腿筋和臀大肌来稳定下半身，避免下垂。训练提示：手距离髋部越远，训练难度越大。

- **肩关节悬空**：针对肩部、下背部、手腕和肘部的全身训练。首先双手（手指指向两侧或后方）放在一个坚固的木块上，肘部放在髋部下方，双腿垂向地面。腿举过头顶，然后再放下。从塔克式姿势开始做动作，然后逐渐变成跨坐式或直腿式。

- **上斜冲肩**：用木块抬高双脚，使其在动作最高点时与肩部齐平。

- **俄式挺身俯卧撑**：以相同的姿势开始，但当你向上起身到与平板动作一致时，将腿抬离地板，身体与地板平行。从塔克式姿势开始（屈膝），然后跨坐（双腿伸直分开），最后并拢伸直。俯卧撑过程中，俯身和起身时保持身体与地面平行。

- **肩胛骨俯卧撑**：假设一个俯卧撑姿势双臂和双腿锁定，分开与肩同宽。

主要集中股四头肌、臀大肌、核心肌群力量支撑起身体，收紧下颌。通过挤压肩胛骨和背部来收缩肩胛骨。在俯身最低处暂停，然后向前推肩部并打开肩胛骨以拉伸肩部。在起身最顶部暂停并重复动作。

- 单肘平板撑至肩胛骨俯卧撑：在身体不扭曲的情况下，用单屈臂平板支撑进行肩胛骨俯卧撑。

手的位置变式

- 指尖俯卧撑：由于从一个较高的位置进行俯卧撑，该训练增加了更大的ROM，这比普通的俯卧撑需要更强大的核心和肩部力量。该训练可以把指关节和前臂变得结实，但需慢慢进行动作，以避免受伤。我建议从跪式俯卧撑开始，然后进行直腿变式来增强力量。随着时间的推移，你甚至可以尝试使用更少的手指，甚至用一只手来训练。如果你想看了不起的力量展示，可以看看李小龙在视频网站上展示的两个手指（食指和拇指）单臂俯卧撑！

- 虎爪俯卧撑：虎爪俯卧撑是比指尖俯卧撑难度更大的一项变式，因为最后一个手指关节是弯曲的（类似于爪子抓地板），所以你完全由指尖支撑。尽管难度更大，但这项指尖俯卧撑的变式对关节更安全，因为不涉及手指的过度屈曲。注意事项和步骤与标准指尖俯卧撑相同。

- 指关节俯卧撑：指关节俯卧撑（用拳头）也具备起始位置更高的优势，但必须使用柔软的台面，以避免损伤指关节。这种变式可有效增加手腕、前臂和肘部的稳定性力量，比普通俯卧撑更能刺激核心、肩膀和背部的肌肉活化。尝试不同的手部姿势来改变力量聚焦点：手掌面向身体，向内掌心相对，然后背向身体。该类型的俯卧撑以及指尖变式，可以结合其他俯卧撑方法来增加强度。

身体角度变式

- 上斜俯卧撑／跪式俯卧撑：初学者可能会改变俯卧撑的角度或接触点，以便于训练：在抬高的平面或靠墙做上斜俯卧撑，或做跪式俯卧撑（一定要保持臀部放平，避免屈臀以"欺骗"训练）。

- 下斜俯卧撑：使用自重式倾斜卧推增加强度。可以在木块或墙壁上进行，难度取决于角度的陡峭程度。

- **派克式俯卧撑（地板）**：屈髋（派克式），双手距离双脚 3 掌远。保持双腿伸直，屈肘，试着让头触地，然后再向上撑起。

- **派克式俯卧撑（木块）**：用一个方块（约 61～91 厘米高）来支撑双脚：以 90° 弯曲或者髋部呈派克式做开始动作，使其在头顶正上方。试着用手臂盖住耳朵，在整个动作中保持腿伸直，髋部在头上方。该项变式比派克式俯卧撑难度大，但比全倒立俯卧撑更容易。

- **倒立俯卧撑**：这是一项高级体操技能，可以代替俯卧撑。从倒立姿势开始，慢慢降低，直到手臂弯曲 90°，或者头部接触地面，同时保持肘内收，身体挺直绷紧。以"空心"的姿势面向墙壁，或者背靠墙壁，屈单腿，用脚保持平衡（这样更易保持身体挺直）。一旦你可以连续重复动作 6～10 次，试着做不需要依靠支撑物的倒立俯卧撑。

- **三角肌倒立俯卧撑**：面对墙壁倒立，交替做耸肩和抬高肩胛带的动作。

- **慢起手倒立**：应该把这项训练介绍给那些体操爱好者。这是一个直臂倒立上推动作：从跨坐开始，屈髋，双手（手指）向前，撑地，双手分开与肩同宽，并在灵活度的允许范围内尽量靠近。双臂紧贴耳朵，身体前倾，直到双脚离地。保持髋部紧紧挤压，直到达到头顶，然后并拢双腿以完成倒立动作。

> 首先对着墙做直推动作，双手离墙约 30 厘米远。背靠墙也做同样动作，减少直推部分的动作。当可以对着墙壁做 6 次直推或更多次时，你可以开始尝试自由站立直推。双脚站立在一个比手更高的台面上，以便髋部撑起过头顶。一旦掌握了这一点，试着在平坦的地面上进行动作。

臂屈撑：臂屈撑也被称为上半身深蹲，因为这是一项重要的复合训练，需要多个肌肉群协同训练。但问题在于如果这些动作做得不正确，比如身体挺直，臂屈撑时肘部弯曲 90°，该训练并不能有效地使肌肉超负荷或集中训练肱三头肌，甚至会损伤你的肩关节。自重臂屈伸体重下降（可以用两把椅子或工作台代替双杠）。正确的动作是：屈髋（派克式），肩部前倾，下沉后挺，收紧腹肌。手臂在最低点弯曲不应超过 90°，以避免扭伤肩部和肘部关节和肌腱。

- **凳上反屈撑**：双手放在抬高的台面上。屈肘 90°，然后推直，同时保持肩膀下沉后挺。
- **负重屈撑**：将一个重量板系在短绳上，缠绕在腰部以增加阻力。
- **扭转式屈撑**：在每次屈撑时，增加体位旋转训练，交替向一侧转动头部、髋部和躯干，同时保持髋部为派克式姿势。
- **斜方肌壁屈伸**：与上斜方肌相比，下斜方肌通常较薄弱，这可能导致肩关节夹挤和颈部疼痛。直臂下垂，或耸肩，加强前锯肌和下斜方肌，有助于纠正其肌肉不平衡。在双杠上进行"耸肩训练"或直臂屈撑可以加强低斜方肌并纠正这种肌肉不平衡。动作开始时，膝盖向后弯曲并向后支撑。注意只使用下斜方肌，耸肩时保持肩胛骨下沉后挺，放下肩部时尽量低。在底部暂停，向上推下斜方肌，在顶部再次暂停。重复动作。

三头肌伸展：双手窄距放在升高的台面上。弯曲肘部的同时保持肘部靠近，身体前倾至手臂弯曲的起始姿势，然后向上推。收紧核心肌群，在整个训练过程中身体保持笔直。可以作为肱三头肌下推的替代训练方式。

桌式冲肩：这项训练简单但难度大，是针对直臂三头肌，上背部和后三角肌肉的训练，与俄挺冲肩相反。坐在地板上，脚放在身体前方，手放在身体两侧，手指朝外或向后。将臀部从地板上抬起来（可以屈膝或保持膝盖伸直），只用手和脚来支撑，然后尽可能后倾。保持 3~5 秒，然后回到桌式姿势。可将脚放在一个较低的木块上以增加难度。

举重：上推

水平/下斜式卧推：Fab 4 中的第一项，是一项重要的复合训练，可以增强全身力量，尤其是胸部、肩部、背阔肌和三头肌。杠铃是最适合使用的较重重物，哑铃是更适合使用的较轻重物。

- **杠铃**：平躺在长凳上，握住比肩宽略宽的杠铃，收缩肩胛骨。把重物放到胸部下方部并往后推，保持肘部内收，下背部轻微拱起。训练提示：在完成动作时的姿势保持肩膀后挺和肩胛骨收紧。这可减轻前三角肌的压力，增加胸部的 TUT。在长凳上，拇指包裹横杆而不是贴着横杆。由于需要更好的平衡重量，推举训练有助于提高身体和手腕的力量。

- 哑铃：哑铃允许更大的 ROM，增加胸部肌肉的数量，同时也训练了三头肌。将重物置于肩部下方，手掌向外；在顶点将重物靠近。
- 上斜式卧推：有助于强健上胸部（胸小肌），使其看起来更健康、更丰满。建议您在卧推的基础上减少一点重量（因为卧推难度更大）。

下斜式卧推

- 杠铃：躺在 30°~45° 倾斜的长凳上，直臂支撑杠铃置于肩部正上方（双手握距与肩齐宽）。将杠铃放低至上胸部（与身体成 45° 角），同时保持肘部在身体两侧，然后推举过头顶。
- 哑铃：手掌朝外，握住哑铃放于齐胸位置；上推至完全锁定且保持哑铃分开，然后放下到齐胸水平。

直臂卧推：DB/KB 举过胸部的同时，将肩部从收缩推进到伸展。该训练也可将重物放置在大腿上方。这两个变式都可加强前三角肌和前锯肌，提高上背部的柔韧性，改善身体形态，并且缓解背部疼痛。

坐姿过头推举：将多个肌群组合在一起：在该训练中，肩部、斜方肌、背部、二头肌、三头肌和核心肌群一起训练。与站姿过头推举相比，坐姿过头推举的稳定性更强，这样你就可以承担更重的重物且受伤的概率更小。

- 杠铃：双手举杠铃，握距与肩同宽，置于胸部上方，然后过头推举。开始动作时，肘部紧贴身体两侧，推举至顶部时外旋。
- 哑铃：对于哑铃训练，首先掌心朝外，将重物置于肩部，肘部弯曲 90°。在举起哑铃过头顶至锁定的同时，保持背部挺直，然后返回至起始位置。

站姿过头推举：站姿过头推举或肩推比坐姿更困难，因为站姿更需要下背、核心肌群和肩部肌肉来平衡重量，还可以训练股四头肌、腘绳肌和臀大肌。站姿比坐姿推举重量轻，站立时双脚分开比肩稍宽；收紧核心肌群来避免下背部拱起（这将减少受伤的机会）。

- **杠铃**：握距不超过肩宽，将杠铃放置在上胸部，肘部保持在手腕正下方。头向后倾斜的同时保持胸部上挺，以确保在过头推举和返回动作时保持直立姿势。
- **哑铃**：定期切换到这个变式训练，以稳定肘关节和平衡力量。将哑铃举至肩高，掌心朝外，肘部朝两侧伸展；推举过头顶按下然后返回。

单侧变式

- **站姿单臂过头推举**：使用哑铃或壶铃进行站姿过头推举。收紧核心肌群以避免脊椎弯曲或扭转，开始动作为肘部向上，手握重物在肩部上方。
- **深蹲单臂哑铃推举**：向前跨步做弓深步姿势，后膝贴地，躯干与地面垂直。伸展腿对侧的手握住哑铃，进行单臂过头推举。
- **弓步单臂杠铃推举**：弓步姿势，后膝撑地。伸展腿对侧的手握住杠铃举过肩膀并推举过头顶。
- **阿诺德推举**：肩部在推举过程中独特的旋转动作作用于三角肌的 3 个头部（前部、侧面和后部），以获得更宽、更有力的肩部和良好的姿态（稳定了背部肌肉）。它不需要过头推举所需的重量，因为其需要更长的肌肉承压时间。
- **仅用哑铃**：将哑铃举到肩部上方，掌心朝向自己，或者以二头肌弯举完成动作时的姿势开始，通过肘部与地面平行来增加难度。将肘部向后拉，使哑铃向一侧延伸，然后在过头推举时双手扭转，双手朝前完成动作，然后将重物在同一范围内降低到起始位置。训练提示：完成推举时，手臂完全伸展，紧贴耳朵，同时头向前伸，以训练整个 ROM。

　　三角肌提举：一项重要的综合训练，对强健肩部非常重要（只用哑铃）。训练提示：每种变式针对不同部位的三角肌——前部、侧面和后部，并训练斜方肌、三头肌、背阔肌、中背部和腹肌。握住较轻重量的重物并增加重复的次数，以有效地使较小的三角肌超负荷。轻握重物，限制使用肱三头肌和前臂肌肉，同时增强激活三角肌。

位置上的变式

- **直臂前平举**：将哑铃放于身体两侧，手掌朝后，双臂伸直平举哑铃到水平（与地面平行）。在完成动作时，拇指稍上转，以使肩部更稳定；放下然后重复动作。

- **侧举**：将哑铃放于身体两侧，手掌朝向身体；屈髋，臀部向后倾斜。手臂略微弯曲，从侧面举起哑铃至水平；放下然后重复动作。过头举的变式：继续上举至高于水平，同时在头顶旋转手掌以掌心相对，以集中训练斜方肌。

- **后举（俯身划船）**：站立姿势：双手掌心朝内，握住哑铃，屈膝屈髋，俯背与地面平行。当把哑铃拉向两侧时，保持背部平坦，或者稍微拱起。当把哑铃举起到腰高时，略微弯曲手臂；放下，然后重复动作。该训练也可以由坐姿向前倾，或者躺在倾斜的凳子上。变式：保持相同的起始姿势，除了掌心朝后举起哑铃，收紧身体两侧。

- **姿势变式**：卧长凳上，面朝地板，腋窝紧贴长凳末端，上举 DB。

- **单侧变式**：一次训练一只手臂。

- **哑铃单臂前平举**：所有 3 种三角肌训练都可以单臂进行，或双臂交替进行，以增加单侧手臂力量。收紧核心肌群，避免髋部和躯干旋转或侧向训练。

- **外旋**：站立手握一对轻重量哑铃（大约 2.3~3.6 千克），手臂伸直放在身体前面，肘部弯曲 90°。保持肘部紧贴身体两侧，缓慢地将哑铃举向身体。短暂挤压肩胛骨，然后回到起始位置。这是一项很好的变式，可以改善形体，增加肩部柔韧性以及关节稳定性。

三头肌伸展：一项针对肱三头肌和背阔肌的分离训练，最好从使用较轻的重量开始进行，每周最多一次。

- **哑铃**：使用哑铃更安全，更有效（以减少手腕和肘关节处的压力），仰卧在平台或倾面长凳上进行训练。双臂伸直，手握 1~2 个哑铃举过胸部，手握哑铃一端（像拿锤子一样）。双臂伸直，将杠铃举过胸部，通过弯曲肘部，将哑铃放至低于头的位置。手臂应该保持稳定，肘部收紧。由于重物悬挂在头顶，所以要小心！

- **拉力器**：可作为三头肌伸展的替代训练项目，可使用拉力器或弹力带进行肱三头肌下推。从站立的姿势开始做动作，弹力带放置与胸部齐高，躯干略微向前弯曲，膝盖放松，然后下推弹力带至其完全伸展。保持核心肌群和肘部收紧，与三头肌伸展的动作类似。

　　上拉：背部，肱二头肌：对于我们这类在工作中久坐的人来说，常会导致胸部和颈部紧绷，肩膀下垂，下背部无力。在大多数训练中，高强度训练推的动作而不是拉的动作会使这个问题加重，因为该动作会增加肩部和胸部上的压力。划船动作可以增强脊柱，改善形体，这对那些腰痛的人来说是一个良好的训练项目，而增强上背部的力量为训练员们学会控制力量提供了坚实基础。

健美操：上拉

　　引体向上：初级引体向上是一项有难度的健身训练，目标肌肉是背阔肌、斜方肌、菱形肌、二头肌和核心肌群。引体向上比俯卧撑更能衡量一个人的整体力量。由于做推举训练（俯卧撑和平板卧推）的频率远高于做拉力训练（引体向上和滑行）的频率，所以我们的姿势会变得僵硬和受限制。与俯卧撑训练清单类似，此处展示了引体向上的多种变式，在不同水平给你带来挑战。

　　所有变式的基本动作如下所示（除非另有说明）：双手正握（手掌朝外）与肩同宽，手臂完全伸展。锻炼核心肌群、腘绳肌和臀大肌，双肩为收缩姿势（下沉和后挺）以防止受伤。将下颌上拉到横杆上方，保持肘部贴近身体。当做额外的全身收紧动作时，暂停 1~2 秒钟（主要是集中收缩背阔肌和将肩胛骨挤压在一起），然后缓慢回到锁定位置。训练提示：放慢引体向上的偏心动作（并增加等长支撑）不仅能更有效地让肌肉超负荷，还能降低关节受伤的概率。一旦你能在可控和良好的状态下完成 12~15 个引体向上，就可以开始引入一些中级和高级的变式，使其难度增加并降低每组的频数。动作频数越少，力量训练就越大。

简便引体向上

- 助力引体向上：在协助员的帮助下，可将阻力降低到可控水平，用一条弹力带缠绕横杆以支撑脚或膝盖下的张力，或者使用一个固定块进行部分支撑。
- 反向引体向上跳：下颌上拉过横杆到最终位置，保持 1 ~ 2 秒，然后缓慢放下（3 ~ 5 秒）。训练后离心收缩部分更强壮，如果为了快速增强力量而放慢动作，往往会造成肌肉损伤。
- 增加阻力引体向上：你可以简单地通过在脚踝或膝盖之间放置哑铃、沙衣，用绳子将重量板缠在腰上，或者协助员往下拉增加负荷。

单臂引体向上变式

- 扭转式引体向上：通过将横切面与通常只在矢状面进行的锻炼结合起来，可以显著增加全身肌肉和软组织（肌腱、韧带、筋膜）所需的力量，以保持稳定和协调。把你的头和躯干转到另一边，做一个引体向上。回到起始位置后，将头部和躯干转向另一侧并重复该动作。
- 猴式引体向上：当你把下颌拉过杠铃时，转动你的身体，把你的头拉向一边。放低身体，头转向另一侧重复该动作。这可以用窄握法、肩宽握法或宽握法进行。
- 军人式引体向上：用混合握拉的方式长时间握住杠铃到一个肩膀，直到胸部接触到杠铃。放低，另一边重复该动作。这种变化需要更快，更强的拉力和更好的核心控制。

握力训练变式

- 宽握：正握引体向上是很难起步的，因为其目标肌肉是背阔肌，而将手的放置位置比肩宽（手放置越宽，越难）会对背阔肌造成更大的压力。
- 反握引体向上（反握）：将目标肌肉从背部转移到二头肌和手臂。手握得越窄，训练效果越好。
- 毛巾引体向上：在横杆上缠一条毛巾，双手握住两端，这样可以显著增加握力。在最高处，可交替向上拉一侧手臂，做"跷跷板"动作来增加难度。只有一条毛巾（系在横杆上），也可以一只手握住，一只手臂弯曲 90°，另一只手臂伸直，集中强化单臂引体向上力量。

- 单臂握腕引体向上：增加握力和手臂的张力，是训练单臂反握引体向上的一个步骤。当你变得更熟练时，降低手握前臂，以增强对单臂的压力。

变式中的体形和动作

- 弓背式引体向上：难度更高，但更有利于强化背部力量和肌肉大小。双手略宽于肩，让膝盖向后弯曲并拱起背部。从底部向前推肩膀，将胸部拉至横杆高度，然后缓慢降低。
- 引体向上 + 抬腿：在训练过程中增加前腹部训练。当下颌举过横杆时，抬腿伸直，直到与地面平行，然后收回。
- 悬挂肩胛引体向上：以悬吊的姿势开始动作，双臂伸展，宽于肩宽。上提时伸直手臂，收紧肩部，向下和向后挤压肩胛骨（同时）。在肩胛骨收紧位置处暂停，然后返回到起始姿势。

水平引体向上：该训练与卧推完全不同，是简单却有效的方法强化背部、前臂、二头肌、握力和核心力量。如果觉得引体向上太难或只能做几个，那这是一个很好的选择，而且该训练非常适合 HIIT 训练，通过降低训练强度来增加训练持续时间。放置横杆的理想高度是齐腰，但你也可以临时在两把椅子上放一个门框或一把结实的扫帚。划船技巧：如果使用杠铃，正握（训练上背部、斜方肌和菱形肌）或反握（集中训练背阔肌），双臂分开略宽于肩。收紧全身，保持挺直，收紧和挤压肩胛骨，肘部贴近身体，把胸部拉到横杠。暂停，然后缓慢回到起始位置，肩膀不要下沉或前屈。

- 初级：身体与地面的角度越接近 90°，训练就越容易。训练可从 45° 或更小的角度开始，当你变得更强壮后，逐渐向 90° 努力。
- 中级：将腿放在一个木块上，或者弯曲膝盖与地面呈 90°（躯干与地面平行），进行划船动作。
- 高级：在胸前放置一个重量盘或让保护者增加阻力。

龙旗式：这是李小龙推行的自身体重动作训练，也是洛奇系列电影中著名的训练。其最初是作为一项核心训练，但如果你尽量维持手臂和躯干伸直，这会是你能做的最困难的拉伸训练之一。仰卧，双手抓握一个稳固的物体供支撑，将身体尽可能抬高到垂直位置（烛台式），让手臂和身体尽可能保持直挺。尽量不要弯曲髋部的任何部位；为了使训练更容易，最好略微分开双腿，或者弯曲一侧膝盖，将一只脚放在另一侧膝盖上。通过缓慢下降和保持身体挺直来训练肌肉薄弱处。训练提示：保持手臂窄距分开且伸直，集中强化胸肌，而弯曲肘部并向两侧伸展，将会更大程度地训练背阔肌。

　　面拉：一项快速且简单的训练，几乎每天都可以做，负重轻，有助于维持良好的形态和肩部稳定性。这是一项可有效强化斜方肌的训练，三角肌后束，肌腱袖和上背部（特别是那些通常被忽视的小肌肉，它们是强化上背部综合力量所必需的）的方式。我们可能进行大量的俯卧撑训练，使三角肌前束比三角肌后束强壮。但这也会导致圆肩，姿势不佳，背／肩疼痛。面拉训练是治疗这些疾病的最佳方法。训练有几种方式，但基本动作完全相同。

- 绳索拉力器双绳索把柄：站立正握双绳索把柄，手臂朝身体前方伸直，拉至脸的两侧，手臂弯曲 90°，前臂与地面平行。将手臂向上旋转朝向天花板，同时保持肘部弯曲（可以在此时进行过头举，目标肌肉是上背部和下斜方肌），然后朝反向移动返回。

  *与其他类型的划船训练一样，遵循相同的身体张力和控制的方案，并特别注意在往后拉时不要拱背或放松核心肌群。

- 扭力棒：手握弹力带，举过头顶，以同样的方式进行训练，将弹力带拉至头部两侧，前臂与地面平行，然后将前臂向上旋转，指向天花板（可以增加推举动作）。

- 临时把柄：用毛巾包住重量盘的两端，手握两端，或者握住加重健身包的肩带。身体向前弯曲约 45°，以硬拉的姿势开始动作，进行面拉。也可以此处加入推举动作。

- 门：站立在门框前，双手支撑着门框，身体向后倾斜。肘部弯曲并向外展开，向前拉至身体直立，身体一直保持硬挺。撑住门框保持恒定压力的同时手向上移动来增加推举动作。

- Y 字下拉：代替两步训练，手持拉力带，弹力带等，将手臂伸直并分开成 Y 字形。双臂伸直向后拉至耳朵处，停顿，然后缓慢返回。

胸椎旋转：增加上背部和脊柱的力量和柔韧性，挑战核心肌群。俯卧，手持一根比肩宽的棍子（一端加重以增加阻力）或重量杆。支撑住身体核心肌群，棍子或重量杆的一端着地，通过扭转上脊柱将另一端举到头顶。在顶部稍暂停，然后缓慢放下。可合并双腿以提高难度。

举重：上拉

俯身划船：在 Fab 4 中排名第二，有助于练就一个强壮、宽阔的上背部。这是一项极其重要且未被充分利用的功能性训练，可以强化全身肌肉、力量和形态。划船训练能强化全身力量，特别是菱形肌，竖脊肌，阔背肌，肩胛骨，肌腱袖，下背部，二头肌，前臂，腘绳肌和臀大肌。

杠铃：是最受欢迎的方式，由于其允许举起更重的重物（如果重物导致你不能做正确的动作，则减轻重量）。首先，采用标准硬拉姿势（双脚与肩同宽，膝盖略微弯曲，背部平坦，低髋关节铰链姿势），同时双臂伸直，分开略宽于肩部，手掌朝下，握住杠铃。当把肘部向后拉时，会利用到背阔肌、核心肌和背部（挤压肩胛骨），一直把杠铃上拉到胸部，然后再缓慢放回。

划船变式中的握姿 / 身体角度

- **反向划船**：双手反握（掌心向上）来强化背阔肌和下斜方肌。
- **潘德雷杠铃划船**：以低位硬拉起始姿势面向地面开始划船训练：每次杠铃触地时，保持背部与地面平行。该姿势比标准划船困难，不需要更多的重物。
- **耶茨划船**：进行该项划船训练时整个躯干接近于直立位置，身体前倾，与地板成 30° ~ 45°。把杠铃拉到下腹部腹肌高度，每次动作完成时挤压背阔肌。该变式涉及更多的是中 / 下腹部，这些肌肉对保持良好的形态很重要。
- **哑铃划船**：允许更大的 ROM，并有助于平衡两侧力量。重物更轻，掌心朝下握住哑铃，同时采用硬拉动作，并以类似杠铃划船的方式进行训练。可以将双手掌心朝下，类似于杠铃划船，或者尝试改变旋转手腕的次数，以更强烈地刺激背部肌肉。

- 单臂哑铃划船：将一侧膝盖和一只手臂支撑在长凳上，另一只手手持哑铃，掌心向下。用双臂做滑行动作，保持肩胛骨内收。在长凳上进行练习，形成不稳定支撑以增加单侧张力。

硬拉：Fab 4 中的另一项训练，也是强化全身综合力量最有效的方法之一，特别是那些通常较薄弱的部位：下背部，腘绳肌，臀大肌，背阔肌，甚至前臂。硬拉训练可以增强臀部肌肉的力量，并有助于缓解过度久坐引起的背痛（这会使背阔肌和髋屈肌黏滞），当与拉力训练结合在一起时，对体力需求更少。从硬拉训练强化出的功能性力量可以增加通过髋部屈曲所形成的力量（有时被称为髋关节铰链），也可以用更大重量负重来完成。

- 杠铃：双脚分开与肩同宽，杠铃在胫骨前面，膝盖和臀部弯曲，正握杠铃（握距比腿距略宽）。深吸气，挤压肩胛骨，随后挤压背阔肌、臀大肌和核心肌群。膝盖略微弯曲，向后推臀部，沉肩，将杠铃从地面提拉到胫骨前，然后将膝盖分开并靠近肘部。一旦处于这个位置，继续提拉至身体完全站直，背部挺直，肩胛骨收紧。放下：臀部缓慢向后，肩部前倾，直到手到达膝盖以下。确保在所有的训练阶段中都保持背部挺直，肩胛骨收紧的姿势。
- 哑铃：重量比杠铃轻，并在训练中允许更大的 ROM。在整个训练过程中，正握哑铃并保持重物贴近身体。
- 罗马尼亚式硬拉：身体前倾，膝盖略弯曲，使用杠铃或哑铃强化背阔肌。起始动作为双脚与肩同宽，站立正握杠铃／哑铃，放在与臀部同高度的位置（使用杠铃时，手距与肩同宽）。背保持挺直，沉肩，髋部缓慢地向后伸展，膝盖轻微弯曲，直到重物超过膝盖的高度并感觉到背阔肌拉伸。向前推髋部，恢复至站立姿势。
- 单腿罗马尼亚式硬拉：单腿站立进行这项训练，更有效地训练腘绳肌和核心肌群。你可以像上述步骤使用杠铃或哑铃。
- 直腿硬拉：握住杠铃或哑铃，做硬拉时尽量保持双腿伸直，以增强核心肌群、腘绳肌、臀大肌和小腿的力量。

- 早安式硬拉：这实际上是一个硬拉，将杠铃放在头后肩膀上，以增加你的下背部/核心肌群和背阔肌的张力。该变式难度大，首次应该尝试利用自身重量或只用杠铃完成动作。一旦动作技术熟练，你可以尝试增加额外的较轻重物。姿势至关重要：背部必须保持挺直不动，头部始终保持正中。不要下落低于水平线，只需要身体倾斜，直到你感到背阔肌有轻微拉伸。

哑铃仰卧屈臂上拉：这是一项出色的复合训练，有助于增强和稳定脊椎，改善形体和柔韧性。由于该训练最后以伸展的动作维持负重，所以该训练过程加入了负重拉伸，以获得更多的肌肉积累和柔韧性。稍微调整就可以集中强化胸部或阔背肌，以及三头肌和核心肌群。

- 单个哑铃：仰卧在平坦的长凳上，双脚全掌撑地，双臂伸直于胸前，双手交叉握住哑铃一端。收紧肌肉，头向后斜靠在长凳上，背部轻微挺起，为训练做准备。
- 集中强化胸部：在整个动作中，尽可能伸直双臂，收紧肘部。慢慢下落哑铃，尽可能降到最低位置，挺胸并保持 1~2 秒钟，然后将哑铃举起，双臂回到胸前，完成一个动作。
- 集中强化背阔肌：在整个动作中，肘部轻微弯曲，向外伸展。挤压背阔肌，保持 1~2 秒，然后回到起始位置。

器械背部下拉：另一项针对背阔肌和中/上背部、后三角肌、二头肌和前臂（握力）的训练。在有杠杆的拉力器上进行背部下拉可能比自重式或引体向上更可取。主要是由于其可以减少阻力，更着重于合适的部位和节奏。

- 弯臂：用宽（比肩宽）的上手握把举过头顶。收紧腹肌，收回肩胛骨（向下向后拉），然后将杠铃拉到上胸部。短暂地收缩你的肩胛骨，然后慢慢地让杠铃上升到起始位置。通过抵抗向后倾斜的力量完成训练。
- 反握下拉：握距与肩同宽，掌心朝向身体，减少背肌的参与，集中刺激肱二头肌（类似于反手引体向上和正手引体向上）。将握杆拉过下颌，同时保持挺胸，然后将杆拉回原位。

- **宽距正握下拉**：手握杆的两端，双手间距尽量宽，以集中刺激背阔肌。动作与标准弯臂下拉类似。
- **单侧变式下拉**：用杠杆代替握杆来完成单臂下拉，以提升更多核心肌群力量。正握手柄开始动作，将手柄拉过下颌并缓慢旋转手腕至反握手柄；然后将杆拉回原位回到正握姿势。
- **直臂下拉**：这是另一种排除手臂影响以更多地锻炼背阔肌的方法。首先，双臂伸直将握杆举到头部高度，身体稍向前倾，让臀部略微弯曲。向下拉杆到大腿处，臀部向前挺，以直立的姿势完成动作，然后将杆拉回原位。

二头肌弯举：二头肌弯举是一项常用的单独力量锻炼，为了更好地训练肱二头肌，可以定期进行二头肌弯举。与大重量负重训练相比，二头肌弯举为轻重量负重，结合切片动作（部分范围卷曲与倒计时），离心动作（缓慢下降的动作）和等距保持与较轻的重量，可更有效地使肌肉超负荷。训练提示：在各种类型的二头弯举训练中，保持肘部在身体两侧收紧。当杠铃靠近肩膀时，试着向外旋转手腕（想象举起小指），收紧肩胛骨。在此张力保持 1～2 秒，然后缓慢放下杠铃并重复动作。

- **杠铃（站立）**：直立，双手分开一定距离，手心朝上握住杠铃，放置在臀部高度。收紧核心肌群，肘部和肩膀不要移动，把杠铃提升到与肩部同高的位置。
- **反握杠铃弯举（站立）**：着重训练握力，更多地针对训练不到的肱桡肌、二头肌；与双手正握杠铃的弯举动作类似。
- **哑铃**：哑铃弯举的基本技巧与杠铃弯举相同，可用类似的方式进行训练。
- **坐姿交替弯举**：训练前臂、二头肌、核心肌群。坐在长凳上，双手手握重物垂于身体两侧。向上弯举哑铃至肩部前方，稍停后放下，另一手臂重复动作。
- **下斜弯举**：从向内倾斜的位置收缩二头肌是很困难的。躺在 45° 的举重床上，或者如果没有下斜凳，你可以靠在墙上，用一只手臂支撑（如果用墙支撑，你必须一次用一只手臂支撑）。

- **交替上斜弯举**：更着重上臂肌的强化。坐在上斜凳上，手握哑铃，做类似于坐姿交替弯举的动作。如果没有举重床，另一种方法（实际上我更喜欢这种方法）是身体挺直，向后靠在墙上。
- **交替锤式弯举（坐姿或站立）**：主要训练肱肌，为肱二头肌深部的肌肉，对整个肱二头肌的训练至关重要。正握哑铃垂放于身体两侧。当开始做弯举动作时，手腕逐渐外旋，大拇指指向天花板。哑铃提升到肩前或胸部，保持稳定并收紧目标肌群，缓慢放下，另一手臂重复该动作。作为一种变式，将负重提过胸部，主要训练肱内侧肌。
- **佐特曼弯举**：这是我最喜欢的二头弯举，因为该项目结合了锤式弯举、弯举和反握弯举，可以同时训练三处主要的二头肌群（我发现其类似于阿诺德推举，同时训练三处三角肌群）。用手握哑铃垂放于身体两侧，像锤式弯举一样举起哑铃，慢慢旋转手腕，让拇指指向天花板。在顶点时，尽快将手腕外旋（旋后），随后掌心向下握住哑铃（旋前），然后降低，类似反向弯举。

单臂弹力带 / 拉力器飞鸟：使用拉力器或弹力带（首选方法）增强胸大肌、横腹肌、腿部和髋内收肌群（大腿内侧）的功能性力量。该训练远难于标准飞鸟，因为在外展时对肩膀的压力更小，在最大拉力位置时作用最大。在门上固定一条与胸部齐高的弹力带，手握弹力带另一端并指向门，向外拉以达到预期张力。手掌向前，肘部轻微弯曲，手臂拉至胸部。训练提示：腿应与肩同宽，身体保持平直（不要屈髋）。

- **下斜飞鸟**：摆出标准飞鸟起始动作，向下拉至臀部，将训练点集中在下胸部。
- **上斜飞鸟**：从较低位置（臀部或腰部高度）开始，斜拉过肩膀，更多的是锻炼上胸部。
- **收缩飞鸟**：保持手臂紧贴身体，肘部弯曲 90° 或以上，手臂在最大程度上推动至一侧。该变式刺激了更多肌纤维，有助于塑造一个结实的胸部。

低推：股四头肌，小腿

健美操，低推

在进行低推锻炼时，应选择与塑形目标相符的负重器械进行体重训练或健身。一些锻炼可能需要较轻的负荷，或者可以根据渐进过载的需要逐渐增加负重。在使用负重时，可以考虑单手持重进行单侧训练。特别是在进行单腿和提脚后跟变化训练时，相比标准举重锻炼，能够更好地增强踝关节 / 膝关节力量、稳定性和柔韧性。可以将重物放置在脚后跟抬起的表面上，例如哑铃片、重量板或者坚实的书籍等，以增加脚后跟抬起能力。在负重训练时，也可以考虑单手持重进行单侧训练。

深蹲

- **标准深蹲**：起始站立姿势，双臂放在身体两侧，下蹲至与地面平行，同时将手臂抬起至肩高，然后返回。
- **抬高脚跟深蹲**：通过加强软骨和韧带，将这个简单的热身运动转变为坚不可摧的膝盖运动。先将脚跟放在抬高的表面上站立，然后将臀部置于膝盖以下深蹲。在底部暂停一会，然后迅速弹起回到站立姿势。
- **劈腿深蹲**：向前迈出一大步，进入弓步姿势，后脚跟离开地面，身体挺直。下蹲起身时，后膝盖应几乎接触地面。同时在一侧肩膀上举重物，以增加单侧张力。
- **保加利亚劈腿深蹲**：后腿在一个高的表面上做一个劈腿深蹲。
- **相扑深蹲**：两脚分开站立，两脚脚尖外翻45°。保持上身胸背部挺直，蹲至大腿刚好与地面平行，然后站起。
- **西斯深蹲**：这种重量训练能让你的腿变得强壮、结实，还能增强膝盖和脚踝的稳定性。
- **自由站立**：自由站立可以提高本体感觉和平衡能力。起始站立，双脚分开与肩同宽。当你慢慢地踮起脚尖，同时收紧核心肌群和臀大肌，将膝盖向前拉到双脚前方。保持肩膀向后倾斜，手臂抬起作为平衡。整个运动过程中身体应保持紧绷。当你达到极限时，暂停一下，然后再回到站立状态。

- **支撑：** 握住一个静止的物体（只是为了保持平衡）可以确保在下蹲到最低点时保持等长运动，增强肌肉的活力。尝试在一条腿上进行支撑练习，并逐渐增加难度。这样会在较小的屈曲角度中增强你的膝盖力量。
- **从膝盖开始：** 这是另一种非常好的训练股四头肌和臀部力量与柔韧性的方式。从跪姿开始，两个膝盖稍微分开，保持身体挺直，尽可能向后倾斜（我们最终的目标是使身体尽量贴近地面）。当你下降至足够低的位置时，你可以用指尖轻轻触摸地板来支撑身体继续下降。在最低点暂停一下，然后回到跪立的位置。在整个过程中尽量保持身体挺直，减少手的支撑。

单侧深蹲： 单腿深蹲是强化股四头肌、腘绳肌、臀大肌和小腿的绝佳选择。即使没有使用额外的负重，采用单侧深蹲实际上是将负荷增加了一倍，使训练变得相当困难。此外，你会因为需要更大的稳定性和移动性而额外加强核心参与，这有助于提高平衡和协调。在训练另一条腿之前，一定要完成当前训练的腿的所有动作。

动作变化

- 基础动作：单腿下蹲进行到一半时，蹲在一个石块上，用墙支撑，或在"滑动"腿下放置一个滑块。
- 中等强度：单腿深蹲，用墙作为支撑，在"滑动"腿下面放一个滑块，或者拿着水壶铃或哑铃抵着胸口蹲一半。
- 高级：在地板、台阶或楼梯上，先自由站立，然后逐渐将臀部下降靠近地面。空闲的腿可以轻轻压在台阶或楼梯上做支撑。保持支撑脚的脚跟离地，以加强胫骨前肌。

单侧变化

- 单腿前蹲（腿向后伸展）：这个动作有助于提升与跑步速度相关的力量。单腿站立，双臂伸直至肩高，另一条腿向后弯曲90°。保持你的身体尽可能地挺直，慢慢降低，直到你后伸的腿的膝盖轻轻地接触到地面，然后在后伸腿最小限度的帮助下回到站立的姿势。
- 单腿深蹲和伸展：做单腿前蹲，后膝着地，并在支撑脚外侧触地。这种训练模式将挑战你的控制力和平衡力。

- 手枪式单腿深蹲（腿向前伸展）：这是一个很好的训练，对主要腿部肌肉的功能有良好的锻炼效果。一条腿站立，另一条腿伸直在身前，与地面平行。慢慢地做深蹲，同时继续保持伸直的腿在前面。

- 哥萨克深蹲（腿向侧伸展）：不仅是对抗长时间久坐的负面影响的好训练，也是对柔韧性和平衡性的最高考验。首先双腿分开，站一个宽步，然后向一侧迈出一大步，一只腿蹲下，同时保持另一只腿伸直并紧绷。保持背部挺直，尽可能靠近地面下沉（这样深蹲腿的腿筋会压在小腿肚上，伸展的腿几乎接触到地面，同时脚背要弯曲），然后回到初始状态。当你能做到这一点时，下一步就是在起身之前，尽可能向后坐，直至你的背部接触到地面。

- 反向哥萨克深蹲（腿向支撑腿的侧边伸 / 后伸）：这个动作更注重锻炼臀大肌、髋部的柔韧性和稳定性。首先用一条腿站立，在你蹲下时另一条腿往后伸（保持腿直）。慢慢地尽可能地往下蹲，暂停，然后收回腿完全站立。

小腿，脚踝，胫部：小腿的力量和脚踝的柔韧性 / 稳定性是有效使用腿部力量的重要组成部分。这些练习可以每周进行几次，这些练习不仅适合那些希望提高速度和敏捷性的运动员，也适合任何对提高脚踝和膝盖力量和柔韧性感兴趣的人，以及那些希望避免疼痛和受伤的人。这些练习都不会有疼痛感。在你的生理极限之内保持锻炼，不要过度。

- 30 ~ 60 厘米抬小腿：站在坚实、抬高的平面上，踮起脚尖，手扶着墙壁或固定物体作为支撑（尝试只用拳头保持平衡，以提高稳定性）。双膝保持伸直，慢慢降低，使脚踝关节弯曲到一个深屈的角度，稍作停顿，然后迅速回到原始位置。只在一条腿上做同样的练习来提高力量和平衡训练的难度系数。也可以在一只手上增加轻负荷来增加训练难度。

- 30 ~ 60 厘米屈膝抬小腿：将小腿抬至 30 ~ 60 厘米高，使膝盖处于一个轻微弯曲的位置，同时保持膝盖在脚趾前面。这个动作增强了比目鱼肌的锻炼，比目鱼肌是小腿背部支撑跟腱的重要肌肉。

- 30 ~ 60 厘米后倾抬小腿：务必包含这项锻炼，这是我常用的脚踝 / 脚的"强化剂 / 止疼药"。这里我们需要改变一下训练方式，首先将双脚向前移动 30 ~ 60 厘米，身体向后靠在墙上，然后将重心放在跟腱和足底的筋膜（连接脚跟骨和脚趾的筋膜带）处。先进行 30 厘米的训练，然后进行 60 厘米的训练。

- 反向抬高小腿：这是一项锻炼胫骨肌肉和脚踝的力量、柔韧性必要动作。双腿伸直靠在墙上，仅用臀部作支撑。把你的双脚向前伸出去 30~60 厘米，双手放在你的股四头肌上。接着尽可能地将脚趾抬离地面。坚持一会儿，然后放下来。重复以上动作。

举重：下推

深蹲：Fab 4 最后一个复合训练，是针对股四头肌和稳定脚踝、背部和核心的。深蹲可以增强围绕在髋部和膝盖周围的结缔组织，锻炼上身肩膀和手臂的力量。基本的深蹲技术：站立，双脚分开与肩同宽，挺胸，往下蹲时双膝向两侧伸展，臀部向后下蹲。确保蹲下时臀部低于膝盖，而不是大腿与地面平行。在训练过程中，始终保持你的核心肌群紧绷，背部／肩胛骨平坦。

回到背部挺直，挺胸，膝盖和脚向外的姿势。杠铃后蹲一般采用较重的重量，相对而言杠铃前蹲会采用更轻一点的重量。然而，各种类型的杠铃和壶铃深蹲都可以用较轻的重量有效锻炼。训练技巧：正确进行深蹲和硬举的最重要的建议是将膝盖往外展，将膝盖和脚对准，并使臀部向外旋转以更好地进行定位和激活肌肉。持续练习不负重的深蹲，直到你可以正确练习任何重量或者它们变化形式的深蹲。

- 杠铃后蹲：将杠铃放在颈椎后面的背部凹陷处。弯曲膝盖时，保持你的核心肌群紧绷，背部挺直。接着慢慢下蹲，使你的臀部逐渐下蹲至与地面平行，依旧保持你的躯干和胸部尽可能挺直，然后回到起始姿势。
- 杠铃前蹲：把杠铃放在胸部上方，稍偏前。这项训练增加了对股四头肌的负荷，同时保持挺直的姿势对核心力量的要求更高。此外，它减轻了腰部的负重，更容易保持一个正确的姿势（这会减少受伤的概率）。双脚分开，与肩同宽站立，握杠铃杆的双手略微分开，比肩膀要宽。训练提示：注意在整个训练过程中，保持膝盖外展和双肘高举，确保你的臀部蹲至足够低的位置，即臀部低于膝盖。
- 杠铃高位深蹲：这是一个非常具有挑战性的动作，可以有效地锻炼全身肌肉，但是必须准确规范地训练并保持安全（建议使用安全杠架）。举杠铃的双臂分开伸展，宽度大于肩膀，将杠铃推至耳后（可以将头往前伸以辅助达到这个姿势），保持你的手臂伸直、背部挺直，尽可能使重量均匀地分布在臀部。

- **高脚杯／哑铃深蹲**：这种深蹲方式减少对下背部的压力，主要训练股四头肌和臀大肌。高脚杯深蹲只需要一个哑铃／壶铃的重量，双手垂直地放在重物顶部下方。将重量压在胸部以上水平的躯干，以正确的姿势深蹲，直到肘部接触膝盖，然后返回到起始姿势。在进行哑铃深蹲时，你可以选择将哑铃放在身体两侧（这样可以减轻上背部的负担），或者将哑铃放在肩膀上方（这种方式更加困难，也会给下背部带来更大的负担）。

- **负重相扑深蹲**：通过将深蹲的步距加宽到略大于臀宽的位置，并将双脚向外打开，内侧大腿比标准深蹲动作更大地参与其中。你可以在高腰部放置一个单一重物或者将重物放在身体两侧。保持大腿向外和向后伸展，就像做标准深蹲一样。

分腿深蹲（哑铃／壶铃）：劈腿深蹲锻炼股四头肌、腿筋、臀部、脚踝、膝盖和臀部与标准深蹲类似。但由于是在一个弓步姿势下进行，所以前腿必须完成大部分的动作。这需要单侧平衡和稳定性，就像我们的自然运动模式一样。做一个深弓步姿势，后脚跟抬起，同时双手各拿一个哑铃或拿一个壶铃靠在你的胸前。保持前膝向前并与脚处于一条直线上，背部挺直，接着身体下蹲，直到你的后膝盖接近地面后，返回。用一条腿完成所有动作，然后换另一条腿。轻量级负重下蹲可以帮助纠正力量不均并减少受伤的机会。

保加利亚劈腿深蹲：这是一种增加柔韧性、力量和敏捷性的理想腿部锻炼，它与适当的跑步步态和速度直接相关。这种类型的劈腿深蹲是将后腿放在一个升高的表面，以增加前腿的负荷和平衡核心力量。下蹲至后膝盖几乎贴近地板，起身。在训练过程中保持身体挺直。用一条腿完成所有动作，然后再换另一条腿进行训练。可以通过增大弓步或者选择单臂和双臂负重来增加难度。

腿部按压：这项运动使用腿部按压机代替杠铃深蹲，可以加强股四头肌、腿筋和臀大肌的训练。这个模式可能更适合初学者，因为它对下背部的压力更小，并且作为一个固定模式的动作，操作起来并不困难。尽管这种训练模式可以让一个人安全地举起更多重量以快速增强肌肉，但它的缺点之一就是不能完全发挥腿部重要肌肉和核心肌群的功能。举重机有它们的功能，但过于依赖它们可能会导致肌肉不平衡和受伤。起始膝盖弯曲，膝盖与脚在一条直线上，并将膝盖平行并贴紧于腿部按压机上。收紧腹肌，慢慢伸展你的腿直到接近完全锁定的位置（但不要完全锁定），稍作停顿，然后返回。保持你的背部、头部和后部牢固地靠在座位上（水平位或者45°坐姿都可以）。

脚位变化

加宽：把你的双脚放在腿部按压机上，分开得更宽，让大腿内侧起到更大的作用。

变窄：把你的双脚靠得更近，让大腿外侧起到更大的作用。

抬高：把你的双脚抬得更高，更加强调臀大肌和腿筋的锻炼。

放低：把你的双脚放得更低，更加强调股四头肌的锻炼。然而，这种模式也会对膝盖造成更大的压力，因此需要谨慎进行训练。

下拉：腘绳肌，臀大肌

健美操：下拉

站立躬身：这是种自身体重动作，起始双脚分开，与肩同宽，双手放在脑后。收紧腹肌，将后背肩胛骨聚拢在一起，然后上身慢慢向前倾斜并保持。臀部向后伸展，直到你感觉到腿筋有拉伸感（不必降至水平）。一定要保持躯干挺直，膝盖可以微微弯曲。到达最低点时，保持姿势 1～2 秒钟，然后起身，回到站立姿势。

腘绳肌俯卧撑：仰卧位平躺，双手放在地板两侧，用臀部支撑脚靠在墙上或者固定物体下面。用力蹬离地面，让脚筋和臀大肌帮助你站起来。在起身前，让胸部离地是一个避免误导练习的关键点。到达顶部时暂停动作，然后慢慢躺回到地板上。

　　臀桥：仰卧，膝盖弯曲，双脚平放，双臂放置于身体两侧。收紧腹肌，然后抬高臀部，使肩膀到膝盖形成一条直线。保持一会儿，然后慢慢放下来。可以通过在上背部放一个低块来增加运动范围和强度。

- **单腿臀桥**：单腿训练模式使一条腿的负重加倍，并加强核心。保持抬高腿在前。
- **健身球臀桥**：把双脚放在健身球上以增加核心的参与度。始终保持身体的张力，不要让你的臀部碰到地面。
- **臀桥滑梯**：将双脚放在一个滑块上，保持臀桥的姿势，然后在膝盖下方，滑动你的双脚靠近你的臀部。
- **臀桥训练**：将身躯向上做一个臀桥姿势，然后将一条腿抬离地面，膝盖向上抬至胸部。保持这个姿势，然后慢慢把腿放下来，换另一条腿重复上述动作。
- **直腿行军**：仰卧，双腿伸直，双手臂伸直离开地面，然后将臀部向上推，使你的背部形成一个拱形，只靠肩膀和脚跟支撑。保持这个弓形姿势，抬起一条腿与地面平行，保持 1~2 秒，然后慢慢放下。换另一条腿重复这个动作，交替进行。

举重：下拉

　　髋部推力器（BB）：借助推力器，可以完全伸展髋部，这对于增强全身在各种运动中的爆发力非常重要的，而标准深蹲训练往往无法达到这个效果。仰卧在一个低矮的凳子上，在臀部和大腿之间放一个较重的杠铃。双脚直接放在你的膝盖下面，体重由肩胛骨和肘部支撑。起始：借助臀大肌和核心肌群的力量，将臀部抬离地面，使弯曲的身体姿势变成完全伸展的姿势（膝盖应该与地面呈 90°）。然后慢慢回到起始状态，并重复上述动作。训练要点：可以增加重量来加强臀大肌的训练；在杠铃和髋部之间可以垫一条毛巾，以减少任何不必要的压力。

　　平躺腿卷曲：仰卧，手持一个轻哑铃垂直地放在两足弓之间。开始时将膝盖和哑铃抬离地面，然后保持这个姿势，将重心往臀大肌倾斜。在顶部停留 1~2 秒钟，绷紧臀大肌，然后慢慢回到起始姿势，接着重复的动作。

杰弗森卷腹（抬高脚跟）：伴脊柱屈曲的硬举是对抗下背部、臀肌和脚筋的，而小腿上部无力和不灵活往往是由于长时间坐着造成的。站在一个抬高的有角度（向下倾斜）的平面上，笔直地握住一个轻负重。起始收紧腹肌/双腿，使你的下颌紧贴胸口，然后慢慢地向后滚动椎体，从上、中、下依次滚动椎体，直到尽可能将你的胃靠近你的大腿。训练过程中，保持你的双腿完全伸直，身体重心向前，呼吸均匀。归位的时候，依次从下，中，最后上展开你的脊柱。把下颌收起来，直到完全站立。注意控制负重（你所能举起的最大重量是体重的 1/4 且不会有任何疼痛），同时训练速度不要太快。

核心肌群：腹直肌、腹横肌、腹斜肌、膈肌、腰椎多裂肌、骨盆底肌、髋屈肌、竖脊肌、腰肌、阔背肌（负重和体重）：对腹横肌和腹斜肌的训练，最好是通过用较少阻力进行额矢状面的稳定性训练（体重或非常轻的重量和带子）来增强。重量强化健美操是建立腹前屈肌和髋屈肌最大力量和定义的最有效方法。可以从体重训练开始，随着健康水平的提高可以逐渐增加负重，以刺激肌肉。您可以选择任何适合您工作的负重类型，例如杠铃盘、哑铃、壶铃、健身球，或者脚踝负重。额外的核心练习可以通过推拉的变化训练来实现。所有腹部运动的标准：将双腿抬起至臀部水平以上（在腰部高度停止，并将重心从腹肌转移到臀部屈肌），运动过程中保持腹肌收紧，在运动的最底部保持臀部弯曲。在运动的最上方保持你的腹肌收紧 1~2 秒，然后慢慢地降低，注重运动过程中的控制。不稳定的、摇摆的运动无法有效地锻炼你的肌肉，因此在训练过程中需要慢慢地控制。

坐姿抬腿：坐姿抬腿是一种重点锻炼六块腹肌和腹斜肌的运动，可以在你的两脚之间放置哑铃来增加强度。坐在一个台阶或者地板上，脚踝之间夹着一个哑铃，把你的双手放在身体两侧以保持平衡，抬起重物时，可以保持腿伸直或弯曲。如果你使用滑轮，你可以打开臀部让双脚从一个较低的起始位置开始，从而增加髋关节运动活动范围的练习。

- 卷腹：膝盖弯曲，将其提高至臀部以上，再放下。
- 单侧卷腹：抬起时将膝盖向一侧转动，头部和躯干也向该侧转动，每组交替进行。

- 抬腿：双腿抬起，抬到臀部以上，再放下。
- 抬腿后翻滚：伸直双腿，直到它们翻过你的头。在训练过程中，除了一个强壮的核心外，你的头部需要发挥出惊人的力量和岩石般坚硬的稳定性。

仰卧起坐（使用哑铃 / 壶铃）：将脚固定在一个坚实的物体下，胸口放置一个负重（体重模式是完全可以接受的，直到你能够接受进一步增加负重），弯曲膝盖进行仰卧起坐。用手触摸膝盖，在顶部暂停，然后慢慢下降。全程保持身体紧绷，只允许下背部（不允许上背部或者肩部）接触地面。弹力带可以用来代替负重仰卧起坐，将弹力带固定在肩膀上，并连接到身后的墙上。

单侧仰卧起坐：重心偏向一侧头部和躯干做仰卧起坐，交替进行。

仰卧（使用哑铃 / 壶铃）：仰卧，双手举起重物放在胸前并保持手臂伸直。双腿抬离地面，膝盖弯曲 90°，小腿与地面平行，上背部弯曲离开地板，将重物推到最高点。保持在最高点停留一会儿，然后慢慢降下。同样，在准备好加负重之前，你也可以选择不使用重物进行练习（通过将双手放在腹部、头顶或头顶后方来调整难度）。

单侧哑铃 / 壶铃仰卧起坐：以同样的方式转动你的头和躯干，类似于单侧仰卧起坐。

俄罗斯转体（使用哑铃 / 壶铃）：这是一个非常好的针对横向平面的锻炼。练习方法：仰卧，双脚平放在地板上，膝盖向上弯曲，双手握住较轻的重物。收紧核心，上身倾斜与地面呈 45°，保持脊柱挺直，肩膀向后，然后开始左右转动（保持正确的姿势，只有你的躯干旋转）。

　　强度调整：（提高难度）

　　触地：每次练习时，将重物轻轻触地。

　　抬腿：做这个运动练习时，将膝盖弯曲，双脚抬离地面。

261

平衡球：躺在一个运动球上，使身体与地面平行，每次练习重复一次。

在脚踝和抬离地面的脚之间保持一个壶铃在手中，如果有需要的话，可以在每次扭转之间添加一个屈体动作。

仰卧起坐：将双脚固定在一个坚实的物体下，双手放在你的头后，进行屈膝仰卧起坐。当手肘触碰膝盖时停下来，但继续保持腹肌的收紧。缓慢放下身体，只允许下背部接触地板。

单侧仰卧起坐：在仰卧起坐时，头部和躯干向另一侧转动，增加肌肉在横向平面上的稳定性，两边交替进行。

上半身仰卧（使用自体重 / 哑铃）：仰卧在一块被抬高表面的木板上，双臂在身后张开，双腿伸直或者弯曲。允许上背部向后拱，但是保持下背部紧贴平面。在不弯曲髋部的情况下，尽可能向上弯曲胸部，然后返回。变体：将双臂直接举过头顶（可以使用哑铃），并在卷的时候尽可能达到较高的位置。

俄罗斯转体：横向核心和外斜肌的训练对保持良好的俄罗斯转体姿势很重要。坐在地上，膝盖弯曲，手指交叉，双臂伸展。身体向后倾斜，与地面呈 45°，保持脊柱挺直，肩膀向后，开始左右转动。每次练习时，尝试伸手触碰臀部两侧的地面。

位置变化

为了锻炼下腹肌和腹斜肌，可以练习俄罗斯转体，即平躺，双腿伸直，与地面垂直。手臂伸出来做一个支撑，将一条腿降低在地板的一侧，然后返回，并在另一侧重复，交替进行。调整强度（提高难度）。

触地：每次重复时，双手轻轻触地。

抬腿：做这个动作时，双脚抬离地面，膝盖弯曲。

平衡球：在每一次练习时，躺在平衡球上，让双臂与地板平行。

卧撑（压腿卷腹 /V- 卷腹）：起始姿势：仰卧，双手放于臀部两侧，收紧核心，将肩膀和腿抬高数厘米（保持双腿伸直，背部平坦，肩膀放松）。你可以用你的手稍微平衡你的身体，帮助控制动作并慢慢完成。训练要点：主要注意保持脊柱完全挺直，不要让肩膀和胸部向前倾斜，特别是在最高处（前倾只是欺骗性练习，可以试着比较一下两种练习方式的不同）。

基础收腹：同时抬起胸部和膝盖（保持背部挺直，小腿与地面平行），尝试在顶端时使它们靠近，保持这个姿势一段时间，然后慢慢回到起始姿势。

单腿伸展：只弯曲一条腿，使膝盖抵至胸部，另一个保持在起始位置。接着返回，换另一条腿重复上述动作。

V- 卷腹：这个动作基本上可以说是使腿接近身体，可以加强臀部屈肌，增加难度。

- 单腿 V- 卷腹：同样，就像单腿伸展一样，一次只训练一条腿。

平板

滚动 / 滑行

- **平板支撑交替举臂**：这是一个极好的不太困难的单边训练。从直臂平板支撑姿势开始（或俯卧撑），然后举起一只手臂抬离地面，在你身前向前伸展。保持几秒钟，放下，换另一只手臂重复上述练习。你也可以试着在抬起手臂的同时抬起另一条腿，以增强稳定性地训练。

- **使用滑轮 / 滑块的平板滚动**：实际上，腹部的主要功能不是像仰卧起坐那样卷曲，而是保持一个稳定的姿势，抵抗试图伸展躯干的力量。滚动动作是一种更有效地锻炼腹肌的方法，而不是常规标准练习（一旦你掌握了它们，你的身体就能承受相应的负荷而避免受伤）。变体：可以在这些练习中增加单侧训练的部分，以增加核心参与度和强度。整个过程中，只需要简单地将头部和躯干转向一侧，并在另一侧重复上述动作。

- **基础屈膝滚动动作**：以膝盖俯卧撑的姿势起始，直臂抓握运动滚轮或滑块。这个动作锻炼核心肌群和臀大肌，然后向前滚动，直到你的手臂完全伸展，你的身体几乎要碰到地面了。保持一段时间后，再滚回到起始位置。训练提示：在整个训练过程中，保持躯干完全笔直，不要通过弯曲臀部来"欺骗"你的身体。

- **基础跪姿滑行**：采用屈膝俯卧撑姿势，膝盖下面放置一个滑块。手臂伸直，臀部平齐，用力将膝盖往后拉动，直到你的身体几乎接触到地面，然后再将膝盖拉回到起始位置。

- **基础平板支撑向后滑行**：保持一个平板支撑的姿势（肘部和腿保持直线），在脚下放置一个滑块。将腿向后滑动，直到你的身体几乎接触到地面，然后返回。

- **中级抬膝滚轮**：在抬高的平面上进行基本的跪式滚轮动作，可以巧妙地避免站立式滚动造成的脊柱张力。

- **高级站立滚轮**：从直腿俯卧撑或者站立姿势做高级站立滚轮需要极其强大的核心力量。在你能承受腰部张力之前不要轻易尝试。双腿并拢站直，握住腹肌轮。臀部弯曲，将轮子放在地上；向前滚动，直到你的双臂伸过头顶，身体几乎接触地面，暂停，然后起身站立。在整个训练过程中，始终保持你的背部挺直，腹肌紧绷。

- **平板行走**：像腹肌滚轮一样，滑动行走可以锻炼核心力量，防止脊柱弯曲、伸展和旋转。此外，它们还能提高手腕、肘部、肩膀、膝盖和脚踝的稳定力量。脚底单放一个滑块，在提供支撑的同时，也可以使你在地板上"滑行"。如果空间允许，目标是走大约 7.6 米，或者可以朝一个方向走几步，然后再走回反方向。在整个运动过程中，双腿保持伸直并紧紧并拢在一起。这个练习有两种姿势，包括向前和向后移动。

- **标准平板行走**：保持身体俯卧撑姿势，手指朝外，收紧腹部，在支撑身体核心的同时旋转臀部。抬高肩膀，挺直背部，用手"走"出目标距离。缓慢而精确地移动，尽量减少髋部的扭曲或弯曲。反向移动返回到起点。

- **反向平板行走**：翻转姿势，这样你的脚现在在你的前面（滑块在脚跟下面），你的胸部面向天花板。伸展臀部，让你的身体完全伸直，两侧肩膀紧紧聚拢在一起，朝着手指指向的目标行进一定距离，然后返回。

侧平板支撑抬臀：这是一项非常好的单侧核心锻炼，针对外斜肌、臀大肌和后腹肌，可以有效预防背部疼痛。你可以通过抬高上身来增加训练难度。楼梯是一个不错的选择，因为你可以通过将肘部向上移动到更高的台阶来提高难度。侧卧，臀部轻轻触地，由肘部和脚侧支撑。保持双腿伸直并拢，同时将肩膀置于肘部正上方。你可以将另一只侧的上臂举向天花板，或者将手放在臀部以提供额外支撑。从头到脚将身体抬成一条笔直的横板时，你腿部和核心的所有肌肉都要保持紧绷。在顶部位置暂停，然后臀部向后放低，轻轻触地，再次暂停。在整个动作和停顿的过程中始终保持肌肉紧张，注意保持正确的姿势（不要让臀部下垂或扭曲）。完成一侧所有动作后，切换至另一侧。

- 下降平板支撑：在上半身被楼梯或石块抬高以增加张力的情况下进行侧平板支撑。
- 侧边平板滑动：从侧边平板的姿势起始，在你的脚下面放置一个滑块。用前臂向外推，将腿伸展到滑块处。训练过程中保持你的躯干挺直和方正的姿势。

WHALE-UP（卷鲸式动作）：通过将腿部和上半身卷起来，而不是抬高臀部，来增强对内腹斜肌的训练。侧卧在地板上，底部的手臂伸直举过头顶，手掌向上对着天花板，顶部的手臂放在腹肌前方的地板上作为支撑。收紧腿部和腹肌，将腿部和身体侧向卷起来，腰部放松，在顶部暂停，保持肌肉绷紧，然后慢慢回到地面。

桥式俯卧撑：这个练习可以加强整个身体锻炼，并能提高腹肌、胸部和臀部屈肌的柔韧性。它是硬举的替代品，因为特别能锻炼臀大肌、腿筋、背伸肌和肩膀。

- 高架桥式俯卧撑：桥式姿势起始，双手放在高架面上，手臂弯曲，头部低头接触高架面，然后再向上推。
- 完整的桥式俯卧撑：桥式姿势起始，双手放在地板上，头部接触地板，然后再推起来。
- 散步：这项运动不仅能锻炼臀大肌和腘绳肌，还能增强和增加整个脊柱的柔韧性。背对着墙，站在离墙几厘米远的地方。双手反向扶在墙上，向后拱起脊柱看着墙。双手慢慢地往下挪到桥式的位置，然后再站起来。

上半身拱起（胸椎）：仰卧，双臂放在肩膀前侧，向外伸展。将两侧肩胛骨聚拢在一起，接着抬高双臂，使上背部拱起离开地面。在顶部暂停，然后返回。

- **扭转**：仰卧，双手分开略宽，抓住一根棍子举起。用肩胛骨肌肉和核心肌群，把木棍的一端向上拉，尽量拉到一侧。在顶部暂停，然后慢慢返回。完成一侧的动作后，重复在另一侧进行。

吊腿抬高：需要使用坚固的高引体向上杆，使身体完全离开地面。练习要点：靠墙放置的杠铃和观察员辅助（以保持背部稳定）都是防止摆动或"作弊"练习的方法。这些练习也可以在双杠上的支撑位置进行，以加强对前锯肌和肩胛骨的训练。

- **基础（屈膝）收腹**：从悬挂姿势开始，将膝盖拉到臀部以上，然后返回。
- **中度收腹**：将膝盖抬高至臀部以上，然后伸直双腿，再放下；同时腹肌收紧，抬起小腿，在收腹时触碰到杠铃，然后再返回。
- **高级收腹**：在两脚之间放一个哑铃，将膝盖抬到臀部以上，再放下。
- **基础（直腿）体操（举起）**：从笔直的悬挂开始，保持双腿伸直，接着将腿抬至与地面平行，然后返回。
- **中级/高级体操**：在脚踝之间举一个轻哑铃以显著增加负荷。在不增加负重的情况下提升难度，尝试将腿抬高到肩膀的水平。你最终目标是让你的脚触碰到杠铃（或者在杠铃下传球，这两种动作都需要柔韧性和力量）。
- **高级跨骑向上倒立**：这种训练模式需要更多的拉力，而且杆不能依靠在墙上。开始时做一个拉举的动作，然后张开腿（跨腿），这样当你向上拉起时，双腿就会移动到手臂外侧，上半身胸部应该对着天花板，双腿与地板平行。逐渐下降至起始悬挂姿势时，双腿可以慢慢并拢，脚踝负重可以增加训练的难度。

等距俯卧撑：额外的支撑

- **L形坐姿支撑**：如果在地板上保持这些姿势太难，可以坐在窗台上（比如楼梯顶部），双腿向下倾斜，以促进锻炼。

- L 形坐：双腿伸直，双脚并拢，双手放在臀部两侧的地板上坐着。接着收紧腹肌和髋屈肌，同时用肩膀用力向下推，将腿抬离地面，形成一个"L"形。

- 单腿 L 坐：从和上述一样的姿势开始，将臀部抬离地面，这样只有手和脚与地面接触。将一条腿抬离地面一段时间（建议 3 秒），然后放下，用另一条腿做上述动作。继续交替进行，完成指定练习次数。

- 塔克（Tuck L）L：从起始位置开始，紧紧弯曲膝盖，同时将臀部抬离地面。

- 跨坐 L：双腿分开，双手放在两腿之间的地板上。下压并将腿抬离地板，尽可能使双腿保持伸直，或者适当弯曲。

- 肘支撑：保持身体挺直，肩胛骨外展（上背部弯曲）。

- 单臂肘支撑：将一只手臂举离地面，极大地增加了倾斜度和难度。由于这是一个反旋转练习，因此保持臀部正对着地面。

- 直臂平板支撑：与俯卧撑姿势相同，可以在肩膀伸展（肩胛骨分开）或收缩（肩胛骨并拢）的情况下进行。

- 单臂支撑：单个直臂支撑，以加强单侧核心的训练。你也可以在练习过程中，同时抬起对侧的腿。

- 侧平板支撑：侧躺，臀部轻轻接触地面，由肘部和脚侧支撑身体。保持双腿伸直并拢，同时将肩膀置于肘部正上方。弯曲位于上方的手臂，将手放在臀部以提供支撑。收紧腿部和核心的所有肌肉，将身体从头到脚提成一个笔直的横向平板。

- 直臂侧平板支撑：将重心放在手掌上，保持手臂伸直。

- 腿抬高侧平板支撑：双腿分开，将位于上方的腿抬高到尽可能高的高度，同时用位于下方的腿保持一个笔直的侧平板支撑。可以通过肘部侧平板支撑或直臂侧平板支撑来完成。

全身力量增强式健美操

包括力量、有氧、爆发力运动和 HIIT 训练，用以增强力量。

- 原地慢跑：作为快速热身或 HIIT 训练的一部分，这是一种有效的、益于心血管的运动，可以提高你的心率，燃烧卡路里。手臂和腿一起运动，膝盖抬高，着地落在脚掌上。

- 跳跃开合：½ 开合（手臂弯曲 90°）/ 跳跃开合。这是另一项很棒的有氧 / 增强式运动，可以加速新陈代谢，增强骨骼健康。

- 空气深蹲：不负重深蹲，保持背部挺直，双腿分开，与肩同宽。起始站立姿势，双臂放在身体两侧，当你的臀部低于膝盖水平时，双臂抬起至水平。

- 脚踝抬高空气深蹲：将脚跟放在重量板或抬高的表面上站立，尽可能往下蹲，以加强膝关节的锻炼。

- 弓步：双手放在臀部两侧，胸部挺直，放低后膝盖至几乎贴近地面。交替弓步往后退或连续弓步向前走或向后走。

- 深蹲推力：起始站立位：臀部低蹲，双手与肩同宽，放在双脚正前方，伸直手臂推地，迅速向后伸展双脚，进入紧绷的俯卧撑姿势，接着立即弹回低蹲，双脚在手后，再回到站立姿势。这个简单的增强式练习是所有版本的俯卧撑跳跃都涉及的基本动作，训练要点是在进入和退出时，必须做一个深而正确的深蹲姿势，而不要草草了事。

- 交替直立冲刺弓步：向前倾并接触前脚附近的地面时，向后迈步成弓步，每一步交替双腿。

中级增强式训练 / 力量

- 跳绳：不仅可以有效减掉多余的体重，还是一种全身增强式锻炼，主要锻炼前臂、股四头肌和小腿的锻炼。

- 翻筋斗式蹲跳：从深蹲的姿势开始，向后滚动同时伸直双腿和躯干朝向天花板，手臂举过头顶；然后在不使用双手的前提下，迅速回滚到站立姿势。站起时，可以做一个直跳或翻腿跳来增加有氧训练的强度，或者单腿翻起以增加力量训练。

- 深蹲跳：增强力量和有氧训练，特别适用于 HIIT。双脚分开与臀部同宽，逐渐下蹲至深蹲，保持大腿与地面平行，胸部挺直。向高空蹦跳，以深蹲姿势落地，然后重复。将膝盖向外翻（脚趾向外），以保护膝盖的肌腱和韧带。落地时可以增加停顿时间，以增加动作强度。

- 相扑深蹲跳：在深蹲跳的基础上，腿的宽度超过臀部宽度，脚朝外，以加强臀肌的训练。

- **塔克跳**：双脚向两侧蹬开，膝盖向上抬至胸部。可以利用双臂摆动来增加跳跃的力度。可以交替进行直跳来减轻强度，或者增加 1/4 或 1/2 的扭转来提高运动稳定性 / 平衡性。

- **跳箱**：一项有效的增强运动和燃脂运动，用于增强小腿和腿部主要肌肉的速度和力量。起始面向箱子，做 1/4 深蹲，两脚分开与肩同宽。下落时，与起跳时一致用力前后摆动手臂，在 1/4 深蹲中轻轻落地。再从箱子上跳下来，双脚轻轻着地或者一步步走下来。

箱子的高度变化

- **较高的箱子**：挑战性更大的高度可以帮助你增强力量。每组动作的次数限制在 5 次左右，休息至少 3 分钟后再重复。

- **较低的箱子**：通过在高度不那么具有挑战性的情况下进行更多的重复练习，来建立有氧耐力和快速步法。

- **交替劈腿深蹲跳**：这是一个注重全身有氧 / 力量训练的动作，主要训练后链肌。向前迈出一步，做一个深弓步，保持胸部挺直，大腿与地面平行。脚掌蹬地，摆动手臂，爆发式地跳向空中。着地时，换腿使另一条腿在前面。所有动作交替重复进行训练。

- **空中 / 拍手俯卧撑**：这两种动作都可以从膝盖俯卧撑或标准俯卧撑姿势开始。加快俯卧撑的速度可以增加增强式训练的部分和力量的训练一部分（速度力量：降至俯卧撑的位置，然后用力推动，使身体稍微离开地面）。着地时，要保持肘部柔软（稍微弯曲），以避免肘部受伤。当你能够在半空中停留较长时间时，可以尝试做拍手俯卧撑。

　　强度调整

　　基础级别：与膝盖俯卧撑类似。

　　中级别：从标准俯卧撑的姿势开始。

　　高级别：空中俯卧撑需要更大的力量来推动整个身体跳向空中。你可以微微弯曲臀部来辅助向上跳跃。

波比跳：这是一种结合了俯卧撑和深蹲的增强式训练，是 HIIT 常见的训练动作，也是一种很好的全身性锻炼。从站立姿势开始，弯曲膝盖并下蹲，双手放在脚前的地面上，然后把腿往后跳至俯卧撑的姿势，做一个俯卧撑，迅速将脚弹回至深蹲，并尽量靠近手部，再回到站立姿势。从低深蹲爆发直至跳/翻起跳，可以增加有氧训练的部分。

强度调整

无论是力量还是有氧强度训练，进阶变体都相当具有挑战性。站在离墙60~90厘米远的位置。每一种变体与简单版本的唯一区别是，将身体向上伸展成倒立姿势，而不是俯卧撑姿势。在倒立姿势中，保持肩膀抬高，同时保持核心收紧以避免下垂。靠墙跳可以选择从45°到垂直的任何姿势，甚至是完全倒立的姿势。

- **基础变体-深蹲推力/1/2波比跳**：这个基本版本不包括俯卧撑。在深蹲推力的基础上增加一个直跳或塔克跳，添加了另一个增强性训练的要素，也增加了训练强度。

- **进阶变体-深蹲推力至倒立**：深蹲推进直到自由倒立或靠墙倒立。

- **½波比跳至倒立**：深蹲姿势，双手放在脚前的地面上，然后跳跃成短暂的倒立姿势（如果需要的话可以靠墙），再回到深蹲姿势，然后从地面一跃成直跳。

- **进阶-从波比跳到倒立**：深蹲，双手放在脚前，翻腿跳至靠墙倒立，然后做倒立俯卧撑，把腿收起来回到深蹲姿势，然后一跃离地直跳。

登山者：登山者及其变体是另一种有效的全身增强/有氧运动，通常包括在HIIT训练中。虽然在这项运动中只有腿在运动，但手臂核心、肩膀和股四头肌一起使身体保持一个笔直、紧绷的俯卧撑姿势。开始时，做一个俯卧撑姿势，双手与肩同宽，脊柱挺直，腹肌绷紧。将一只膝盖紧收于胸部，将脚置于双手之间（确保膝盖没有超出另一侧脚的范围），然后立即变换，在拉动另一条腿向前的同时将弯曲腿向后延伸。这个"原地跑"的动作应尽可能快地完成，同时保持臀部低放，保持良好的俯卧撑姿势。

位置的变化

蜘蛛人攀爬：这种登山者的变体包括将脚放在手外面，以刺激更多的大腿内侧肌肉。

内外交替：在这种登山动作中，双腿并拢在一起，然后向前或向后跳，增加了力量训练的难度（因为你的整个下半身都离开地面）。这个动作也可以在双腿分开（相扑跳）的情况下进行，以更多地锻炼臀大肌和髋外旋肌。

内外交替倒立：内外交替与地面翻身跳至倒立。

实心球下抛：这个动作结合了牵拉和头部的爆发力动作。将一个药球举过头顶，扩胸动作，肩膀向后。迅速用力收紧腹肌，把球扔到柔软的垫子上，然后快速捡起，重复上述动作。如果这个动作做得足够标准，实心球就会弹至标准高度，让你能快速地接住它。

冲刺跳跃式弓步：直立向后跳成一个较低的弓步，身体向前倾，接触前脚附近的地面，然后快速、有力地交替双腿。

前倾：与直立弓步短跑动作相同，只是以短跑降低姿势加前倾完成：双手放在地板上，一只膝盖弯曲，脚放在手下面，另一条腿在你身后伸展（可以稍微弯曲）。在保持身体前倾的同时，快速前后交替双腿。这个姿势更多的是针对腘绳肌和臀大肌的训练，与着重于股四头肌锻炼的分开下蹲跳正好相反。

农夫步法：这是一种低水平的有氧运动和高强度的锻炼，双手分别拿着一个哑铃或壶铃，置于身体两侧走路。注重保持正确的姿势，头部居中，核心肌群紧绷。你可以选择较重的重量来增加力量，也可以选择较轻的重量作为休息锻炼。

农民步行和单臂按压：用一只手将哑铃举过肩膀，另一侧的腿每走一步，就向上按压一下头顶。然后换另一边，在另一只胳膊／腿上重复。

举重：全身力量／爆发力

这些动态运动能够锻炼力量和速度，因此具有增强力量／有氧成分（对关节没有过重的负担）。它们是增肌和减脂的理想运动，也是 HIIT 的完美选择。请记住，在下蹲和按压时，始终保持正确的姿势：挺直背部，收紧核心和臀大肌，聚拢肩胛骨。

力量清洁挺举和挺举：挺是一种用于增强力量训练的复合练习，能够有效训练所有核心肌群。然而，在从中受益之前，你必须谨慎认真学习，严格注意训练形式和技术（建议用扫帚练习直到动作完美，以防止受伤）。一旦练习至动作完美，你可以逐渐增加训练的负荷，直到你能承受比硬举更大的重量。如果你的柔韧性有限，挺举可能不是最好的锻炼选择，你可以选择用哑铃代替杠铃来进行训练，这可能会更好。挺举锻炼的是综合力量和协调性，尤其锻炼在跳跃和冲刺时腿部的爆发力。它结合了 3 个动态练习：硬举、挺和用杠铃、壶铃或哑铃进行的按压（挺举）。这些运动不仅能够激活全身的肌肉，而且对于燃脂和增加肌肉都有很好的效果。

体重的变化

杠铃挺举：站立时，双脚分开，比臀宽稍宽，脚稍微向外倾斜45°。双拇指放在杠铃上面，双臂伸直，稍微宽于肩宽的位置握住杠铃，双脚可以离地，或者以硬举的姿势抵住小腿。保持背部挺直，收紧核心，收紧肩膀，臀部爆发力向前，将重量推到肩膀上，肘部向前。这个动作包括弯曲肘部和弯曲手腕，同时快速将重量移动到杠铃下面，并进入半深蹲姿势。训练要点：耸肩，头与杠铃负重保持在一条水平线上，同时臀部要稳定。最后，保持杠铃在肩膀前方，站直，然后不要停顿，逐渐将重量放回起始位置。

杠铃挺举：在挺举过程中，将杠铃举过肩膀后稍作停顿，以确保重量稳定，然后快速完成下蹲，在挺举过程中，利用腿部的推力帮助杠铃加速举过头顶。在顶部稍作停顿，双臂完全伸直，然后将重量放回至肩部，最后回到最初的小腿支撑位置。

哑铃挺举：清洁挺举两个哑铃和一个杠铃，基本动作是一样的，只有微小的区别：开始站立，双脚分开与臀部同宽，在地板上或者在膝盖外面握住杠铃。当举起杠铃至肩膀上方时，拇指指向自己，手掌互相对着。如前文所述，一定要提肩，用肘臂抓住杠铃。

哑铃挺举：通过靠臀部和腿发力把杠铃举到头顶，以获得更大的加速度。虽然哑铃挺举和杠铃挺举几乎一模一样，但在重量的选择上存在显著差异。哑铃不仅能像举杠铃一样锻炼综合力量和强度，同时还有很多附加好处。与杠铃相比，哑铃需要的重量较轻，减少了关节（尤其是手腕）的压力，因此也更容易完成，受伤的概率更低，运动范围更大，可以燃烧更多的卡路里，增强力量的效果更好，而且哑铃可以单独举起，所以锻炼也可以是单侧的，以培养更大的核心力量和肩部稳定性。

单臂壶铃挺举：一只手拿着壶铃放在地板上或在小腿下方，在你做半蹲动作的时候将其迅速甩过肩膀。

壶铃挺举动作：在完成下蹲动作时，毫不犹豫地进行挺举动作。接着把壶铃放回肩膀，回到起始位置。用一只手臂完成所有动作后，然后换另一只手臂进行。这两种壶铃运动都是单侧的，很适合纳入 HIIT 训练，因为它们更侧重有氧和肌肉耐力训练。

抓举：抓举结合了 3 个动作——硬举、拉举和接举，创造了目前最快的抓举动作。因为它需要极高的力量和强度，为了避免受伤，这个动作必须谨慎而准确地练习。这个动作需要将重物直接从地面举到头顶，几乎要求身体的每一块肌肉同时协调努力，但训练结果非常好——速度、力量、敏捷性和柔韧性都得到了提高（甚至比增强式训练更有效）。抓举可以用杠铃、哑铃或壶铃进行，既能增肌又能燃脂，是进行 HIIT 训练的绝佳选择。

重量 / 位置变化

杠铃抓举：起始位置：双臂分开较宽，抓举杠铃，握法正常（没有拇指），双脚分开，与臀部同宽，脚尖朝外。当将重物提起到小腿的一半高度时，要收紧核心肌群和阔背肌，臀部向后倾，保持背部挺直。

硬举：将杠铃沿着小腿和大腿拉到臀部的水平位置。

拉举：耸肩，踮起脚尖，臀部向前推，将杠铃举过头顶（保持手臂放松以维持速度）。

接球：肘部面向天花板，双手放在肘部下方，在杠铃下方做 1/4 深蹲，然后伸直双臂，用力收紧手腕以承受头顶的重量。保持头部向前，双臂放在耳后，帮助平衡杠铃。一旦接住杠铃，就完成深蹲动作并做站立姿势。在顶部停留一会，然后慢慢放下负重，回到地面。

杠铃深蹲抓举：这个动作的特殊之处在于，在回到站立位之前，在深蹲（尽可能低地往下蹲）过程中完成抓举动作中。要完成这个版本的动作需要更大的柔韧性，特别是肩膀、脊柱、臀部和脚踝，当然也可以选择举起更重的重量。

哑铃 / 壶铃单臂抓举：单臂抓举增加了单侧稳定性和力量训练。哑铃抓举是两者中比较容易的。

哑铃：双脚分开，与肩同宽，双手向下抓哑铃。将重物沿小腿和臀部向上拉；当它经过臀部水平时，大力向前将它们弹出并耸肩，使哑铃位于头顶，双手再到耳朵两侧。保持双臂伸直，支撑住头顶的重量，保持 1/4 深蹲的姿势。然后伸直双腿完成这个动作，最后放下重物回到地面。

壶铃：以同样的方式起始，但当壶铃超过胸部高度时，快速旋转手腕，手掌向前，肘部朝向天花板。壶铃放在前臂上，然后深蹲，站立。

哑铃 / 壶铃悬吊抓举：从臀部和膝盖水平的位置开始抓举哑铃 / 壶铃，而不是从地面开始，此项训练需要更大的爆发力来移动物体。在 HIIT 训练中可以用轻负荷进行该训练，以增加有氧训练的部分。

深蹲：深蹲是 HIIT 训练的极佳选择，因为它结合了上下半身的协同推进，增强整个身体的力量和强度，同时也能燃烧脂肪。腿部的推力可以让你举起更重的重量，加快举起重物的速度。将哑铃举到肩膀上方，肘部放在身体两侧；做一个 1/4 ~ 1/2 深蹲，当你站起来的时候，利用双腿的推力快速按压一下头顶的杠铃。腿部的额外力量将帮助你举起比标准头顶按压更重的杠铃。在顶部时暂停一下，然后在下一个深蹲将重量放回肩膀。

单臂深蹲按压：通过增加单侧重量，可以识别出身体力量和不平衡的不足。先使用一侧完成所有动作，然后换至另一侧手臂。

相扑深蹲 - 划船组合：这是另一种有效的 HIIT 力量练习，它结合了上半身的拉（划船动作），下半身的推（宽站姿强调大腿内侧力量）。站立时，双腿分开，大于肩宽，双脚朝外，双手常规握持哑铃或壶铃。保持手臂伸直，下蹲至 1/4 ~ 1/2，然后站立时将重量拉到下颌。在拉的过程中，将肘部抬高，保持在手的上方。同时聚拢你的肩胛骨并在顶部暂停，然后在你下一个深蹲时将手臂伸直。

K.B. 摇摆：这是一个全身性地增强力量、强度、协调性和耐力的动作。可以用一只手或两只手握壶铃。握住壶铃，双臂伸展并放松。当壶铃降低至两腿之间时，稍微弯曲膝盖，臀部向后弯曲，然后用力伸展腿，向前推臀部，将重量推到胸部。让重量以最小的阻力平稳地回落到起始位置。

K.B. 风车：这被认为是一种使用哑铃或杠铃进行的高级全身力量锻炼，因为它需要一定的力量、平衡和柔韧性才能正确地完成，但它的功能性使它成为许多类型锻炼的绝佳补充。这是一种模仿了许多我们的日常运动的实用运动，能有效地促进肌肉的耐力、稳定性和机动性，尤其是针对臀部、腿筋、肩膀和核心力量的训练。基本动作从站立开始，双臂放在身体两侧，双腿分开，微微向一侧倾斜。如果脚向左转，你就伸出右手，触摸你的左脚，同时将左臂举过头顶。你的注意力应该集中在看着举起的手，同时保持腿伸直。如果你没做到，那么你可以停止触摸或让你的膝盖稍微弯曲。保持一会儿，然后回到起始位置。在一边做所有的动作（通常是 5～10 次），然后换另一侧进行上述动作。

体重的变化

体重风车：风车动作可以在没有负重的情况下作为热身练习或健美操训练的一部分进行。完成 5～10 次，然后在另一侧重复。在尝试举重之前先练习不负重这一版。

底部手风车：用你的底部的手（触摸脚的手）拿一个壶铃或哑铃比标准版本更容易，但也是很好的进步。慢慢放低并返回，重复 5～10 次，然后换另一条腿重复。

顶部手风车：这是标准的壶铃／哑铃风车，将负重抓握在位于头顶的手上。发力控制使其平稳返回下降，完成 5～10 组，然后在另一条腿上重复。

双手风车：这是一个更高级的版本，两手拿着壶铃，以增加核心和腿筋所需的力度。然后交替换另一边，每组共 8～12 次。